CAMS 自殺の危険のマネジメント

MANAGING SUICIDAL RISK, Second Edition
A Collaborative Approach

治療者と患者の協働

デイヴィッド・A・ジョブズ David A. Jobes ——著
高橋祥友——訳

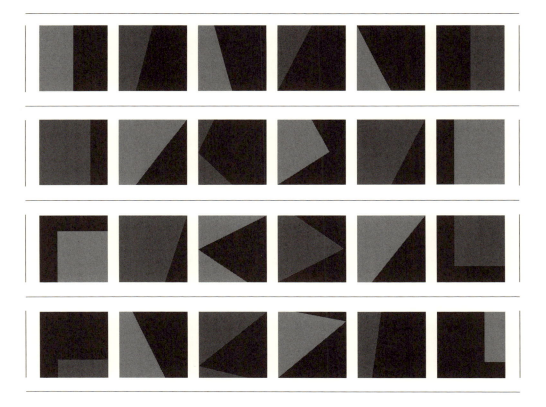

金剛出版

Managing Suicidal Risk;
A Collaborative Approach
by
David A. Jobes

Published by arrangement with The Guilford Press, New York
through Tuttle-Mori Agency, Inc., Tokyo

裏表紙の推薦文

「精神保健従事者すべてに諸手を挙げて推薦できる本はきわめて少ないのだが，本書はまさにその1冊である。著者ジョブズは30年にわたる自殺学の豊富な研究成果を本書にまとめ，専門家にとっての優れた参考書に仕上げた。本書で解説されているエビデンスに基づくCAMSアプローチは多くの命を救ってきた」

アラン・L・ピーターソン，PhD, ABPP
テキサス保健科学大学サンアントニオ校
精神科教授

「本書のアプローチは患者主体で，協働的であり，非常に新鮮である。ほとんどの臨床家が試してみたいと思う方法だろう。精神医学領域のすべての臨床研修プログラムで，このすばらしい本が画期的な道標になることを望む」

クリスティン・モウティエ，MD
米国自殺予防財団
主任研究員

「本書の第2版は長らく待ち望まれていたのだが，重要な研究の発展を取り入れ，現代の臨床家の治療的枠組みを大きく広げた。CAMSは効果的であるばかりでなく，患者からも臨床家からも高く評価されることだろう」

トマス・ジョイナー，PhD
フロリダ州立大学
心理学部教授

「著者のジョブズは自殺予防の先駆者のひとりであり，その発想や思考はこの領域の発展に大いに貢献してきた。私は本書の初版を何度も読み返したが，初版の完成度があまりにも高かったので，さらに改良して，改訂版を出すことが可能であるなどとは考えてもみなかった。しかし，第2版を手にして，ジョブズがこの困難な仕事を見事にやり遂げたことがわかった」

クレイグ・J・ブライアン，PhD, ABPP
ユタ大学心理学部
国立復員軍人研究センター所長

CAMSアプローチは，豊富なエビデンスに基づいていて，幅広い臨床の場で多くの臨床家によって活用されてきた。大々的に改訂された本書は，自殺の危険を評価し，自殺に焦点を当てた治療計画を立案し，実施するための治療的枠組みを示す。CAMSは，患者に敬意を払い，共感的で，患者の能力を高めるアプローチである。CAMSの枠組みに沿って，自殺の危険を評価し，治療し，治療の進展をモニターするといった臨床的な有用性に加えて，CAMSは医療過誤の訴訟を起こされる危険を減らすことにも役立つ。SSF-4をはじめとして，本書にはCAMS実施のためのさまざまな書式をコピーして，活用できるようになっている。さらに，本書を購入した方は，ウェブ上で書式をダウンロードして，プリントアウトして活用することもできる。

第2版に新たに付け加わったのは以下のような点である：

- この10年間の広範囲にわたる臨床研究の結果を統合した。
- 単に評価だけではなく，臨床的介入の枠組みとしてCAMSにより多くの焦点を当てて，全面的に改訂した。
- 本書全体を通じて，症例を詳細に提示している。
- 患者自身が定義する「自殺の衝動」にどのように焦点を当てて，治療するかといったアプローチなどの新たな知見について解説している。
- コピー可能な書式（例：CAMS治療ワークシート，CAMS評価尺度）や新版のSSFが付け加えられた。

デイヴィッド・A・ジョブズ，PhD, ABPP
米国カトリック大学心理学部教授
臨床研修部門副部長

序　文

本書の第2版に序文を書くことを依頼されて，私はすぐに喜んで引き受けた。私とデイヴィッド・ジョブズとの間には長年にわたる興味深い交流がある。彼は米国カトリック大学で教鞭をとってきたのだが，私もワシントン大学に就職する前は同大学の助教授としてキャリアを歩み始めた。約30年前，デイヴィッドがカトリック大学の大学院生であった時に，彼の心理療法の最初の年の臨床指導者はアレン・レベンソール（Allen Leventhal）だったのだが，私もレベンソールから私の人生で，そして学問の初期において多大な影響を受けた。当時，デイヴィッドが私の研究について手紙で質問してきたので，私は返事を送った。その数年後に，私たちは米国自殺学会（American Association of Suicidology: AAS）の例会で出会った。私は彼の初期の評価研究を高く評価し，それが結局，自殺状態評価票（Suicide Status Form: SSF）になった。SSFは本書の中で詳しく解説されている。

私たちの交流の重要な転換点となったのは，私がスイスのアエシ会議に招待されて，講演したことであった。その会議では，臨床家と研究者の間で，自殺の危険の高い患者の治療について共感とコンパッションに満ちた方法を必死で見つけ出そうとする活発な議論が続いた。そのような機会に，デイヴィッドと私は，彼が自殺の治療の研究者となることについて深い議論を重ねた。学問的な業績を増し，研究資金も調達して，自殺の危険の協働的評価と管理（Collaborative Assessment and Management of Suicidality: CAMS）のアプローチについてさらに調査するようにと，私は彼を激励した。CAMSは本書の中心的なテーマである。デイヴィッドは国立精神保健研究所のR-34研究費を申請し，私もその研究協力者となった。その研究費は得られなかったものの，この件でふたりの絆が強まり，私は彼が研究費申請書類を整えるための指導をしたり，自殺治療の研究者として成長するのを手助けしたりしてきた。

私は科学と，データと，無作為化対照試験（randomized controlled trial: RCT）を用いて，効果的な治療法を編み出そうという情熱に溢れている。私のことを知っている人ならば誰もがそれに気づいている。10年前は，弁証法的行動療法に関する私の研究以外には，RCT研究はほとんど見当たらなかった。私はこのような傾向に変化をもたらそうと努力した。私はシアトルで一連の研究会を開催し，何人かの経験豊富な同僚達や若手の研究者たちに対して，自殺に関するRCTの研究費を得られるように働きかけた。その結果，関心のある研究者を多数生み出し，RCTの研究者が研究費を助成され，自殺予防の領域に変革をもたらしたと言えることが私には嬉しい。このような研究者の一員として，デイヴィッドもRCTの研究費をいくつも得て，CAMSの効果に関するデータを発表してきた。この研究を通じて，CAMSが自殺念慮や全般的な症状の苦痛を劇的に減らすとともに，希望，患者の満足，治療を継続しようという態度が増すという知見も得られた。さらに，現在，世界ではCAMSに関する4件のRCTが実施されていて，初期の知見を確認し，それをさらに発展させ，自殺行動にCAMSが及ぼす影響について理解を深めている。

私が境界性パーソナリティ障害の治療の研究者であると，多くの人が思いこんでいる。しかし，実際のところ，私は心の中で，第一に自殺治療の研究者であるとつねに考えていた。自殺は精神科治療において生じる死であり，率直に言って，私たちは今以上に自殺の治療について多くを知るべきである。自殺にまで追いつめられた絶望から抜け出すように手助けする方法を，私は生涯にわたり必死で探し出そうとしてきたが，デイヴィッドにもこの私と同様の情熱がある。共感，誠実，協力を強調するCAMSは，自殺の危険の高い人を安定化させるのに役立ち，エビデンスに基づいた各種の介入法によって患者自らが創り出した自殺の「衝動」を効果的に治療することができるという客観的な証拠がある。CAMSの枠組みの中で臨床家と患者が協力することによって，SSFは自殺の危険の高い患者の安定化に役立つ。CAMSは臨床的に独特な貢献を果たすと，私は信じている。

これまで20年間，デイヴィッドがCAMSを発展させることをサポートできたことや，彼が科学者として臨床家として成長するうえで，私が大きな影響を及ぼしてきたと彼が感じていることにも私は大変嬉しく思っている。臨床的な自殺予防においてRCTが今では盛んに実施されていて，CAMSについてのデイヴィッドの研究もその大きな一部となっていることにも満足している。自殺の危険の高い人について適切に理解し，人生で自分なりの生き方を見出すための独自のスキルを探し出せるようにしなければならないと，私たち自殺予防に携わる者は信じている。本書はこの目的に大いに貢献するものである。精神保健従事者が自殺の危険の高い患者に出会う際に，精神科治療において幅広く行き渡っている「恥と非難」の文化に直面するが，自殺の危険に対するCAMSアプローチは重要な救済となる。自殺の衝動と闘い，自殺につながりかねない衝動に対処し，地獄のような辛い状況から抜け出し，真に生きるに値すると信じられる人生をいつの日か探し出すように，本書が臨床家も患者にも手助けできると信じている。

マーシャ・M・リネハン

心理学博士，
米国専門心理学会理事，
ワシントン大学教授および
行動研究・治療クリニック部長

はじめに

臨床家であるとともに研究者であることが私の専門家としてのアイデンティティである。私の心の中では，これは純粋な研究者のアイデンティティとはまったく異なる。自殺の危険の協働的評価と管理（Collaborative Assessment and Management of Suicidality: CAMS）を発展させてきた長い年月において，精神科治療の領域で多くの臨床家にとってCAMSが「有意義」であるとの評価をつねに耳にしてきた。CAMSは自殺の危険の高い人の治療にとって「象牙の塔」的なアプローチではけっしてない。最高の臨床研究は，臨床実践に直接役立ち，適切な臨床的意味を持つものでなければならないと私はつねに感じてきた。しかし，私は科学についても深く信じていて，直感的な臨床的感覚がたしかに効果が上がる（そして害も引き起こさない）と実証的な検証を通じて証明することが重要であると考えている。

このような信念から，臨床家として，そして臨床研究者として，私は30年以上にわたり自殺の心理についての研究に没頭してきた。この徹底的な研究について本書は解説している。おそらくもっとも重要な点として，ほとんどの自殺の危険の高い患者が精神保健の専門家に対して語っていることは，実際には死にたいとは考えていないことだと，私は強く信じるようになった。むしろ，彼らはその他にどうしてよいかわからない心理的な空間と時間の中で，必死になって闘っているのだ。もしも私たちがこの単純な概念を理解できれば，そして，患者も私たちが真に「その概念を摑《つか》んだ」と感じられるのであれば，命を救う臨床的な努力の可能性に向けた方向に進むことになる。

本書の第1版では，CAMSアプローチを応用するうえで説得力のある例を提示する必要性を感じた。すなわち，このアプローチが革新的で，検討に値するものであると読者に信じてもらいたかった。しかし，このようにするには，私は次のようないくつかの重要な（そして議論となっている）点について言及しなければならなかった。(1)（精神障害ばかりに焦点を当てるのではなく）自殺を治療の適切な焦点ととらえる。(2) 自殺の危険の高い人に耐えがたい状況から距離を置かせることが重要である。(3) 自殺しないという契約や安全策に関与するということよりも，さまざまな形の安定化計画を優先させる。(4) 自殺の危険に対する共感と，治療の成功に向けた協働がきわめて重要である。(5) 自殺の危険を生じさせている，患者自身がとらえている問題を取り上げることによって，患者自身に重要なパートナーとしての役割を担ってもらう。第1版を出版して後の10年間に，このような考えの多くが自殺予防の領域で関心を引くようになってきた。しかし，このような考えに驚き，どこか慎重で，あるいは明らかに抵抗を示すような臨床家にもしばしば出会った。慣れ親しんだ臨床実践に変化をもたらすことがいかに難しいかということを，私は痛感するようになった。

CAMSは，患者の能力を高めることによって，臨床家の能力も高めることを目的に開発されている。すっかり絶望して自らの生命を断とうとする前に，自殺の危険の高い患者が命をなんとか保とうとするのを手助けできるような効果的なアプローチを開発しようと，私は専門家として生涯決意してきた。この目的を達成するには，可能な限り最高の治療同盟を築くとともに，患者の動機づけを高める方法を探り出す必要があることを，私は承知していた。患者の動機づけと自律を高めると同時に，治療同盟の力を最大にするということこそCAMSがもっとも強調する点である。

CAMS（そしてSSF）を用いて，過去25年間にわたって自殺の危険の高い人に対するCAMSケアを改善することに努力してきたのだが，CAMSや他のCAMSと同様にエビデンスに基づいたアプローチ（本書でも解説されている弁証法的行動療法や認知療法）を用いてより多くの生命を救うにはまだ多くのことをしなければならない。自殺にとくに焦点を当てて，科学的な調査によって有効であると証明された臨床実践はきわめて稀であるということに，私は注意を払い続けてきた。臨床的な自殺予防の領域では，現状維持は受け入れがたい。自殺の危険の原因を治療し，自殺に追いこまれるほどの苦悩を減らすのに有効な臨床実践を行うような変化をもたらす必要がある。

患者が必死になって自殺の衝動と闘っているという本質について単に理解するだけでは，臨床的に自殺を予防するのに十分ではないかもしれないが，これは自殺予防の重要な出発点である。この点を十分理解したうえで，患者と協力するとともに，私たちが治療者としても，臨床的に有効に自殺の危険を管理する基本がある。世界中のあらゆる文化において，自殺とは，複雑で，多くの議論を呼び，神秘的で，恐怖を生じさせ，圧倒され，魅惑的で，おぞましい話題である。自殺からまったく影響を受けない，あるいは安全な社会経済グループ，宗教，人口動態グループなどはまったく存在しない。また，人生の状況があまりにもひどいものとなった場合に，自殺念慮が生じない人などいない。臨床家としての生涯で，自殺の危険を治療する機会に出会わなかったり，治療しなければならない状況に遭遇しなかったりすることなどもできない。自殺は，ニュース，文化，映画，文学，そして個人および専門家としての生活の多くといった，いかなる所にも顔を出す。自殺は人間の存在の一部分でさえあるように思われて，それを単に否定したり，避けたりすることはできない。

自殺という選択肢が至る所に存在するために，自殺の危険の高い人，愛する人，そして臨床家にさえも，恐怖，不安，嫌悪を引き起こす。この恐怖に直面するにあたって，真に必要なことに焦点を当てなければならないと，私は気づいた。自殺の危険に対して臨床的に働きかけていくうえで，可能な限り最高の治療を提供する必要があり，それによってすべての人を救うことはできないかもしれないが，ほとんどの人に重要な変化をもたらすことができるだろう。したがって，自らの命を断つという，人間が実行することができるもっとも深刻な行為を行おうとしている人について，適切に評価し，理解し，見守り，治療する必要性に焦点を当てることに，私たちは確固たる態度で臨まなければならない。

本書と，本書が解説するアプローチが，臨床家に不安を引き起こすような懸念を減らすのに役立つことを私は希望する。自殺の危険の高い患者というのは典型的には，不安定，恐怖，苦痛，絶望感に満ちた耐えがたい状況に必死で耐え忍んでいる。それでも，患者が私たちとともにいるならば，希望はある。いかにして希望の残り火を燃え上がらせるかというのが，本書が取り上げる内容であり，臨床的に自殺を予防するための核心である。

謝　辞

誰の助けもまったく借りずに本を書くことができる者などいない。本を完成するには多くの人々の助けが要る。本書の第1版では，本書を完成するにあたって第一に大きな寄与をしてくださったすべての人々に感謝申し上げた。すなわち，カトリック大学の私の学生の多くに対してであったが，彼らの関与は第2版においても同様である。しかし，第1版の出版後にも，新たな世代の学生や教え子たちがこの第2版の完成を可能にしてくれた。

米国カトリック大学自殺予防研究室（Catholic University of America Suicide Prevention Laboratory: CUA-SPL）の学部生や大学院生の指導に，私は喜びと誇りを大いに感じてきた。私が研究室に出向くと，学生たちが票にコードを記入し，研究チームとして協力して働き，コンピュータに延々とデータを入力している姿を何度も目にしてきた。私がこの瞬間がとても気に入っているのは，まさに純粋な科学の発見と学習を目の当たりにできるからである。このような学生たちがいなければ，本書で読むことのできる多くは存在しないだろう。私は彼らの熱意と情熱に感謝する。SPLの第二世代の学生たちとしては，ゲイリー・ストーン，エレン・カーン・グリーン，メリンダ・ムーア，スティーブン・オコーナー，マット・フィッツジェラルド，M・K・イヤーギン，ヴィヴィアン・ロドリゲス，タラ・クラフト，エリザベス・バラード，アンドレア・クリシュ，ジュリアン・ラントリー，キース・ジェニングズ，ケヴィン・クローリー，レイチェル・マーチン，リズ・ハーシュホーン，エマ・カルデリ，ケイティ・ブラザイティス，ルネ・レント，ブレア・シェンバリ，クリス・コロナ，モリー・バウアーズ，アビー・アンダーソン，アッシャー・シーグルマン，ジョセフィン・アウ，マーガレット・ベア，モリーン・モナハン，ブライアン・クラーク，ライアン・ホーガン，ジョセフ・ホルムズ，サミー・サグハフィ，サマンサ・チョーカー，ブライアン・ピール，ジョージ・ポンス，ポール・エル・ミーチー，クリス・ウィラード，ニッキ・コーフィールド，タラ・ケイシー，ケイトリン・シューラー，リサ・ピーターソン，マリアム・グレゴリアンが挙げられる。かつてSPLで働いていたジョン・ドロス，アーロン・ジャコビー，ジェイソン・ローマ，レイチェル・マン，スティーブ・ウォング，エイミー・コンラッドは，初期のSSFとCAMSを創り出すうえで主要な役割を果たしてくださったので，とくに感謝申し上げる。

以下のような数多くの専門家の同僚や共同研究者たちにも感謝申し上げる。ピーター・シンボリク，バリー・ワーグナー，ダイアン・アーンコフ，ジョージ・ボナーノ，キャロル・グラース，サンドラ・バリューコ，ブレンダ・リッチ，クレア・スピアーズ，マーシー・ギーク・モリー，マーク・セブレヒツ，ラルフ・アルバーノ，リック・キャンピス，マイケル・モンド，ラリー・デイヴィッド，スティーブ・スタイン，ブルース・クロウ，デブラ・アーチュレータ，リネッタ・ピュジョル，ジュリー・ランドリー・プール，ジョン・ブラッドリー，アーロン・ワーベル，ブレット・シュナイダー，レギー・ラッセル，ルース・カー，リサ・ホロウィッツ，リズ・マーシャル，ジョン・アレン，カトリーナ・ルフィーノ，ロアー・フォッシー，エレイン・フランクス，ケリー・キーナー，リンダ・ディメフ，J・J・ラシマス，レティシア・デュヴィヴィエール，ジェフ・サング，デイヴィッド・フー，サラ・ランディス，カリン・ヘンドリックス，ジャン・ケンプ，マーク・デサンティス，イーヴ・カールソン，ケイトリン・トンプソン，グレッチェン・ルーエ，グレイス・キーズ，デニス・パザール，エンパトス・リソースィーズ。CAMS治療チームのメンバーである私の妻，コリーン・ケリー，アンドリュー・エヴァンズ，デヴォン・エヴァンズ，コンサルタントのジェニファー・クラムリッシュ，キース・ジェニングズ，スティーブン・オコーナー，メリンダ・ムーア，エイミー・ブローシュ，ヤン・ヨーク，ブラッド・シンガー，アンバー・ミラクル，エオイン・ギャラヴァン，クリスチャン・ピーダーセン，ケヴィン・クローリー，ナタリー・バーンズ，スティーブン・ウォング，トム・エリスにも，私は大いに助けられてきた。

自殺予防の領域では，私は次の方々に深謝する。イズラエル・オーバック，コンラッド・ミシェール，マイケル・ボストウィック，ティム・ラインベリー，ロリー・オコーナー，キース・ホートン，マーク・ウィリアムズ，ベント・ローゼンバウム，トマス・ジョイナー，クレイグ・ブライアン，マリアン・ホロウェイ，マット・ノック，モートン・シルヴァーマン，ジム・オーバーホルスター，グレッグ・カーター，デイヴィッド・クロンスキー，スキップ・シンプソン，スーザン・ステファン，エイミー・カルプ，ラース・メーラム，メリート・ノルデントフト，ケイト・アンドレアーソン，エレン・タウンゼント，ディエゴ・デレオ，マリアン・グッドマン，マリア・オクエンド，ショーン・シー，ジャック・ピストレロ，ジーン・ピアソン，バーバラ・スタンリー，シェリル・キング，キース・ハリス，ジョン・ドレイパー，ジュリー・ゴールドスタイン・グルメ，マイク・ホーガン，デイヴィッド・コヴィントン，アースラ・ホワイトサイド，スティーヴ・ヴァノイ，ピーター・ブリットン，ジェリー・リード，ダン・ライデンバーグ，リチャード・マケオン，マディ・グールド，バリー・ウォッシュ，クリスティン・ムーティ，ボブ・ゲビア，ジョン・マディガン，アーニャ・ギシン・マイラー，デイヴ・アドキンズ，アマンダ・カーブラット。私が大学院生の時の恩師ラニー・バーマンをはじめとして，ボブ・リットマン，ノーマン・ファーブロウ，ジェローム・モットー，テリー・マルツバーガー，アーロン・ベック，もちろん，私の経歴においてもっとも大きな影響を与えてくださった（そして，本書の第1版に序言を書いてくださった）故エドウィン・シュナイドマンに深謝する。私の同僚のデイヴィッド・ラッド，グレッグ・ブラウン，トム・エリス，さらに，CAMSのブレインとも言えるケイト・コムトイス，スティーブン・オコーナー，リサ・ブレナー，ピーター・ガティエレスにはとくに多くを負っており，考え得る最高の協力者である。CUA-SPL の副研究室長のジェニファー・クラムリッシュとCUA の研究所教授のキース・ジェニングズは私の親友であり，CAMSの共同研究者であり，私たちの研究をつねに支持し，軌道に乗せてくれた。本書の助言を書き，治療に焦点を当てた研究者として私を育ててくださったマーシャ・リネハンに，心より感謝申し上げる。マーシャは私を鼓舞し，指導してくださるとともに，最高の友人である。

ギルフォード出版社と，今まさに私を支えてくださっているシーモア・ワインガーテン編集長に感謝する。ギルフォード社の上級編集員ジム・ナゲオットは本書の第1版と第2版の両方をまとめるうえでとくに尽力してくださった。ナゲオット氏の一貫した援助，専門家としての経験，友情をありがたく感じている。ギルフォード社のジェーン・キースラー，キャシー・キュール，ローラ・パチコフスキーの皆さんにも長年にわたって多くの尽力をいただいた。この第2版は，優秀な大学院生のルネ・レントの努力によってすばらしくまとめられた。ルネは私の文章を校正し，本書で引用されている非常に多くの最新の研究論文を渉猟して収録してくれた。

私は一生を通じて，愛情あふれて，私を支えてくれる家族に恵まれた。私の兄弟のスティーヴとビル，両親のフランクとヘレンは，つねに私を信じ，私の成功を祝福してくれた。私は妻コリーンと結婚できて，幸せだ。彼女は愛情，支持，ユーモア，適切な判断，忍耐をつねに与えてくれた。コリーンは25年にわたる結婚生活を通じてCAMSの発展に身近に関わり，確固とした視点と知恵を与えてくれた。息子たちのコナーとディロンは，ごく当たり前に自殺予防が話題になる家庭で育ち，学生，海外からの同僚，さまざまな共同研究者達と出会った。息子達も自殺予防の活動に加わり，私の生涯の仕事であるこの話題についての私の情熱をつねに理解し，支持してくれた。人生において多くの天恵があったが，家族は私の幸福の中心であり，人生に目的と意味を与えてくれた。

最後になったが，患者の皆様にも感謝申し上げる（本書では，多くの症例を挙げているが，個人のプライバシーを保つために，情報を変更してあるものの，実際の事例に基づいていることを断わっておきたい)。私は30年以上にわたり自殺の危険の高い人に向き合ってきたが，彼らこそが私に自殺という話題について教えてくださった。私は彼らの絶望に向き合いながらも，励ましてくれる態度に支えられ，どうにも太刀打ちできないような苦境に陥りながらも，それを克服しようとする彼らの態度に鼓舞されてきた。私たちがすべての命を救うことはできないかもしれないという現実を冷静に受け止めながらも，自殺予防という崇高な大義を追い求めることは私たちの仕事の確固とした目標であり続ける。

目　次

◉付録

CAMS 自殺の危険のマネジメント

MANAGING SUICIDAL RISK, Second Edition
A Collaborative Approach

治療者と
患者の協働

第1章
自殺の危険の協働的評価と管理
現代の治療領域における
自殺に焦点を当てた臨床的介入

ビルは中年の白人男性で，個人開業の外来治療の最初のセラピーにやって来た。大きな会社を経営し，大成功をおさめた建築家である。妻キャシーとの結婚生活は30年にわたり，4人の子どもたちも成人し，成功していた。人生で多くの成功をおさめたものの，ビルには，抑うつ，不安，間欠的な不眠，時折の大酒などが長年続いていた。彼はさらに最近結婚の問題を抱えていると話し，人生は自分が計画していたものからは外れてしまったとも述べる。ビルは以前にも2回精神科治療を受けたが，数回セッションを受けただけで，自ら受診を止めてしまった。面接の前に待合室で記入したスクリーニング検査では，彼がストレス，抑うつ，不安のさまざまな症状を呈していることが明らかであった。自殺念慮に関するスクリーニング項目では，ビルは「しばしば」命を絶つことを考えるという項目に印を付けていた。まだ臨床家には明らかにしていないのだが，ビルは自宅に銃器をいくつも持っていて，自殺に使う「お気に入り」の銃を選び出していた。さらに，ビルはあれこれと死ぬ準備をしていて，妻子に向けた遺書の下書きもまとめていた。

ビルは，現代の臨床で精神保健の臨床家に多くの挑戦をもたらす症例である。人口動態学的にも，診断的にも，ビルは米国における典型的な既遂自殺者のプロフィールを呈している（Centers for Disease Control and Prevention［CDC］, 2014)。一連の精神症状，これまでに精神科治療を自ら中断してしまったこと，手近にある銃を自殺の方法として選んでいることなどを考えると，ビルの自殺の危険の可能性は客観的に非常に高い。さらに，ビルの妻のキャシーは弁護士であり，臨床家は誰でも担当している患者の配偶者が弁護士であるとすると，もしも患者の自殺が起きたら，医療過誤の訴訟を起こされるかもしれないという不安を覚えるだろう。

このような点を考慮すると，（あらゆる領域の，あらゆる理論に基づく）ほとんどの精神保健の専門家は，ビルのような患者に出会うと，何らかの不安を覚えるだろう。ビルのように自殺の危険が非常に高い人に対する治療の経験が十分にないといって，この種の臨床的な問題をひどく恐れる臨床家もいるかもしれない。ビルに出会った最初のセッションで，自殺学の専門家として，私は彼の呈している重度の客観的な自殺の危険をただちに理解した。しかし，私が彼の命を救う治療的アプローチを身につけているということを承知していたので，私は不必要に心配や不安を抱くことはなかった。

＊　＊　＊

私が精神医療の領域で活動し始めた30年以上前には，かならずしも「明らかな緊急の」危険とは考えられないような場合であっても，ビルのような臨床像を呈していると，ただちに精神科病棟への入院を手配しただろう。1980年代初期では，このような精神科入院は何週間にも及んだかもしれない。十分な健康保険に加入していれば，数カ月間の入院になったかもしれない（当時は，入院期間が数年に及ぶ例さえあった！）。しかし，最近は，ビルのような患者は（明らかに心配ではあるのだが），保険会社から入院治療が必要なほど「自殺の危険は高くない」と判定されてしまうかもしれない。「明らかに緊急の」危険と実際に自殺未遂があったという事実の双方が確認できないと，精神科入院治療を認めないという保険会社もある。最近の典型的な精神科入院治療期間は7〜8日間であり（Stranges, Levit, Stocks, & Santora, 2011），24〜48時間の入院も多い。さらに，最近のほとんどの入院では，典型的な治療とは何らかの向精神薬が処方されることと，おそらく短期の心理教育的治療が実施されるだけだろう（National Alliance on Mental Illness, 2014）。精神科入院治療で，個人心理療法，集団療法，さまざまな活動療法，心理検査，完全な精神医学的検査などがごく当たり前の標準的治療であった頃とは大きく異なるのが現状である。

それではビルのような自殺の危険の高い症例にどのように向き合ったらよいのだろうか？　この症例では2つの重要な要因があるように思われる。第一に，深刻な苦悩と客観的な自殺の危険因子を認めるものの，ビルはそれでもまだ生きている。第二に，これまで精神科治療を適切に受けてこなかったものの，彼は今新たに精神保健の専門家のもとを受診してきている。実際に，自殺の危険の協働的評価と管理（Collaborative Assessment and Management of Suicidality: CAMS）アプローチという，自殺に焦点を当てた介入の使用に精通した臨床心理士のもとに，ビルは受診してきたのだ。CAMSは，本書で詳しく解説するエビデンスに基づく介入法である。

第1章では，CAMSを効果的に実施するための3つの重要な構成概念について解説することから始める。まずCAMSの哲学について取り上げて，次に，それを臨床的な枠組みとして検証する。本章の最後では，現代の精神科治療の状況におけるCAMSの実施と適用について検討する。

CAMSの哲学

主要な共同研究者たちとすでに詳しく議論してきたように，CAMSはまず治療に関する臨床哲学である（Jobes, Comtois, Brenner, & Gutierrez, 2011; Jobes, Comtois, Brenner, Gutierrez, & O'Connor, 2016）。CAMSが成功するか否かは，自殺の危険に対して臨床的に取り組むうえで，ある特定の哲学的指向に基づいているかどうかにかかっている。自殺の危険の高い人をどのように理解し，臨床的に評価するかということに関して，CAMSは多くの点で従来の方法とは明らかに異なる。自殺の危険の高い患者を治療していくうえでのCAMSアプローチの哲学の主な特徴について次に取り上げていく。

自殺の危険の高い状態への共感

2001年に，故イズラエル・オーバック（Israel Orbach）は，自殺願望に向けた共感にとくに焦点を当てて，自殺学の領域において非常に影響力のある論文を発表した。オーバックと私はともにアエシ会議の設立メンバーであった。この会議のメンバーたちは，自殺の状態の現象学に沿って主に精神障害を強調するという診断学的還元主義で自殺の危険に対処しようという，最近の臨床的アプローチに疑問を抱いていた（Michel et al., 2002）。自殺の危険の高い患者に働きかけていくための新たな方法を見出そうとして，アエシ会議のメンバーたちは共感に満ちて，ナラティブで，非強制的なアプローチを提唱した。CAMSの核心的な部分とは，臨床家は共感に満ちた態度で，一方的な判断を下さずに，患者の自殺の危険のストーリーに耳を傾ける点にある。私が長年にわたって指摘してきたように（Jobes, 1995a, 2000, 2012），自殺の危険の高い患者の治療の性質から，しばしば患者対臨床家の敵対的な力動が生じてくる。アエシ会議のメンバーたちは自殺の危険が存在する状況において，治療同盟を築くさまざまな他の方法を提唱する必要があると感じた。この特別なアプローチについて丸一冊本にまとめたものもある（Michel & Jobes, 2010）。精神科治療の場で，自殺の危険の高い患者に対する専門家の失敗した反応として，このような患者を辱めたり，非難したりすることがあると，マーシャ・リネハンが私に語ってくれたことがある。私の経験では，とくに救急部でこの種のことが起こりがちである。私はかつて過量服薬した私の患者と深夜に救急部にいたことがある。患者はストレッチャーに寝かされて，胃洗浄を待っていた。患者と私は救急部の看護師が次のように話しているのを聴いて驚いた。「またオーバードーズの患者だ。本当の患者の治療がしたい」。しかし，CAMSでは，けっして患者を辱めたり，非難したりしない。自殺の危険の高い患者の一人ひとりの心の中に入っていくように努力して，共感に満ちた態度で，一方的な判断を下さずに，精神を理解する視点で，自殺にまで追いつめられた苦悩の現象を理解しようとする。

協働

協働（collaboration）はおそらくCAMSの臨床的ケアが成功するためにもっとも重要な要素であるだろう。協働を通じて，高度に集中的な評価過程を進めて，患者も治療計画に参加するように直接働きかけていく。さらに，CAMSの全セッションでは，患者からも積極的にフィードバックを求めて，治療のどこが成功し，どこが成功していないのかを探っていく。CAMSの評価作業はすべて協働的であり，CAMSの治療に関連した側面もすべて治療者と患者が協力して進めていく。評価を実施する際に，私たちはけっして患者の話を遮ったり，説得しようとしたりしないで，できる限り，患者の意見を求めるようにする。治療計画に関しても，患者は積極的に関与するように働きかけられ，自殺にとくに焦点を当てた治療計画を協力して立てていくように求められる。治療に関する研究論文によると，良好な臨床的結果は，治療同盟の質次第である（Horvath & Symonds, 1991）。CAMSでは，つねに協働を強調し，治療経過中に臨床家と患者が相互に協力することを通じて，両者の同盟を強めていく。治療の初期から，中期，末期に至るまで，協働こそが鍵となる。

誠実

そして，CAMSの哲学では，誠実で率直な態度が本質である。生と死の間で激しく動揺している患者にとって，自殺の危険のために生じている全状況に対して，率直で誠実な態度以外に重要なケアの要素はない。自殺の危険に関連する臨床的に誠実な態度は，相手を思いやる，完全なインフォームドコンセント（informed consent）から始まる（Jobes, Rudd, Overholser, & Joiner, 2008; Rudd et al., 2009）。一般に，自殺の危険の高い患者は，支配，信頼，裏切り，強制，自由，恥と非難，絶望的なまでの父権的な態度などに関連した問題と必死になって闘っている。そこで，私は自殺の危険の高い人に向けたインフォームドコンセントを次のように始める。

「自殺について少し単純な話から始めることにしましょう。もちろん，あなたは自分の命を絶つことができますし，大雑把に言えば，私や他の誰かに予防のためにできることはほとんどないかもしれません。率直に言って，あなたの命ですし，生きることを選ぶかどうかはあなた次第です。しかし，臨床的な視点からすると，私たちにはジレンマがあります。というのも，州の法律や標準的な治療によれば，もしもあなたに「明らかに緊急」の危険を認めるならば，私はあなたの自殺を防ぐ義務があります。この義務のために，あなたの自主性と私の専門家としての責任の間に深刻な問題が生じる可能性があります。私はあなたの意志に反しても，あなたを入院治療に導入しなければならないかもしれないのです。私は担当患者に自殺してほしくはありませんが，自分の置かれた状況に対処するのに他の方法が見つからないという人がいることも理解できます。米国では一日に100人以上が自殺し，そのうちの約30％が精神科治療を受けていました。そこで私は，精神科治療でかならずしも自殺を予防できるとは考えていません。あなたが自殺できるかどうか議論したいというわけではありません。むしろ，私はあなたの命を救うために計画されたエビデンスに基づく治療を提案したいのです。研究によると，ほとんどの自殺の危険の高い人が3カ月以内にこの治療に反応していることが明らかになっています。そこで，これを試してみてはどうでしょうか？　あなたには得るものこそあれ，失うものなどありません。治療を受けた後で，もちろんあなたは自殺することは可能です。生きるにしても，死ぬにしても，それはあなた次第です。でも，なぜ急ぐ必要があるのでしょうか？　私たちは皆，いずれ死を迎えます。最後に，もしも自殺があなたの状況に対処する最高の方法であるのならば，今，どうしてここに来て，私と話しているのでしょうか？　おそらく今はまだあなたが自殺する時ではないのでしょう」

このように患者に語りかけるのは挑発的すぎるだろうか？　そう考える精神保健の専門家もたしかにいる。私が自殺にとくに焦点を当てたこのインフォームドコンセントを何らかの形で発表すると，聴衆の中には，ひどく驚いたり，明らかに反論したりする人がいるのが普通である。私が患者に自殺するようにほのめかしていると思う人もいる。私が治療者の影響や支配の限界を率直に認めていることに不安になる人もいる。治療を受けた後で，患者が自殺することは可能だと私が認めることに，反対する人もいる。こういった反論が上がると，私は聴衆に向かって，少し立ち止まって，真に自殺の危険の高い人の心理について真剣に考えてみてほしいと語りかける。そして，私はインフォームドコンセントの要点を繰り返す。一般に，ほとんどの臨床家は私の意味するところを汲み取ってくれる。強制，威嚇，入院治療では，自殺を防ぐように働きかけることはできない。私の経験では，この種のインフォームドコンセントは自殺の危険の高い患者に実際に安心と保証を与え，私を敵のように見なすことは減り，味方としてとらえるようになる可能性が増す。患者をコントロールするといった幻想を打ち捨てることによって，患者の信頼と患者への影響力が増す。私は自分の専門家としての義務について承知しているのだが，敵対的な力動を避けるために必要な方法も提案する。さらに，このように考えると，自殺の危険に関連して現在の臨床上の義務について絶対の真実を伝えておくことの必要性も明らかになる。私が大学院生だった頃，ある恩師が私に「心理療法では，真実があまりにも過小評価されている」と話してくれた。それから長い年月が経ったが，私は恩師のこの言葉に全面的に賛同する。実際，このように臨床の場において真実を語り，透明性を保つという態度は，CAMSの臨床的ケアの基礎となり，倫理的で効果的な臨床実践に不可欠なものである（Jobes, 2011）。

CAMS：自殺に焦点を当てた治療的枠組み

CAMSはけっして新たな心理療法というわけではない。むしろ，これは，自殺状態評価票（Suicide Status Form: SSF）と呼ばれる独特の多目的臨床ツールを手引きにした，自殺に焦点を当てた治療的枠組みであり，臨床的基礎である。SSFはCAMSにおいていわば臨床の地図のような役割を果たし，すべての評価，治療計画，現在進行形の危険のモニター，そして，究極的には治療結果を考える道標となる。本書で詳しく解説するが，SSFは過去25年間，世界中の幅広い臨床の場において徹底的に検証されてきた。これは優れた心理検査であるとともに，臨床的な有効性も高いことが明らかにされてきた（Jobes, 2012, 総説参照）。SSFは質的・量的なデータを総合的に評価する独特の検査ツールという面もある。協力してSSFの評価の部分を記入していくことによって，患者自身もしばしば治療的経験を味わうことができる。実際に，治療過程も含めて，治療に肯定的で，臨床的に有意義な影響を及ぼした心理学的評価に関する17の研究をメタ分析し，CAMSに基づくSSF評価が「治療的評価」であることを，ポストンらは実証的に明らかにした（Poston & Hanson, 2010）。SSFの他の部分では，自殺にとくに焦点を当てた治療計画を取り上げる。すなわち，安定化計画，目標，患者がとらえる自殺「衝動」（患者を自殺に追いこむ問題）に対する治療である（Jobes et al., 2016）。CAMSで安定化への働きかけが成功し，自殺衝動の現在進行形の治療の手引きとなるのは，中間評価と結果に関するSSFである。第8章で取り上げるが，SSFを使用して，詳細な記録を残すことで，医療過誤の訴訟を起こされる危険を有意に減らすことにも役立つ。次に，自殺の危険に関する，この治療的枠組みの主要な特徴について解説していこう。

自殺に焦点を当てる

CAMSの臨床家は患者の自殺にとくに焦点を当てる。CAMSに特有の臨床的視点とは，精神科治療において患者の自殺の可能性をもっとも重視するという点である。この目的に向かって，時には愚直なまでに，患者の命を救うことに主な焦点を当てていく。換言すると，患者の命を危険に曝している自殺衝動を治療し，和らげ，取り除く努力をして，協力して自殺を予防する努力を続けるということである。したがって，この共感的な態度で自殺に焦点を当てることについて釈明をするつもりはなく，懸命に命を救おうとしているのだ。たとえば，セッション中に，患者が子どもや経済状態について話したいと思うかもしれない。CAMSの臨床家もこういった話題を興味深いと思うかもしれないが，無関係な話題に焦点を当てようとする衝動に抵抗する。このような話題が患者の自殺の危険に関係がないのであれば，CAMSの臨床家は穏やかな口調で，患者の命を脅かす問題に話題を戻す。もしも患者が自殺だけに焦点を当てることに不満を感じるのであれば，問題の対処法として自殺が取り除かれた後に，子どもや経済状態について話すことにしてはどうかと提案する。すでに述べたように，CAMSを活用するにあたっては，患者の命を救うのに役立ち，人生の目的や意味を育むのを助けることに断固として焦点を当て続ける。

外来治療が中心である

本書の第1版で，自殺の危険に対する臨床的アプローチとしてのCAMSは，自殺の危険の高い人を可能な限り精神科入院治療ではない場で行うことを主張した。10年前は，このアプローチはどこか革新的な概念であった。しかし，数千人の臨床家に研修を実施した私の経験によると，（ほとんどとは言わないまでも）多くの精神保健の臨床家が未だに入院治療を重視している。換言すると，典型的な臨床家が自殺の危険に出会うと，しばしばただちに入院治療を考えてしまい，「おやおや，どの病院にベッドが空いているだろうか？」となる。しかし，私たちはCAMSを治療的枠組みとして活用して，自殺の危険の高い患者を入院させないで済む方法を必死になって探ろうとしてきた。自殺にとくに焦点を当てた外来治療計画を患者と協力して立てることによって，この目的を達成する。この治療計画には，慎重に立てられた安定化計画，患者独自の自殺衝動に対する問題に焦点を当てた治療などが含まれる。その結果，精神科入院治療はCAMSに基づく治療では究極的に最後の手段となる。当然のことながら，安定化計画や自殺衝動に焦点を当てた治療といった，外来治療計画が満足に立てられない場合にだけ，入院治療の必要性が生じる。CAMSによる治療は一般には外来の場で実施されるのだが，CAMSの原則は入院治療の場でも応用される。入院治療の場におけるCAMS治療を適切に実施する場合においても，安定化計画と自殺衝動に焦点を当てた治療が中心となり，これは効果的な退院計画や退院後の転送先を計画するうえでの主な課題となる（Ellis, Green, Allen, Jobes, & Nadorff, 2012; Ellis, Rufino, Allen, Fowler, & Jobes, 2015）。

柔軟で，特定の学派に属さない

治療的枠組みとしては，CAMSは柔軟に応用されるように創られている。理論的にはCAMSはどの特定の学派にも属さないと，私たちは考えている。自殺の危険に対するエビデンスに基づいた治療のうちで効果が実証されているものは多くはないのだが，2つの優れた例外がある。それは弁証法的行動療法（dialectical behavior therapy: DBT）と認知行動療法（cognitive-behavioral therapy: CBT）である。マーシャ・リネハン（Marsha Linehan）は積極的に臨床試験を実施して，DBTが自殺未遂行動と自傷行動の双方に効果があることを明らかにした（Linehan et al., 1999, 2006, 2015）。さらに，ブラウンらは，自殺予防の目的で自殺に焦点を当てた認知療法を10セッション実施して，RCTで自殺企図の反復を有意に半減させた（Brown et al., 2005）。自殺のリスクに対する同様の短期認知行動療法（brief cognitive-behavioral therapy: B-CBT）を実施して一般の治療と比較した結果，B-CBTを受けた人では自殺企図行動が60％減少した。

効果が実証されたこのような治療があり，このような介入を効果的に実施するためには，高度に構造化された治療マニュアルに忠実に従うことが不可欠である。DBTの場合には，行動療法を忠実に実施できなければならないし，CBTアプローチの場合には，介入を効果的に実施するために認知療法を行わなければならない。エビデンスに基づいたアプローチを忠実に実行することがこの種の治療を効果的に実施するうえで重要な要素であるので，マニュアル化された治療を忠実に実施するのに必要な研修をすることを考えるべきである。これらの優れた介入を実施するには，DBTとCBTの研修を十分な量と期間受ける必要がある。さらに，私のCBTの同僚が述べているように，まさに「たっぷり時間をかけてレシピ通りに作ることを学ばなければ，それはケーキにならない」ということになる。

しかし，CAMSは非常に柔軟に実施できるように工夫されていて，広範囲の理論的アプローチや幅広い臨床治療に応用できる。自殺に焦点を当てた臨床的枠組みとして，自殺の危険の高い患者に働きかけていく際に，さまざまな学説を支持する臨床家がCAMSを有効に活用できる。CAMSの実施を考えている人々を研修する際に，彼ら自身の臨床技能，自身の臨床判断，自身の治療的アプローチをこれからも活用していくことを，私は強調する。臨床家が自分とはまったく異なる他の学説に宗旨替えをすることを，私たちは望んでいる訳ではない。したがって，CAMSは（精神力動的，人間的，対人的，認知行動療法的アプローチなど）あらゆる理論の精神保健の臨床家や，（臨床心理士，精神科医，ソーシャルワーカー，カウンセラー，看護師，結婚・家族セラピスト，ケースマネージャー，薬物乱用治療の臨床家など）あらゆる分野の専門家にも有効に活用されてきた。臨床家がいつも行っている治療を実施するのだが，それを非常に柔軟なCAMSの治療的枠組みの中で実施するように働きかける。第9章で詳しく解説するが，救急部での短期使用や，退院後の集団療法においても，CAMSは広く応用されてきており，（軍人，大学生，自殺の危険の高い若者など）さまざまな人口に対しても修正し，実施されてきた（Johnson, O'Connor, Kaminer, Jobes, & Gutierrez, 2014）。高度に構造化され，マニュアル化された，エビデンスに基づくアプローチ介入が必要とされていることは間違いないが，同時に，CAMSのようなきわめて柔軟性に富む介入が必要とされていることも明らかである。

効果が実証されている他のアプローチとは異なり，CAMSを学ぶことは比較的容易であり，治療方針を忠実に守ることも比較的短期間で達成できて，それは長期間続く。CAMSは実際に弁証法的な研修として学ぶこともできれば（Pisani, Cross, & Gould, 2011），eラーニングとして学習することも可能であること（Jobes, 2015, 2016; Marshall et al., 2014）を，研修に関する研究が明らかにしてきた。興味深いことに，CAMSの研修が本書の第1章だけを読んだ人から，一日の研修とロールプレイに参加した人まで，120人についてオンラインで調査したところ，学習経験は多岐にわたるものの，CAMSの枠組みに忠実であることに関しては中等度から高度であったことが明らかになった（Crowley, Arnkoff, Glass, & Jobes, 2014）。自殺の危険の高い米軍兵士にCAMSを実施した大規模なRCTでは，自殺の危険の高い患者にはじめてCAMSを活用した4回のセッションで，すべての臨床家がCAMSの構造に忠実に従うことができたというのは注目すべきである。一般的に，CAMSの使用が3例目になると，臨床家はこの介入を実施するうえでまずまずの専門家となり，その後の追跡調査でも，CAMSの枠組みから逸脱することはなかった（Corona, 2015）。

現代の精神科治療

すでに述べたように，私の専門家としての30年の経歴を振り返ると，自殺の危険に関する精神科治療の実施には大きな変化が認められる。米国では，オバマケアが成立し，実施された結果，現在さらに大きな変化が起きている（患者保護並びに医療費負担適正化法（いわゆる「オバマケア」）2010年3月23日，公法111-148）。米国の医療改革に関する非常に政治的な話題がもたらした問題の中で，今後も，自殺の危険の治療に多大な影響を及ぼす現実がある。自殺の危険や自殺行動に関連する精神科医療費は非常に高い。たとえば，精神科入院治療費はきわめて高く，1回の入院当たり平均5,700ドル（2,900ドルから13,300ドルに及ぶ）である（Stranges et al., 2011）。ヤンらの推計では，自殺の危険のために入院した場合，典型的には平均13,690ドル（1,997ドルから68,150ドルに及ぶ）である（Yang & Lester, 2007）。さらに，自殺の危険の高い人，より正確には自殺未遂者が救急部を利用する費用も高額である（Owens, Mutter, & Stocks, 2010; Stensland, Zhu, Ascher-Svanum, & Ball, 2010; Valenstein et al., 2009）。自傷患者の傷の縫合，銃で自殺を図ろうとした人の傷の手術，過量服薬をした人の胃洗浄など，自殺に関連する医療費の総額も相当の額に上る（Bennett, Vaslef, Shapiro, Brooks, & Scarborough, 2009）。さらに，自殺に関連した医療過誤訴訟の弁護士費用や，医療費や管理費も加えると，総額は莫大なものになるのは明らかである。医療に対する「サービスの対価」というアプローチの範囲で生と死の議論を考える必要がおそらくあるのだろうが，精神科患者一般，そしておそらく，とくに自殺の危険の高い患者に対して，保険会社が必死になって増大する費用をまかなおうとしていることが理解できるだろう。

臨床ケアと介入のための国家行動提携（National Action Alliance Clinical Care and Intervention）特別委員会の委員として，私は自殺に関連した現代の医療の多くの問題点について詳しく検討する機会を得た。これらの問題をオバマケアと関連させるために，委員達は自殺に関わるこれらの費用に対してとくに注意を払う必要があった。特別委員会の報告書は「システムの枠組み内における自殺へのケア（Suicide Care in Systems Framework）」と題するもので，臨床的な自殺予防に向けた体系的なアプローチが強調された（National Action Alliance, 2011）。「エビデンスに基づいたアプローチ」，「拘束を最小限にする治療」，「費用対効果の高いケア」といった主要な課題が活発に議論され，システムの問題に焦点を当てた報告書として最終的にまとめられた。

この特別委員会の活動に刺激を受けて，私は国際自殺予防学会で，自殺の危険に対する治療スペクトルの可能性について発表した（Jobes, 2013a）。もしも私たちが自殺の状態を信頼に足る方法で識別し（すなわち，階層化し），それぞれの危険のレベルに合った，拘束のもっとも少ない方法で，エビデンスに基づいた最高のアプローチを実施するという目的を達成しようとするのであれば，自殺に関連する治療において（主に純粋に経済的要因によって引き起こされる可能性のある）変化がかならずしも悪影響ばかりをもたらさないだろうということを，私はこの発表で強調した。私は，短期介入（1～4回のセッション）に焦点を当てた興味深い自殺予防介入について指摘した（Gysin-Maillart, Schwab, Soravia, & Michel, 2016）。フォローアップのための手紙，葉書，電話などの潜在的な治療能力や，メールなどを用いた患者を思いやるアウトリーチ法の持つ意味などもある（Luxton, June, & Comtois, 2013）。フォローアップの接触はしばしば「要求をしない」接触とか「相手を思いやる」接触と呼ばれていて，このような方法を支持するデータがあることは印象的である。さらに，自殺予防の電話相談センターの潜在的価値についても明らかにされ（Gould, Kalafat, Harris-Munfakh, & Kleinman, 2007），電話相談員が共感に満ちたフォローアップの電話をかけて，それが自殺の危険の高い人から好意的に受け止められることも多い（Gould, 2013）。

図1.1は，拘束がもっとも少なく，費用対効果も高い，自殺に焦点を当てた一連の介入モデルである。X軸は，異なるタイプと強度のケアの段階的な介入法を示している。たとえば，自殺念慮といった，比較的自殺の危険度の低い人に対しては，電話相談のレベルの介入で効果的に支持し，管理することができるだろう。より集中的なケアを必要とする人には，自殺に焦点を当てた短期介入とフォローアップで十分であるかもしれない。自殺の危険がさらに高い人は，自殺に焦点を当てた外来治療，休息のための危機ケア，あるいは部分的な入院治療が必要になるかもしれない。自殺の危険の緊急性が高い人には，入院治療（そして，入院中には自殺にとくに焦点を当てたケア）が必要になるだろう。図を見ると，強度や焦点が異なる一連の連続したケアの全体が理解できるだろう。Y軸には，ケアに対応した精神科医療費を示してある。

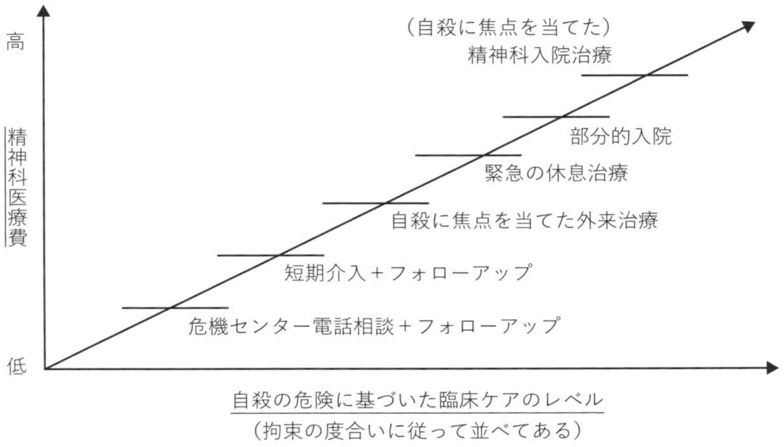

図1.1　自殺予防の段階的モデル

危険度に応じたこの治療モデルでは，各レベルの介入においては，エビデンスに基づく，自殺に焦点を当てた介入が実施される。短期危機介入から，標準的外来CAMS，休息治療や部分入院で用いられるCAMS修正版，入院の場（第9章参照）まで，CAMSはさまざまな臨床ケアモデルのいかなる段階においても，応用可能である（Jobes & Bowers, 2015)。

万が一，自殺が起きた場合に医療過誤の訴訟が起こされるのではないかとの不安を多くの臨床家が抱くことについて，すでに簡単に触れた。第8章で詳しく解説するが，CAMSを活用して，十分な臨床記録を残すことによって，実際にこのような危険は明らかに減少できるだろう。CAMSはエビデンスに基づき，自殺に焦点を当てているので，医療過誤の危険はさらに減らすことができる。最終的に，最適な結果が得られるまで，現在進行形の自殺の危険をフォローし，治療が続いていく。

以上のように述べてきたが，すべての臨床の場，すべての自殺の危険の高い患者，すべての領域の精神科医療従事者にとって，「たったひとつですべてに応用可能な」エビデンスに基づく介入法が存在するなどと断言するのはあまりにも無責任だろう。しかし，広範囲の臨床の場，世界中のさまざまな自殺の危険の高い患者に対して，CAMSが応用できて，有効であることが明らかにされてきた。専門領域や理論が異なる臨床家が，自殺に焦点を当てた治療的枠組みとして，効果的にCAMSを活用することができて，自殺の危険の高い患者を治療するうえで大いに有効である。

もしも私たちが真に臨床的に命を救おうとするのであれば，とくに自殺の危険に働きかけることに有効であると証明されている方法を実施しなければならない。しかし，私は数十年にわたって精神保健の臨床家の研修に従事してきたが，エビデンスに基づいた介入がかならずしも精神科医療の第一線では信頼に足る方法で実行されていないことが多いという印象を抱いてきた（このような印象は自殺予防の他の文献でも確認されている）（McHugh & Barlow, 2010; Shafran et al., 2009)。私がすでに他でこの点について言及したように，すべての臨床家が自殺の危険に対して有効であることを証明された治療法に進んで変更しようとしない理由がいくつかある（Jobes, 2015)。とくに順はないのだが，次のような理由が挙げられるだろう。

- 患者の改善を手助けしようという純粋な願望
- 治療を支持するエビデンス
- 主導的立場の人からの指示や命令（すなわち，そうすることを強制される）
- 患者を自殺で失い，そのことについて非難されるという恐怖
- 患者の自殺について医療過誤の訴訟を起こされるという恐怖
- 治療法を変えるためのさまざまな動機づけ（すなわち，経済的な動機や拘束時間）
- 他の誰もがその治療を実施していて，自分が取り残されているという感覚
- 百聞は一見に如かず（ある治療法が実際に有効であることを確信する）

このようなさまざまな動機があるにしても，有効な介入を進んで用いるように態度を改めようとする臨床家が多くはないことに，私は疑問を感じる。このような意見があることを知って，あなたは自分の臨床的態度を変化させることに対して，どのような立場をとるだろうか？　本書を読み終わるまでには，あなたが出会ういかなる自殺の危険の高い患者に対しても，CAMSが妥当で有効なアプローチであると確信するようになってほしいと，私は希望する。

本章を終えるにあたり，本書の出版に加えて，米国の医療に関する認定組織である合同審査会の手によって画期的な報告書が発表されていることを付け加えておく（The Joint Commission, 2016)。2016年2月24日に，「あらゆる状況における自殺念慮の発見と治療」と題する重要な警告が発表された。合同審査会によって認定される医療機関においては自殺の危険の評価と治療の体制を今後数十年にわたって築き，影響を及ぼすだけの力を，このきわめて重要な文書が持っている。この目的のために，DBT，自殺予防のための認知療法（cognitive therapy for suicide prevention: CT-SP)，CAMSは自殺の危険の高い患者の自殺念慮や自殺行動を減らすのに役立つエビデンスに基づいた介入法としてとくに言及されている。これは臨床的な自殺予防という目的にとって，非常に意義ある発展である。

＊　＊　＊

ビルとの第1回のセッションの最初の10分間で，私はCAMSを使うことを提案した。インフォームドコンセントの真の精神に沿って，私は率直に自殺や有資格の精神保健の専門家としての私の義務について話した。ワシントンDCの精神保健法やその法が規定する自身に対する「明白かつ緊急な危険」が何を意味しているのかについて，私たちは話し合った。この話し合いのために，ビルの不安が増したのだが，自殺に焦点を当てた介入の可能性について関心を持つようになり，渋々ながらではあるが，CAMSの実施に同意した。そして，私が彼の隣に座る許可を得ようとした時に，命を救う可能性のある治療が始まった。私は彼の隣に座り，彼にSSFの用紙を渡して，次のように話しかけた。「これは評価のためのひとつの道具で，あなたの苦痛の性質や，今あなたに何が起きているのかを私が理解するのに役立ちます。この第1ページは私が手伝いますから，あなた自身が書きこんでいってください。あなたがこれまで必死で闘ってきたことはあなた自身が一番よく知っているのですから，今のあなたがどんな状態であるのか私が理解できるように手助けしてください。そうすることによって，あなたの命を救うのに役立つ治療を私たちは協力して進めていくことができます」

第2章
SSFとCAMSの発展

1987年の秋に，私は米国カトリック大学（The Catholic University of America: CUA）心理学部カウンセリングセンターで非常勤の助教授として働き始めた。私はインターンを終えたばかりで，指導教授で自殺学者のラニー・バーマンのもとで学位論文をまとめる最終段階にあった。当時，カウンセリングセンターの所長の指示で，私は文献を渉猟して，自殺の危険を評価するための妥当な心理検査や，そのような危険を系統的に評価する方法を探り，自殺の危険の高い学生を見落とすことがないようにしようとしていた。この所長からの単純な指示が，SSFを創ることにつながり，後に，本書を通じて解説しているCAMSへと発展していった。自殺が主要な死因であるにもかかわらず，驚くべきことに，そのようなツールは存在せず，精神科治療の領域で自殺の危険に対処するためのエビデンスに基づいた体系的で信頼できるアプローチはなかった。私は当初，懸命に文献を探したのだが，この種の文献はきわめて少なかったため，自殺の危険評価がどのように実施されているのかという調査を行うに至った（Jobes, Eyman, & Yufit, 1995）。これが，現在SSFとCAMSの発展へとつながる重要な出来事であった。

SSFについての概説

単純に述べると，SSFは複数の目的の関与，評価，治療計画，モニター，知見の更新，結果，その後の治療の場の決定のための臨床的ツールであり，CAMSによるケアにとって欠かせない地図となる。懸命な臨床研究や，患者や臨床の場からのフィードバックを通じて，SSFとCAMSは過去25年以上にわたり4回の大改訂が行われた。付録Aに示すように，最新版のSSF-4は8ページ（電子版は8スクリーン）からなり，次のような臨床ケアに関する明らかな3段階に分かれている。(1) 第1セッションにおける指数評価と治療計画（SSFの1〜4ページ），(2) 中間セッションにおける危険のモニターと治療計画の更新（SSFの5〜6ページ），(3) CAMSの最終セッションで用いられる臨床的結果とその後の計画の立案（SSFの7〜8ページ）。

将来，自殺の危険が高まる可能性のある患者に対して，その前からCAMSを効果的に用いている臨床家もいるのだが，CAMSは現在高い自殺の危険を呈している患者に対して用いるのが一般的である。同様に，過去において自殺の危険が高かった患者にCAMSを用いて，後方視的に自殺の危険について探ろうとする試みもある。しかし，現在，自殺の危険の高い患者のほとんどの場合，CAMSでは第1セッションでSSFのセクションA〜Dに記入することが求められる（CAMSの「安定化計画」はC「治療計画」の部分に包摂されることに注意してほしい）。第1セッションの後，CAMSのすべての中間セッションでは追加のモニターと治療計画の更新を行い，臨床的結果を評価していく。治療の中間段階では，SSFの「モニターと更新」の記録がしばしば用いられる。CAMSの第3段階である最終段階では，SSFの臨床的な「結果とその後の治療計画の決定」であり，CAMSの最終セッションで実施する。CAMSにおいてSSFはきわめて重要であるので，以下の解説ではSSF全体を詳しく取り上げて，その使用法とCAMSケアの3段階について明らかにしていこう。

SSFによる評価と治療計画（第1セッション）

現在の多目的SSFは，最初は1987年にCUAカウンセリングセンターで使用したわずか1ページのものだった。それにはいくつかの自由記述の欄があり，危険因子についての情報，自殺に関連した記述，治療の場の決定などについて限られた記録を書きこむことができた。その後25年間で，最初の単純な版は現在のSSF-4へと進化していき，世界中の多くの自殺の危険の高い患者やSSF関連の研究に用いられるようになってきた（Jobes, 2012）。

SSFセクションA：SSFによる主要な評価

図2.1に示すように，SSFによる主要な評価には6種の変数がある。最初の3種の変数（精神痛，ストレス，焦燥感）はエドウィン・シュナイドマンの理論に基づいていて（Shneidman, 1988），これらの変数はシュナイドマンの「自殺の立方体モデル」を示している。第4の変数である絶望感は，アーロン・ベックの理論に基づくものであり，何を試みても，事態はけっして改善しないという思いこみを指す（Beck et al., 1979）。第5の変数，自己嫌悪はロイ・ボーマイスターの理論に基づいていて，耐えがたい自己認識（すなわち，自己嫌悪）が自殺による逃避に結びつくとの主張である（Baumeister, 1990）。第6のSSFの変数は全般的な評点，すなわち行動面での全般評価である。これは「その人は自殺をするだろうか，しないだろうか？」を全般的に評価する。次に，SSFの主要な評価についてそれぞれ詳細に検討していくことにしよう。

心理的苦痛

自殺学の創始者である故エドウィン・シュナイドマンが遺した功績は非常に重要で，深遠なものであった。すでに他で述べたように（Jobes & Nelson, 2006），シュナイドマンの先駆的な理論，革新的で実証的な研究，そしてとくに臨床的な知恵は，SSFの発展や，CAMSの臨床的な精神にとって中心的なものである。おそらく，自殺学の領域に対するシュナイドマンのもっとも重要な貢献とは，精神痛（psychache）の概念を中心にして，自殺の理論的心理学（完全な精神的アプローチ）を築き上げたことであった。精神痛とは，すべての自殺の状況の中心に存在する深刻で，耐えがたいと思われる苦痛である（Shneidman, 1993）。この視点からは，もしも自殺の危険の高い人を助けようとするのであれば，その人物の独特な心理的苦痛を基本的に理解する必要がある。その人物が心理的閾値を超えてしまったと判断する時に，すべての自殺が必然的に生じるのだとも，シュナイドマンは主張した。そこで，自殺の危険を下げるには，閾値を上げるか，自殺の危険を伴う状況に対する耐性を上げる必要がある。もちろん，精神痛自体の根源を除去するか，緩和させることも重要である。現代の多くの臨床の研究家がシュナイドマンの概念をそれぞれの治療的アプローチに取り入れている（Chiles & Strosahl, 1995; Ellis & Newman, 1996; Joiner, 2005; Linehan, 1993a; Rudd et al., 2015; Rudd, Joiner, Jobes, & King, 1999; Rudd, Joiner, & Rajab, 2001; Wenzel, Brown, & Beck, 2009）。

＿＿＿＿	1）心理的苦痛を評価してください（あなたの心の中の傷，苦痛，惨めさであって，身体の痛みでは**ない**） **わずか：　1　2　3　4　5　：非常に強い** 私にとってもっとも苦痛であるのは：＿＿＿＿＿＿＿＿
＿＿＿＿	2）ストレスを評価してください（プレッシャーや圧倒されているというあなたの全般的な感じ） **わずか：　1　2　3　4　5　：非常に強い** 私にとってもっともストレスであるのは：＿＿＿＿＿＿＿＿
＿＿＿＿	3）焦燥感を評価してください（感情的に追いつめられていて，何かをすぐにしなければならないという感じであって，煩わしさでは**ない**） **わずか：　1　2　3　4　5　：非常に強い** 私にとってもっとも行動をとるべき状況は：＿＿＿＿＿＿＿＿
＿＿＿＿	4）絶望感を評価してください（何を試みても，事態が改善するはずはないという思い） **わずか：　1　2　3　4　5　：非常に強い** 私がもっとも絶望しているのは：＿＿＿＿＿＿＿＿
＿＿＿＿	5）自己嫌悪を評価してください（自分を嫌う，自己肯定感がない，自分を誇りに思えないといったあなたの全般的な感じ） **わずか：　1　2　3　4　5　：非常に強い** 私がもっとも自己嫌悪しているのは：＿＿＿＿＿＿＿＿
該当せず	6）全般的な自殺の危険を評価してください **非常に低い：　1　2　3　4　5　：非常に高い** **（自殺は起きない）　　（自殺が起きる）**

あなたが現在どのように感じているかについて考えて，各項目に記入してください。左の欄に1～5で点数をつけてください（1：もっとも重要，5：もっとも重要でない）

図2.1　SSFの主要な評価

圧力（ストレス）

当初，精神痛を強調したシュナイドマンであるが，さらに圧力（press）の概念に焦点を当てた。これは恩師であるヘンリー・マレーの理論から得た概念である（Murray, 1938）。シュナイドマンはマレーの古典的なパーソナリティ理論に基づいて，さまざまな心理的欲求とストレスの相互作用を示した。この術語はCAMSでは，個人に迫り，突き動かし，影響を及ぼすような，外的な（時に内的な）心理的圧力，ストレッサー，要求などを指している。典型的には，人生において深刻な苦痛を引き起こすような，対人関係の葛藤，失業，他のさまざまな出来事などがある。しかし，命令性の幻聴などの内的なストレッサーももちろん苦痛に満ちた圧力になり得る。圧力は圧倒されるような感じと密接に関連していて，心理的欲求に押しつぶされてしまうという認識が生じる。私はストレスという単語のほうが患者には一般的に馴染み深いので，SSFではこのより一般的な単語を用いていることにした（しかし，シュナイドマンの概念を示す言葉に忠実であるために，圧力という術語を私は今後も使っていく）。

焦燥感

シュナイドマンの焦燥感（perturbation）という概念は，精神痛やストレスと混同しがちであり，不明確なことがある（Shneidman, 1993）。しかし，シュナイドマンは，焦燥感は独特で，重要な自殺の概念であると主張した。焦燥感とは，感情的に動揺し，混乱し，不穏な状態を表している。シュナイドマンは，焦燥感には，認知の狭窄と，自傷や望ましくない行為に及ぶ傾向の双方を含めていた。焦燥感は，患者にとって現在の耐えがたい状況を変化させるために何かをしなければならないという衝動的な欲求ということができる。これは，すべての自殺行動の背後に潜む活発な原動力であり，本質的な心理的エネルギーである。臨床においては，ほとんど焦燥感を認めないのに，非常に強い精神痛を呈している患者に出会うことはかならずしも稀ではない。しかし，苦痛や死を避けるという自然な閾値を超えるのに必要な心理的エネルギーを認めずに，自殺が起きることはきわめて稀である。まったく同じ意味ではないのだが，私は焦燥感の代わりに，SSFではイライラ感といった単語を用いてきた。というのも，そのほうが一般的な患者には馴染み深いからである（本書では，意味を明快にするために，私は概念的な術語である焦燥感という術語を用いる）。最近では，不安，焦燥感，活性化された心理状態などが，自殺学の分野では主に使われるようになっている（Capron et al., 2012; Ribeiro, Bender, Selby, Hames, & Joiner, 2011; Selaman, Chartrand, Bolton, & Sareen, 2014; Sublette et al., 2011; Winsper & Tang, 2014）。自殺の「警戒兆候」について最近では，シュナイドマンの元の焦燥感の概念をさらに強調するようになってきた（Rudd et al., 2006; Tucker, Crowley, Davidson, & Gutierrez, 2015）。

立方体モデル

シュナイドマンは，前述した3種の要素を基に，自殺の立方体モデルを創った（Shneidman, 1985）。この領域において自殺の理論モデルはいくつかあるものの（Joiner, 2005; Klonsky & May, 2015; O'Connor, 2011），非常に優雅で単純なシュナイドマンの立方体モデルは時代の検証に耐えてきた。私が長年にわたりこのモデルをとくにすばらしいと考えてきた理由のひとつとしては，これが自殺の危険を理解するために，複数の要素が最悪の事態をもたらすという点を明らかに示した最初のアプローチであったからである。（かならずしも急性の危険の理解にはほとんどつながらないにしても）無数の自殺の危険因子を描写することに囚われきってきた領域においては，シュナイドマンの自殺の立方体モデルは，自殺の心理の特性を理解する手がかりとなり，とくに「明らかに緊急」の危険に関する自殺の危険を評価するための直接的な情報を与えてくれる。

さらに，自殺の立方体モデルは，本書の第1版で詳しく解説した重要な点を強調している。CAMSの評価と治療は，自殺と精神障害の関係に強く焦点を当てる。既遂自殺者の90%以上に精神障害を認めるものの，単に精神障害が存在するという事実だけでは，自殺行動に接近する助けにはほとんどならない。たとえば，うつ病は世界中に広く認められるものの（Bromet et al., 2011），多くの場合，自殺と関連するとはいえ，うつ病と自殺はまったく同じということではない。しかし，一日平均100人の米国人が自殺し，そのうち60%しか臨床的にうつ病とは言えないことを私たちは知っている（CDC, 2014; U.S. Department of Health and Human Services, 発表年不明）。さらに，精神障害を過度に重視するこのような態度では，うつ病ではあるが，自殺念慮や自殺企図を認めない，数多くの人々を除外してしまうことになる。このような議論を進める場合に，シュナイドマンの立方体モデルの意義がとくに高くなる。というのも，3つの次元で自殺の危険について検討することができるからである。実際に，この立方体モデルによって，状況の特異性について検討し，自殺行動を引き起こしかねない状況にある危険な人が自分の置かれた状況をどのようにとらえているのか理解する手助けとなる。図2.2に示しているように，前述した3種の心理的要素が相互に作用して，自殺行動が生じることを概念化できる。精神痛，圧力，焦燥感のシュナイドマンの概念の一つひとつが

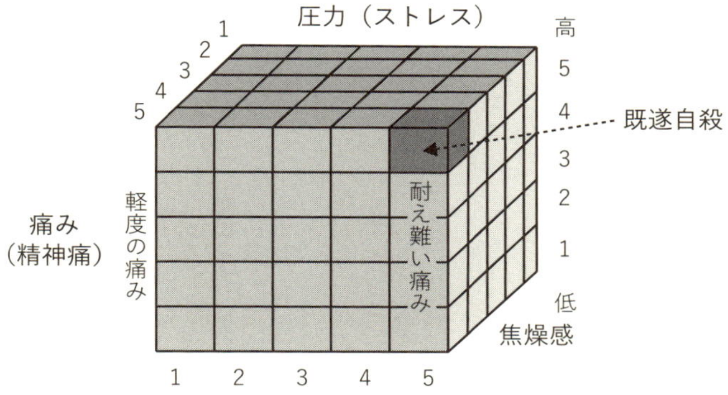

図2.2　シュナイドマンの自殺の立方体モデル
（Shneidman, 1987. 米国心理学会の許可を得て，転載）

立方体モデルの3つの軸に存在し，それぞれについて低（1）から高（5）までで点数をつけることができる。このモデルでは，精神痛，圧力，焦燥感の最高のレベルが心理的に同時に生じると，自殺行動が起きると，シュナイドマンは主張した。

立方体モデルの5-5-5の角が，この3種の要素が交差する地点で，死の危険を示し，とくに重要であり，「明らかに緊急の」危険を示している。このモデルを用いることによって，自殺の危険の評価とともに，臨床的介入についての治療目標についての情報を得ることにも役立つ。3つの軸のどれかを効果的に治療する臨床的介入は，自殺の危険の高い患者に有効に働きかけて，基本的に危険度を減らすのに役立つ可能性がある。

絶望感

アーロン・ベック（Aaron Beck）の絶望感（hopelessness）の概念は，どのように状況を変化させようと試みたとしても，否定的な状況がまったく変わらないだろうという思いこみを指している。絶望感の概念は，将来に対する思考や，認知の三徴（cognitive triad）というベックのうつ病理論の中核のひとつと密接に関連する。認知の三徴とは，自己，他者，将来に対する絶望である。認知療法の創始者として，ベックは心理学的・精神医学的な問題に関して思考の果たす役割を理解する方法を示したが，自殺に関しては，将来に対する思考が，自殺学の文献で今も広く取り上げられている（O’Connor et al., 2004; Williams, 2001）。

私たちの研究グループの未発表のデータによると，自殺の危険の高い学生（n = 201）と自殺の危険のない学生（n = 201）では，認知の内容が異なることが明らかになった（Nademin, Jobes, Downing, & Mann, 2005）。この研究では，自殺の危険のない学生には，自殺の危険の高い学生と比べると，より多くの「計画と目標」や「将来に対する希望」を認めた。さらに，自殺の危険のない学生の方が信念に基づいた生きている意味を持っている者が有意に多かった。希望を持って将来について考えられる能力は，自殺に対して保護的な働きをすることは明らかである。ということは，将来に対して希望を持って考えることができて，それに相応する信念を持っているということは，人生で起きる過酷な出来事に対応するのにかならず役立つということだろう。しかし，希望がない，とくに深い絶望感を抱いていることは，極度に深刻な自殺の危険因子である。今後の研究でも，絶望感以上に深刻な単一の危険因子はおそらく発見できないだろう（Beck, Steer, Kovacs, & Garrison, 1985; Brown, Beck, Steer, & Grisham, 2000）。

このように考えて，私は絶望感をSSFの主要概念として含める必要があると感じた。これは理論的，実証的に支持されているばかりでなく，臨床の場で希望に働きかけていくうえでも関連している。評価の観点からは，希望の有無に注意を払うことはきわめて重要であり，治療を成功に導くために大切な焦点となる。将来に対する思考や希望を積極的に増していく努力にとくに焦点を当てた治療を進めていくことは臨床的に重要である。私たちは患者に「希望を与える者」でなければならないと，私の最初のスーパーバイザーが主張していたことを，私はよく覚えている。この考えは，精神科治療の成功，とくに自殺の危険の高い患者に対する治療にとくに当てはまると，私にはとても印象的であった。

自己認識（自己嫌悪）

ロイ・ボーマイスター（Roy Baumeister）は1990年の論文で，自殺は自己からの逃避であると述べているが，これは自殺学の古典的な概念である。この理論では，自殺の危険の高い人は，耐え難いと認識している自己から心理的に逃げ出そうと追い立てられているというのである。ボーマイスターの理論によれば，否定的な自己認識があまりにも耐えがたくなり（すなわち，自己嫌悪があまりにも強くなり），自殺は耐え難い自己認識から逃げ出すための，強制的な選択肢となるというのである。実際に，私たちのSSF研究でも，自己嫌悪と逃避の心理的欲求は，もっとも信頼度が高く，一貫した知見であることが明らかになった（Jobes, 2005; Jobes, Kahn-Greene, Greene, & Goeke-Morey, 2009; Jobes & Mann, 1999）。自殺の危険の高い現役の空軍兵士に関する研究で，死の理由の60％の反応が逃避の主題と関連していることが明らかになった（Jobes, 2004b）。自殺の危険の高い入院患者についての他の関連の研究では，大多数の被験者が自殺を「容易な脱出法」ととらえていることが明らかになった（Kraft, Jobes, Lineberry, & Conrad, 2010）。

逃避以外にも，ボーマイスターのアプローチでは，自己に関連した問題を強調している。カール・ユング（Carl Jung）からハインツ・コフート（Heinz Kohut）に至るまで，自己の概念は，精神力動的志向の心理学では中心的な概念である。自殺を考えている人は基本的には自分の不幸に囚われきっていて，ほとんどの場合は，惨めな気分はしばしば家庭（すなわち，主観的な自己認識）と密接に関連していることを，私たちは直感的に承知している。ごく単純に言えば，自殺の危険の高い人のほとんどは，自己に対する愛情を感じておらず，自己の苦悩から逃げ出そうとする欲求が非常に深刻である。ボーマイスターの理論的アプローチが優れているのは，逃避の欲求と，自殺に追い立てられるほどの自己嫌悪が果たす危険な役割という，自殺の危険を伴う闘争の2種の本質的な要素をとらえている点である。

全般的危険

最後に，SSFでは自殺行動の全般的危険を判定する必要があった（すなわち，「この人は実際に自殺するだろうか？」という問題である）。SSFの最後の主な評価は，特定の理論に基づくものではなく，自殺の危険について明白で一般的な行動面での特徴をとらえることにする。この点に関して，6番目の評価尺度は単に患者が自殺するか，しないかを問うている。この問いかけが重要であるのは，これが単に明らかな生と死の意味合いばかりでなく，自殺予防において非常に重要であるが，きわめてとらえどころのない試みであり，自殺行動の「明白で緊急の」危険を判定するという医学的・法律的挑戦でもある。しばらくの間，法律的な視点から自殺の危険の問題について考えてみよう。自身に対する「明白で緊急の」危険とは実際には何を意味するのだろうか？　実際のところ，自殺の危険の高い状態とは，白か黒かというよりは，灰色であって，「明白」ということはまずない。さらに，「緊急」というのは，今この瞬間か，今週のある時点か，今月の後半を指しているのだろうか？　これらの単語の正確な定義は精神保健でも法律でもきわめて曖昧であるにもかかわらず，このような単語は，治療や治療の場を決定するうえで重要であり，もしも自殺が生じると，医療過誤という重要な意味合いを持つ。このような理由から，危険についての全般的な行動評価をSSFの最後の主要な評価に含める必要がある。

心理検査としてのSSF主要評価

伝統的な心理検査についての研究という範疇でSSF主要評価について，私たちは2種の心理検査研究を積極的に実施してきた。最初の研究では，CUAに受診してきた自殺の危険の高い大学生の外来患者を対象とした（Jobes, Jacoby, Cimbolic, & Hustead, 1997）。第二の研究は，メイヨクリニックに入院中の自殺の危険の高い患者を対象として実施し，より危険度が高く，広い層の患者について，最初の研究の知見を確認した（Conrad et al., 2009）。カウンセリングセンターでの研究では，SSFの主要な評価の6つの変数は半独立的に機能し，変数は妥当性（すなわち良好な収斂性と基準予測妥当性）と信頼性（試験・再試験信頼性）が高かった。最初の研究が発表された後に，私たちの知見を一般化できるのかという当然の疑問が上がった。というのも，被検者は比較的危険度が低く，社会経済状態も高い，白人のカトリック教徒の学生であったので，私たちの知見の妥当性には明らかな限界があった。この懸念に応えるために，第二の研究では，より自殺の危険が高い，幅広い対象が調査された。第二の研究で，最初の研究の妥当性と信頼性が確認されて，SSFはより自殺の危険の高い入院患者に実施されても，有効であることが明らかになった。とくに因子分析では，大学生を対象とした第一の研究におけるSSF主要評価は全分散の36％であり，自殺の危険の高い入院患者を対象とした第二の研究では72％であった（Conrad et al., 2009; Jobes et al., 1997）。

SSF主要評価の妥当性と信頼性を確立させることが不可欠であるとともに，他の量的研究を通じて，私たちはSSF主要評価について多くを学ぶこともできた。たとえば，ある初期の研究では，自殺の危険の高い患者と臨床家が状態を認識し，評点をつけるうえでどのような差異があるか検討した（Eddins & Jobes, 1994）。これらのデータの結果から，CAMSを発展させていく際に，患者と臨床家が協力して評点をつけていくようになったことに，私はここで注意を喚起しておくべきだろう。

初期の他の研究では，SSFの主要評価項目の第1セッションの評点を用いて，治療効果を予測した（Jobes, 1995a; Jobes et al., 1997）。同様に，SSFの第1セッションの評点を用いて，治療によって自殺願望が有意に減少することや，階層的直線モデル（hierarchical linear modeling: HlM）分析により，ある種のSSF変数の緩和効果が予測できた（Jobes, Kahn-Greene, et al., 2009）。自殺の危険の高い患者がSSFの第1セッションで全般的自殺の危険の評点を一度だけつけることによって，治療経過中に自殺願望が4種の直線的な減少を示すことを予測できると，この研究が示したことは特別な知見である。他のSSF変数に関するHIM分析の第二のレベルでは，SSFの第1セッションにおける絶望感と自己嫌悪の評点が，全般的自殺の危険の評点の効果を有意に緩和することも明らかになった。SSF主要評価は，臨床的介入としてのCAMSのさまざまな関連の研究においても結果評価の方法として用いられてきた（Ellis, Green, Allen, Jobes, & Nadorff, 2012）。

SSF主要評価の質的反応

SSFの革新的な側面のひとつとは，おそらく質的および量的な評価の双方を統合した点であるだろう。精神保健評価の領域で，2つの重要な評価を単一の評価法に統一するのは稀である。一般に，量的評価を主張する者は，量的志向の雑誌に論文を掲載し，量的志向の学会で発表する。同様に，質的（ナラティブ）評価を主張する者は，質的志向の雑誌に論文を掲載し，質的志向の学会で発表する。対照的に，私たちはSSFの第1ページに統合的アプローチを示して，その重要性を強調してきた。

この目的で，SSFの主要評価変数の次に質的な質問が続き，患者は自らの言葉でそれに答えるように働きかけられる。SSFのこの評価法は，投影評価法であるロターの「不完全文章テスト（incomplete sentence blank: ISB）と似ている（Rotter & Rafferty, 1950）。図2.3は，自殺の危険の高い復員兵が記入したSSFの例である。SSFの5つの各項目には，患者自身の反応を書きこむ空欄があることに注目してほしい。たとえば，心理的苦痛の質問と関連して，自殺の危険の高い患者は「私にとってもっとも苦痛であるのは ＿＿＿＿＿＿＿＿＿＿」の空欄に書きこむ。第4章で解説するように，患者は不完全な文章を読んで，心に浮かぶことを何でも記入したり，キーボードで打ちこんだりするように，臨床家は患者に指示する。

私たちの研究で非常に興味深い知見として，患者がSSFで書いたこと，とくに患者が書かなかったことについての質的研究の結果である。ある研究において，とくに精神障害の症状を認めない（例：抑うつ，不安，幻聴）2つの群（大学生119人，現役の空軍兵士33人）について調査した。この研究では，両群の計636の反応の67％に4種の信頼できるテーマが認められた。具体的には，「対人関係」（22％），「職業」（20％），「自己」（15％），「不快な内的状態」（10％）に関連した内容が書かれていた。換言すると，これらの患者の自殺に対する必死の闘いは，対人関係，職業，そして自己に関連する問題で占められていることが明らかになった。自殺予防の文献が精神病理，精神障害，精神疾患の症状（これは「不快な内的状態」と分類したものである）ばかりに焦点を当てる傾向があることを考慮すると，SSFに基づく質的な知見は，治療的な明らかな意味合いからは想定外で興味深いものであった。これらの反応をどのように分類したかという点に関する詳細な解説は，付録Bを参照してほしい。

自己および対人関係に関連する自殺の危険

自殺の危険の高い状態とは「精神内界」対「対人関係」のスペクトル上のどこかに存在すると，私は数年前に主張した（Jobes, 1995a）。より単純化すると，自分の内的思考に囚われている自殺の危険の高い人もいれば，対人関係に囚われている人もいることに，私たちは以前から気づいていた。このように考えて，自己に焦点を当てた自殺の危険の高い人のほうが自殺の危険が高く，対人関係に焦点を当てた人のほうが死に至らない自殺企図に及ぶ危険が高いと，私は主張した。この理論に沿って，自己および対人関係に関連して自分が自殺する可能性を患者自身がどのようにとらえているのかを，2つの別個の1～5点で評価する尺度がSSFにはある。患者が「自己」と「対人関係」の双方に高い評点をつけた場合には，自殺の全般的危険が有意に高まることを，自殺の危険の高い入院患者を対象とした未発表の研究が明らかにした（Lento, Ellis, & Jobes, 2013）。すなわち，自己に

1	1）心理的苦痛を評価してください（あなたの心の中の傷，苦痛，惨めさであって，身体の痛みでは**ない**） **わずか： 1 2 3 4 ⑤ ：非常に強い** 私にとってもっとも苦痛であるのは：戦闘についての自責感，妻を傷つけた
5	2）ストレスを評価してください（プレッシャーや圧倒されているというあなたの全般的な感じ） **わずか： 1 2 3 4 ⑤ ：非常に強い** 私にとってもっともストレスであるのは：頑張ってきたが，疲れ果てた
4	3）焦燥感を評価してください（感情的に追いつめられていて，何かをすぐにしなければならないという感じであって，煩わしさでは**ない**） **わずか： 1 2 3 ④ 5 ：非常に強い** 私にとってもっとも行動をとるべき状況は：妻と口論した後
3	4）絶望感を評価してください（何を試みても，事態が改善するはずはないという思い） **わずか： 1 2 3 4 ⑤ ：非常に強い** 私がもっとも絶望しているのは：ここで起きているすべてのことについて
2	5）自己嫌悪を評価してください（自分を嫌う，自己肯定感がない，自分を誇りに思えないといったあなたの全般的な感じ） **わずか： 1 2 3 4 ⑤ ：非常に強い** 私がもっとも自己嫌悪しているのは：私が妻に惨めな思いをさせたこと
該当せず	6）全般的な自殺の危険を評価してください **非常に低い： 1 2 (3 4) 5 ：非常に高い** **（自殺は起きない）　（自殺が起きる）**

あなたが現在どのように感じているかについて考えて，各項目に記入してください。左の欄に1～5で点数をつけてください（1：もっとも重要，5：もっとも重要でない）

図2.3　自殺の危険の高い復員兵のSSFの主要な評価の例

焦点を当てた評点と自殺念慮の強さは，他者に焦点を当てた評点と有意に関連していた。自分の自殺の危険が自己に焦点を当てた理由と関連していると考えている者の中で，同時に他者に焦点を当てた理由を挙げる者は，保護的な機能を果たし，自己に強く焦点を当て，他者に焦点を当てていないものに比べて，自殺願望が低いように思われた。これと同様の研究で，自殺の危険の高い大学生の書いたSSFの反応をコンピュータ解析したところ，自己に焦点を当てた患者では，治療期間が有意に長期にわたることが明らかにされた（Brancu, Jobes, Wanger, Greene, & Fratto, 2015）。

SSF生きる理由と死ぬ理由

自殺の危険の高い患者の治療にあたってきた私の過去30年以上の経験で，自殺への闘いの中で患者は心の中で必死になって自分自身に問いかけをしていることに気づいて，驚いた。このような患者のほとんどが，一方で死にたいと明らかに思うと同時に，他方で生きていたいという少なくとも何らかの理由がある。興味深いことに，患者が生きていたいとして挙げる理由の多くが，同時に，死ぬ理由としても挙げられる。これこそが自殺の危険が迫っている心理のまさに特徴である。たとえば，ある患者が生きる理由として「妻や子どもたち」と書きながらも，死ぬ理由としても「家族の重荷になるのを止める」などと書くかもしれない。このような明らかな矛盾こそが両価性（ambivalence）の本質であり，自殺の危険の高い状態の心理的な核心である。誰かが診察室で自殺について語る場合，その人は生と死の間で激しく揺れ動いているということを指摘しておきたい。生と死に関して両価的でない自殺の危険の高い人は臨床家に話をしない。そのような人はもはや死んでいるといっても過言ではないのだ。

図2.4に示すように，SSFの生きる理由（Reasons for living: RFL）と死ぬ理由（Reasons for Dying: RFD）をそれぞれ指定された空欄に5つずつ（それぞれの反応の重要度に従って1～5までの順に）書きこんでいくように患者に依頼する。

私たちの研究チームは，これらの反応をテーマに沿って大別する非常に信頼できる分類法を開発した（Jobes & Mann, 1999）。RFLのテーマには，「家族」，「友達」，「他者への責任」，「他者の重荷」，「計画と目標」，「将来への希望」，「楽しいこと」，「信念」，「自己」が挙げられる。RFDのテーマとしては，「対人関係」，「他者の重荷になりたくない」，「孤独」，「絶望」，「自己に対する一般的な描写」，「逃避一般」，「過去からの逃避」，「苦しみからの逃避」などである。私たちの研究室では，RFLとRFD評価のアプローチがその後の研究（Corona et al., 2013）や自殺学の他の領域でも，自殺の危険の高い心理の両価性を検討する方法として応用されてきた（Harris, McLean, Sheffield, & Jobes, 2010）。しかし，自殺未遂者を対象とした最近の大規模調査では，生きる理由としては家族に向けられた反応が優勢で，死ぬ理由としては逃避が不可能な自己に焦点を当てた反応がほとんどであることが明らかになっていると，指摘しておきたい（Jennings, 2015）。したがって，自殺を図ろうとしていて，まさに自殺願望が強い人と，最近，自殺を図ろうとしたものの，生き延びた人では，RFLとRFDがきわめて異なる可能性があるのかもしれない。

前述したように，SSFの生きる理由に焦点を当てた興味深い未発表のデータがある（Nademin et al., 2005）。この研究では，自殺の危険の高い学生201人と，CUAの心理学の入門コースを受講した学生201人を比較した。2群には明らかな差が認められた。第一に，心理学の学生は，自殺の危険の高い学生に比べて，合計のRFLが多かった（1,004対598）。第二に，自殺の危険の高い学生は，「家族」，「他者の重荷」，「楽しいこと」に分類されるテーマに焦点を当てたRFLを挙げる傾向が強かった。対照的に，心理学の学生は，「将来への希望」，「計画と目標」，「信念」に有意に焦点を当てていた。換言すると，自殺の危険の高い群に比べると，自殺の危険のない群は，希望，将来，計画，目標，信念といった，向上や大志に焦点を当てたRFLの反応が明らかに多かった。この種の研究には限界があることは明らかであり，自殺の危険の高い人が人生の困難な時期に，将来について前向きに考えたり，希望をつなぐことができなかったりすることをおそらく反映しているのだろう（O'Connor et al., 2004）。これらの反応を分類する方法についての情報は付録Cを参照してほしい。

	生きる理由		死ぬ理由
1	妻	1	妻
2	家族	2	私は人間のクズだ
		3	戦場での私の行為

図2.4　自殺の危険の高い復員兵の生きる理由と死ぬ理由

SSF生きる願望と死ぬ願望

自殺学の領域で私が大変興味を抱いた論文は，コバックスとベックの書いたものである（Kovacs & Beck, 1977）。彼らが「内的な葛藤仮説」と呼んだ内容についての重要な論文であり，自殺の危険の高い人は，生きる願望（wish to live: WTL）と死ぬ願望（wish to die: WTD）の間で必死になって闘っていると述べた。この方法論を用いて，精神科外来患者の自殺の危険について検討された（Brown, Steer, Henriques, & Beck, 2005）。（生きる願望と死ぬ願望という）2項目の評点を総合して，各患者の間隔評価指標評点を創り，この指標評点が将来の自殺の危険と有意に関連することを明らかにした。詳しく述べると，指標評点が高いほど（すなわち，死ぬ願望が強いほど），既遂自殺の危険が有意に高かった。CUAの私たちの研究チームは，さらに多くの研究を重ねて，このWTD/WTLの方法論を確認してきた（Corona et al., 2013; Jennings, 2015; Lento et al., 2013; O'Connor et al., 2012a; O'Connor, Jobes, Yeargin, et al., 2012）。

SSFたったひとつのこと反応

図2.5に示すように，SSFの「たったひとつのこと反応（One-Thing Response）」は自殺を思いとどまると患者が考える有益な情報を集めるのに用いられる。

私たちの研究では，この質問に対する反応はきわめて幅広いものであった（Jobes, 2004b）。たとえば，自殺の危険の高い空軍兵士は，「500万ドルと帰宅するための航空券」と記入した。率直なところ，この反応は奇をてらったものであって，とくに臨床的な意味はないかもしれない。しかし，これとは対照的に，他の患者は「適切な薬にしてほしい。経口避妊薬と抗うつ薬を併用すると，気分が動揺する」と書いた。このような反応は臨床的に有用であり，ただちに精神科医のコンサルタントに紹介すべきである。この2例を比べて，私は最初の例を嘲るつもりはない。第二例では，臨床家は有用な情報を与えられて，直接的に治療介入を行う必要がある点を示しただけである。当初，SSFたったひとつのこと反応の分類法は，「自己」対「対人関係」，「合理的」対「非現実的」，「臨床的に関連あり」対「臨床的に無関係」であった。自殺の危険の高い大学生191人を対象とした未発表の研究では，比較的短期間で自殺の危険を解決できた大学生は，「自己」，「現実的」，「臨床的に関係あり」と分類できるSSFたったひとつのこと反応を呈していた（Fratto, Jobes, Pentiuc, Rice, & Tendick, 2004; 付録D参照）。SSFたったひとつのこと反応を信頼できる方法で分類する他の方法が編み出され，「特定の親密な関係」，「一般的な対人関係」，「経済的・専門的・学問的安定」，「外的な介入」，「内的な介入」，「生きる願望を認めず」，「自殺の危険なし」，「回答せず」の分類となった。この新たな方法によって，臨床的評価や治療により複雑な方法で，一般的に詳細な情報がもたらされるようになった。

私が自殺を思いとどまるのに役立ったたったひとつのこととは：自責感がなくなることである。

図2.5　自殺の危険の高い復員兵のたったひとつのこと反応

SSFマクロ分類

最後に，より大きな視点，すなわち「ゲシュタルト」の視点からSSFの質的反応を考慮するために「マクロ分類」の方法論を編み出した（Jobes, Stone, Wagner, Conrad, & Lineberry, 2010）。これを達成するために，私たち研究チームはSSFの第1ページの質的反応のすべてを信頼できる方法で分類し，「自己」対「対人関係」という2種の大きな自殺の指向性に分けた（図2.6参照）。

同様に，RFL/RFDを3種の異なる「自殺の動機」に分類した。すなわち，生の動機（頻度がRFL>RFD），両価的動機（頻度がRFL＝RFD），死の動機（頻度がRFL<RFD）である。SSFの質的反応を自殺の動機という上位の大分類にまとめることによって，標準化された評価法や自殺未遂歴に関連して，群間で多くの差を示す幅広い層の自殺の危険の高い入院患者を識別するのに役立つ（Jobes et al., 2010）。まずRFL/RFD反応を用いて，自殺の危険の高い外来患者を生の動機，両価的動機，死の動機に大別することによって，外来精神科治療に関連した縦断的結果を予測することができた（Jennings, Jobes, O'Connor, & Comtois, 2012）。

SSFセクションB：危険因子の評価

SSFのセクションBでは，自殺の危険の高い状態を評価するための最善の変数のうちで，十分に検討され，実証された14の危険因子（と警戒兆候）を挙げている。元の変数のリストは，米空軍自殺予防プログラムの専門家グループによってまとめられたものである（Oordt et al., 2005）。これらの変数はSSFの初期の版で使用され，十分に実証的に支持された自殺の危険因子と警戒兆候のリストであると証明されている（Jobes & Berman, 1993; Jobes et al., 1997）。

SSFセクションC：治療計画

SSFのセクションCは治療計画であり，第5章で詳しく解説する。治療計画は，セクションAとBで患者と臨床家が協働的評価を行った後に引き続き実施される。ここでは，SSFの治療計画セクションで強調するいくつかの点について取り上げておく。第一に，従来の治療計画では，（患者とその計画を共有するかもしれないし，共有しないかもしれないが）臨床家が単独で患者のために計画を立てているのだが，CAMSアプローチでは，患者も参加して臨床家と一緒に治療計画を立てるという協働的な側面を強調している（Jobes & Drozd, 2004）。患者が積極的に関与してSSFのセクションAとBの評価を実施したうえで，臨床家は患者とともにさまざまな介入を検討していくことを，CAMSは前提としている。CAMSの中心的・全体的目標は，できる限り外来治療を追求し，それを正当化するには，どのような介入が必要であるかを検討することである。外来治療計画を協働的に立案することが，CAMSの明らかな目標となる。したがって，SSF治療計画の部には「問題の記述」セクションがあり，問題1は「自傷の可能性」である。次に，「目標と目的」セクションがあり，まず「安全と安定化」が強調される。これらのセクションに引き続いて，「介入」と「期間」の欄がある。この治療計画の順はあえてこのようにしたものであって，第一の臨床的問題は外すことができず，自傷の可能性も治療計画の部で適切に取り上げておかなければならない。もしも臨床家と患者が，協働的治療計画や外来における安定化計画を通じて，自傷の可能性という臨床的問題を十分に取り上げることができない場合には，州法に従って入院治療が患者の緊急の身体的安全を確保する唯一の手段として必要になるかもしれない。幸い，この10年間に，さまざまな外来での安定化計画について多くの試みが実施されるようになってきた。他にも「安全計画」（safety planning）（Stanley &

あなたが現在どのように感じているか点数をつけて記入してください。
1：もっとも重要，5：もっとも重要ではない

順位	項目
1	1）心理的苦痛を評価してください（あなたの心の中の傷，苦痛，惨めさであって，身体の痛みでは**ない**） **わずか：** 1 2 3 4 ⑤ **：非常に強い** 私にとってもっとも苦痛であるのは：虚無的な考え
5	2）ストレスを評価してください（プレッシャーや圧倒されているというあなたの全般的な感じ） **わずか：** 1 2 ③ 4 5 **：非常に強い** 私にとってもっともストレスであるのは：すべてを哲学的に考えること
4	3）焦燥感を評価してください（感情的に追いつめられていて，何かをすぐにしなければならないという感じであって，煩わしさでは**ない**） **わずか：** 1 ② 3 4 5 **：非常に強い** 私にとってもっとも行動をとるべき状況は：死ぬ必要があると「決断」すること
2	4）絶望感を評価してください（何を試みても，事態が改善するはずはないという思い） **わずか：** 1 2 3 4 ⑤ **：非常に強い** 私がもっとも絶望しているのは：人生の意味
3	5）自己嫌悪を評価してください（自分を嫌う，自己肯定感がない，自分を誇りに思えないといったあなたの全般的な感じ） **わずか：** 1 2 3 4 ⑤ **：非常に強い** 私がもっとも自己嫌悪しているのは：愛などというものは存在しないと「実感」
該当せず	6）全般的な自殺の危険を評価してください **非常に低い：** 1 2 3 ④ 5 **：非常に高い** **（自殺は起きない）　（自殺が起きる）**

1）自分自身についての思考や感情はどの程度自殺の危険が高いでしょうか？
まったくない： 1 2 3 ④ 5 6 7 8 **：非常に高い**
2）他者の思考や感情はどの程度自殺の危険が高いでしょうか？
まったくない： 1 ② 3 4 5 6 7 8 **：非常に高い**

順位	生きる意味	順位	死ぬ意味
1	人生には意味がある	1	人生は無意味だ
2	多くのことをしなければならない	5	私はバカだ
3	家族や友達	3	幻聴
4	「幻聴」は間違っている	2	誰も私を愛していない
5	私はよくなる	4	あまりにも多くの疑問

私は次のような程度生きたい　**まったくそうではない：** 1 2 ③ 4 5 6 7 8 **：非常にそう思う**
私は次のような程度死にたい　**まったくそうではない：** 1 2 3 4 5 ⑥ 7 8 **：非常にそう思う**
私が自殺を思いとどまるのに役立ったたったひとつのこととは：虚無的な幻聴をすべて否定すること

自己についての志向

あなたが現在どのように感じているか点数をつけて記入してください。
1：もっとも重要，5：もっとも重要ではない

順位	項目
4	1）心理的苦痛を評価してください（あなたの心の中の傷，苦痛，惨めさであって，身体の痛みでは**ない**） **わずか：** 1 2 3 ④ 5 **：非常に強い** 私にとってもっとも苦痛であるのは：妻が私を嫌いだという時
3	2）ストレスを評価してください（プレッシャーや圧倒されているというあなたの全般的な感じ） **わずか：** 1 2 3 ④ 5 **：非常に強い** 私にとってもっともストレスであるのは：対人関係と仕事
4	3）焦燥感を評価してください（感情的に追いつめられていて，何かをすぐにしなければならないという感じであって，煩わしさでは**ない**） **わずか：** 1 2 ③ 4 5 **：非常に強い** 私にとってもっとも行動をとるべき状況は：人から馬鹿にされる時
4	4）絶望感を評価してください（何を試みても，事態が改善するはずはないという思い） **わずか：** 1 2 ③ 4 5 **：非常に強い** 私がもっとも絶望しているのは：対人関係，仕事，父親であること
3	5）自己嫌悪を評価してください（自分を嫌う，自己肯定感がない，自分を誇りに思えないといったあなたの全般的な感じ） **わずか：** 1 2 3 4 ⑤ **：非常に強い** 私がもっとも自己嫌悪しているのは：飲酒，妻と私がうまくいかないこと
該当せず	6）全般的な自殺の危険を評価してください **非常に低い：** ① 2 3 4 5 **：非常に高い** **（自殺は起きない）　（自殺が起きる）**

1）自分自身についての思考や感情はどの程度自殺の危険が高いでしょうか？
まったくない： 1 2 ③ 4 5 6 7 8 **：非常に高い**
2）他者の思考や感情はどの程度自殺の危険が高いでしょうか？
まったくない： 1 2 3 ④ 5 6 7 8 **：非常に高い**

順位	生きる意味	順位	死ぬ意味
1	息子	4	よい父親ではない
1	妻	5	私は悪い夫だ
1	弟	3	十分に支えになっていない
1	家族	3	十分に家族を支えていない

私は次のような程度生きたい　**まったくそうではない：** 1 2 3 4 5 ⑥ 7 8 **：非常にそう思う**
私は次のような程度死にたい　**まったくそうではない：** 1 2 3 ④ 5 6 7 8 **：非常にそう思う**
私が自殺を思いとどまるのに役立ったたったひとつのこととは：虚無的な幻聴をすべて否定すること

他者についての志向

図2.6　自殺の志向のSSFマクロ分類（自己と対人関係）

Brown, 2012）や「危機対処計画」（crisis response planning）（Rudd et al., 2001）などとして知られている方法があるが，これらは「自殺しないという契約」や「安全のための契約」といった現代の精神科医療においてしばしば用いられている不完全な方法に対する明らかな救済策となっている。

私が30年以上も前に精神科の入院病棟でスタッフの一員として最初に働いた時に，担当医は「退院前に患者が自分の安全に責任を持つように働きかけてほしい」と私たちに指示した。私たちはこの指示を忠実に実行し，患者もこれは退院するために必要なことであると知っていたので，表面的には同意するのが一般的であった。問題であったのは，患者がふたたび自殺の危険が高まるような状況に陥った場合にどのようにすべきかという点についてほとんど話し合われなかったことである。従来の自殺しないという契約の最悪の部分は，この介入がしばしば実際には効果がないことを患者も治療者側も承知していながら行っているゲームのようなものになっている点である。多くの場合，患者は入院か退院かについて，何を言うべきか，何を言ってはいけないかを承知している。さらに悪いことに，治療者側がこれを承知していることを，患者も知っているという事実である。こんなことをしても単にまったく意味がないのだ。これがとくに真実であるのは，もしも患者に自殺の危険が高まったとしても，患者がすべきこととすべきでないことが何かを強調しているからである。対照的に，さまざまな安定化計画では，もしも自殺の危険が高まったならば，患者が努力すべき点について詳しく探っていくので，これは有用で実際的である。この点については，現在ではSSF-4に組み入れられているCAMSの安定化計画にとくに焦点を当てて，第4章で詳しく解説する。第4章では，SSFの治療計画の問題2と3で取り上げる，CAMS第1版で最初に詳述した「患者主体の」治療についても詳しく解説する。患者主体の治療はCAMSに独特であり，自殺に対する他のエビデンスに基づいた治療法とは明らかに異なる。

SSFセクションD：補足の臨床記録

1990年代に，米国議会は医療の実施に関して重大な意味を持つ重要法案を成立させた。プライバシー保護と安全な医療記録の保持とともに，個人の保健情報に関する基準（例：電子的伝達に関するルール）を定める目的で，医療保険の相互運用性と説明責任に関する法律（The Health Insurance Portability and Accountability Act: HIPAA）が成立した。2003年4月13日より，いかなる領域の医療者もこの法律に完全に従うことが求められている。HIPAAの意味は，精神保健の専門家を含めたすべての医療従事者に広く当てはまる。したがって，HIPAAの主要な要素は，SSFの記録のさまざまな側面に統合されてきた。

第1セッション，すべての中間セッション，最終セッションと，CAMSの全段階において，SSFの「HIPAAページ」と呼ぶ記録用の特定のページがある（付録Aに示すSSFの4，6，8ページ）。このようなページを含めてあるのは，HIPAAに完全に準拠した包括的な医療記録を効率的に残す方法を示すためである。第8章で解説するように，医療過誤の訴訟に対する予防的な側面として慎重な記録はきわめて重要である。このような点について考慮し，医療過誤の訴訟の危険を減らし，HIPAAに忠実に従い，完全な医療記録を残すことをとくに目指して，SSFはまとめられてきた。従来の記録法を止めて，自殺の危険が高い患者の利用記録としてSSFを使うように私はしばしば助言している。換言すると，SSFを用いて患者を評価し，モニターし，治療していくと，（臨床家がそう望むのでなければ）追加の記録はとくに必要がなくなる。CAMSによって自殺の危険を治療することに成功したのであれば，臨床家はいつも使っている一般の医療記録に戻ることができる。

CAMSは幅広い臨床の場で使うことができる（例：外来クリニック，カウンセリングセンター，病院，危機管理センター）。したがって，状況に応じて，CAMSやSSFを修正して用いる必要があるかもしれない。たとえば，ある大学のカウンセリングセンターでは，HIPAAに準拠する基準に該当しないので，SSFのHIPAAのページを使わないことに決めた。臨床の場や治療の種類に従って，CAMSやSSFを修正して活用することを，私は一般に支持してきた。

SSFモニターと更新（中間セッション）

CAMSに基づく治療のもうひとつの重要かつ独特な側面は，治療によって自殺の危険がなくなるまで，あるいは（他への紹介や治療からのドロップアウトなどの）他の結果が起きるまで，患者を臨床的にモニターしていくという点である。この目的のために，結果が生じるまで，CAMSではSSFのモニターと更新の部分がすべての中間セッションで用いられる。第4章と第5章で詳しく解説するが，各中間セッションのはじめに，患者が6項目のSSF評価変数に評点をつけて（セクションA）その時点における自殺の危険を把握し，自殺にとくに焦点を当てた治療計画（セクションB）を立てて，セッションを終える。各中間セッション終了後に，臨床家は関連の中間HIPAAページに記入し，医療記録を完成させる（セクションC）。

SSF臨床結果と今後の計画（最終セッション）

「終了決定」の基準が満たされたか，他の結果が生じた時に，臨床的介入としてのCAMSは終了する。第7章で解説するように，3回連続のセッションで自殺の危険が減り，自殺の危険の高い思考，感情，行動が十分に管理できたと判断されたならば，SSFの最後の部分の結果と今後の計画の決定に記録し，SSFの主要な評価と決定の基準に該当していることについて最終確認する（セクションA）。治療の結果と今後の計画について記録して，セッションは終了する（セクションB）。

SSF結果と今後の計画は，起こり得る結果について幅広く記録するために用いることが重要である。たとえば，CAMSケアが，深刻な家庭内暴力のために終了するかもしれない。あるいは，治療からドロップアウトしたり，入院となる患者もいるだろう。いかなる結果であったとしても，SSFの結果と今後の計画の部分にこれらのすべてを記録しておくことで，医療記録が完全になる。CAMSの全段階に，治療後のHIPAAページがあり，症例の完全な医療記録を記述して（セクションC），臨床的にCAMSを使用したことがここで終了する。

CAMSの発展

1996年のことであるが，私はふたりの大学院生とともに，米国自殺学会（American Association of Suicidology: AAS）の物で溢れた会長室に座っていた。当時，ラニー・バーマン会長には，精神科マネジドケアの大会社を経営する精神科医の同僚がいた。この同僚が，精神科医療において数多くの自殺の危険の高い患者を評価し，治療するためのよりよい方法を発見するために，臨床家・研究者のチームと協力したいと考えていた。私は当時，SSFに関連したいくつかの初期の論文を発表した後で，SSFの独特な評価法について関心を抱いていたところだった（Jobes, 1995a; Jobes &

Berman, 1993)。比較的広範囲の精神科医療体制でSSFが応用されるようになるかもしれないという心躍るような機会であった。自殺の危険を効果的に管理するとともに，入院を減らす方法を探る（したがって，医療費を削減する）というのがこの試みの中心的な挑戦であった。発表されたばかりの初期のSSF研究は，患者と臨床家が独立してSSF変数に評点をつけるという点が注目されていた（Eddins & Jobes, 1994)。しかし，この研究では，臨床家は（患者の評点に比較して）SSF変数を過大評価するのに，自殺の危険を伴う可能性のある焦燥感を有意に過小評価する傾向が明らかになった。会議では，大規模な精神科医療体制においてSSFを使用することを考えると，臨床家と患者の評価に認められるこれらの差をどのようにとらえるべきかと質問された。その時に，私は患者と臨床家が協働して評価を実施する方法を思いついた。このアイデアはデータによって生まれたものであるとともに，ロールシャッハテストを私が教えた経験に影響されたものでもあった。ロールシャッハテストでは，臨床家と患者は並んで座るのが一般である。ロールシャッハテストを実施する本質的な側面とは，インクの染みという刺激に対する患者の反応こそが重大な関心事であるという考えである。このようにロールシャッハテストを実施する臨床家には，患者がインクの染みの中に何を見ているのかを見きわめるという唯一の評価目的がある。換言すると，私たちは患者の目を通して刺激をとらえようとするのだ。CAMSの中心的課題がこの時に生まれ，それ以来，自殺の危険の高い患者の視点を直接的，共感的に理解するという，この単純な概念がさらに発展していき，広範囲の臨床的自殺予防で重大な関心事となっていった（Michel & Gysin-Maillart, 2015; Michel & Jobes, 2010; Michel et al., 2002; Orbach, 2001; Tucker et al., 2015)。

このように，CAMSの初期の発展は，自殺の危険の評価法としてSSFを実施するための特別な実施法に関連していた。しかし，比較的短期間のうちに，この評価法は自殺にとくに焦点を当てた臨床的枠組みおよび介入法へと発展していった。CAMSの発展とともに，初期の版のSSFは主に評価に重点を置いたものであったのだが，次第に，より多元的な臨床ツールになっていった。今日では，SSF-4は，多目的の評価，治療計画，危険のモニター，そして治療結果を把握するための臨床ツールであり，CAMSによるケアの「地図」の機能を果たしている（Jobes, 2006, 2012)。したがって，CAMSは次に挙げるような基本的な臨床的必要性に応えるように発展してきた。

1. 確固とした臨床同盟を築き，患者の動機づけを高める。
2. 徹底的かつ完全に自殺の危険を評価する。
3. 自殺にとくに焦点を当て，問題解決に向けた治療計画を立てて，それを維持する。
4. 現在進行形の自殺の危険をモニターする方法を維持し，危険が和らぐか，消褪するまで続ける。
5. 優れた治療を実施し，医療過誤の可能性を減らすような臨床記録を行う。
6. 広範囲な理論，専門領域，臨床の場において，臨機応変で，高い適応力を持つ。
7. 比較的学習しやすく，それに熟達し，継続して実施できるアプローチである。
8. 自殺の危険をケアするうえで，比較的費用対効果が高い。
9. 自殺の危険に働きかけていくうえで，拘束の程度が低い臨床的アプローチである。
10. 自殺の危険を効果的に治療する，エビデンスに基づくアプローチである。

CAMSを臨床の場で実践し，「現実世界」の治療環境で臨床研究を始めると，当初はさまざまな問題が起きたのだが，CAMSの使用法とそれに関連する臨床研究は時間とともに発展し，成熟していった（Jobes, Bryan, & Neal- Walden, 2009）。CAMSの効果（成功と失敗の双方）に焦点を当てた研究に基づいて，CAMSは有用な介入として進化していった（Jobes, Comtois, Brenner, & Gutierrez, 2011）。現在進行中の私たちの効果研究においても，いくつかの重要な点が発見され，確固たるものになってきた。CAMSを治療の哲学としてとらえ，自殺にとくに焦点を当てた治療的枠組みであると考えることが非常に重要である。さらに，患者主体の治療法の発展は，自殺の危険に対する治療における興味深い革新であり，私たちの研究はCAMSのこの側面をさらに磨きをかけようと努力している（Jobes, Comtois, Brenner, Gutierrez, & O'Connor, 2016）。次に，現在までのところ，CAMSを支持するエビデンスについて簡潔に取り上げていこう。

CAMSに関するオープン試験と相関研究

表2.1にまとめたように，さまざまな臨床の場において幅広い層の自殺の危険の高い患者に実施されたCAMS（そして，その際に用いられたSSF）の効果について，7編の公表された非無作為臨床調査がある。

異なる手法を用いた2つの研究が自殺の危険の高い大学生を対象に実施されて，群内で有意な実施前後の差が生じたこと（Jobes et al., 1997）と，線形解析を繰り返し実施して，CAMSに関連した苦痛や自殺願望の全般的症状が有意に減少したことが明らかになった（Jobes, Kahn-Greene, et al., 2009）。デンマークの地域コミュニティセンターで自殺の危険の高い外来患者を対象として，群内で実施前後のCAMSの影響を調べたところ，異文化においても効果が上がることが，他の2つの研究で明らかにされている（Arkov, Rosenbaum, Christiansen, Jonsson, & Munchowm, 2008; Nielsen, Alberdi, & Rosenbaum, 2011）。CAMSは元来，外来患者を対象とした介入法として創られたものであるのだが，修正されて，スイスの入院患者に使用して，効果的であったという未発表の研究がある（Schilling, Harbauer, Andreae, & Haas, 2006）。メニンガークリニックの共同研究者らは，入院治

表2.1　SSF/CAMSを支持するオープン試験と相関試験

著　者	対象／治療の場	n	重要な結果
Jobes et al.（1997）	大学生／大学カウンセリングセンター	106	苦痛に関して106例を対象に実施前後で検討。SSF評点も前後で検討。
Jobes et al.（2005）	空軍兵士／外来クリニック	56	群間の自殺念慮。救急部への受診とインターネット相談。
Arkov et al.（2008）	デンマーク人の患者／地域精神保健センタークリニック	27	実施前後のSSF評点を検討。
Jobes et al.（2009）	大学生／大学カウンセリングセンター	55	苦悩や自殺願望が直線的に減少。
Nielsen et al.（2011）	デンマーク人の患者／地域精神保健センタークリニック	42	実施前後のSSF評点を検討。
Ellis et al.（2012）	精神科入院患者	20	自殺願望，抑うつ，絶望感のSSF評点を実施前後で検討。
Ellis et al.（2015）	精神科入院患者	52	自殺願望と認知を検討。

療の場で患者を対象とした修正CAMS（CAMS-M）を使用した経験について一連の論文を発表している（Ellis, Allen, Woodson, Frueh, & Jobes, 2009; Ellis, Daza, & Allen, 2012; Ellis et al., 2015）。このチームは，対象者内および長期精神科入院患者におけるCAMSの有効性について発表した（Ellis et al., 2012）。（比較対照群をマッチさせるために「傾向スコアマッチング（propensity score matching)」という方法を用いて）自殺願望や自殺に関連した認知について群間に有意な変化を認めたメニンガークリニックの他の研究もある（Ellis et al., 2015）。

CAMSは，米空軍の2つの外来精神科治療の場で，自殺の危険の高い空軍兵士55人を対象として，非無作為化症例対照研究が実施された（Jobes, Wong, Conrad, Drozd, & Neal-Walden, 2005）。この後方視的相関研究では，一般的な方法で治療された患者に比べて，CAMSの初期の版を実施された患者は自殺願望が有意に減少した。さらに，時系列分析によると，プライマリケア医や救急部への受診が有意に減少した。このような相関データはCAMSの効果に期待を持たせるものではあったが，それだけではCAMSの有用性を喧伝することはできなかった。というのも，この種の研究の本質的な妥当性を検証するRCTでもなければ，この治療法の継続について正式に確認していなかったからである。すでに治療が実施された後に，この古典的な研究が行われていたので，知見の外的妥当性は高かったが，対象者は患者として治療されていて，研究の対象として扱われていなかった。さらに，この研究の重要な知見（例：薬物や治療者）に影響を及ぼしたかもしれない「第三の変数」の可能性について，一連の事後の統計分析が実施された。しかし，この分析では，CAMSケアの一般的な優越性を示す結果の全般のパターンには何ら変化が認められなかった。

CAMSの無作為対照化試験

原因と結果の関係を証明するのは科学の中心的な目標であるので，私たちの現在のCAMS研究は，無作為対照化試験（randomized controlled trial: RCT）に基づくようにしている（Jobes et al., 2016）。私たちが最初に発表したRCTは小規模の実行可能性研究で，CAMSと，地域における自殺の危険の高い外来患者に対する一般的な治療を比較した（Comtois et al., 2011）。この研究では，自殺の危険の高い外来患者32人を，都市部の大病院内の精神保健治療クリニックの外来治療に無作為に割り振った。小規模な対象のため統計学的には限界があるのだが，自殺願望，苦悩の全般症状，生きる理由，楽観や希望などの第一次指標と第二次指標のすべてに統計学的に有意に優れた知見が認められた（図2.7参照）。

群間差がもっとも顕著であったのは，評価時がもっとも離れた時点であり（治療開始12カ月後），治療終了（平均約8セッション）後も長期にわたってCAMSの効果が持続する可能性を示していた。さらに，CAMSの患者の満足度は，対照群と比べて有意に高く，CAMSを受けていた患者は対照群の患者に比べて治療に留まる率が高かった。

第二のRCTはデンマークのコペンハーゲンの研究者らが実施した。この「DiaS」試験では，境界性パーソナリティの特徴を有する自殺未遂者108人を，16週間の弁証法的行動療法（dialectical behavior therapy: DBT）か，最長16週のCAMSに無作為に割り振った（Andreasson et al., 2014）。自傷や自殺企図行動に対するDBTの効果については多くの実証研究論文があるのだが，驚くべきことに，この調査では自傷や自殺企図に関して両群間に統計学的な有意差を認めなかった（Andreasson et al., 2016）。とくに，28週目のフォローアップ時点では，自傷はDBT患者で21回（36.8%），CAMS患者で12回（23.5%），自殺未遂はDBT患者で12回（19.3%），CAMS患者で5回（9.8%）であった。

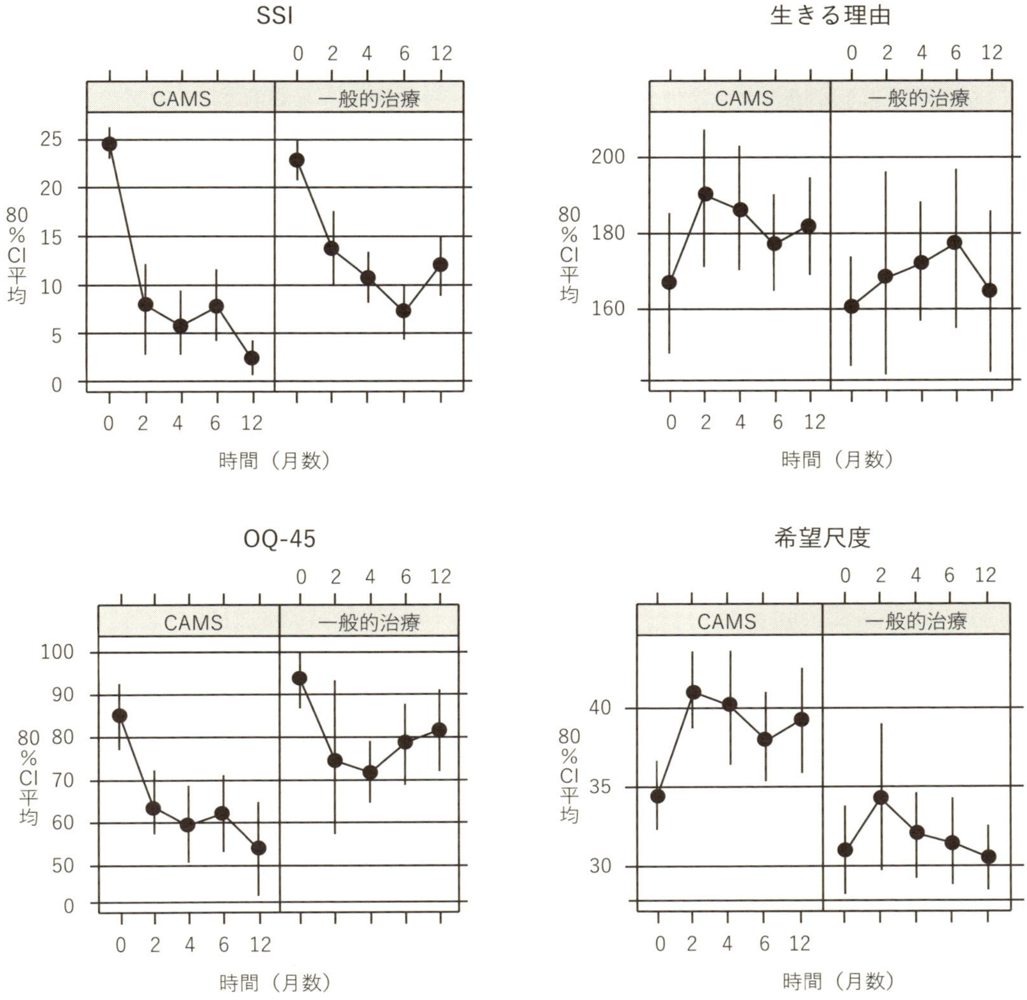

図2.7　ハーバービュー無作為対象化試験の結果

この野心的な研究にはいくらかの方法論的な問題や統計学的な弱点があったものの，DBT患者では16週間の個人療法，集団スキル訓練，電話でのセラピストからの助言，セラピストのチームに対するスーパービジョンやコンサルテーションなどが実施されたのに対して，CAMS患者は直接的治療をあまり受けなかった（一般的には，週に1回のセッションを16週以下）ことを考えると，両群間に差を認めなかったという知見はきわめて重要であった。DiaSの研究者らが指摘しているように，これらのデータは慎重に解釈し，結果を追試することが明らかに必要である。それにもかかわらず，これらの知見は自傷や自殺企図行動に対するCAMSの効果という点で希望が持てるものである。

CAMSとその効果の因果関係について，このような初期のRCTデータは期待を持たせるものであるが，私たちはさらに適切に計画されたRCTや実証的に再確認することによって，CAMSを経験的に検証しようとしてきた。米国防総省の助成による「生きる価値作戦」（Operation Worth Living: OWL）は，自殺の危険の高い米国軍人148人に対する外来治療についてCAMSと一般の増幅治療

(enhanced care as usual: ECAU)の効果をRCTで検証した(Jobes, 2014)。本書の執筆時点では,OWL研究は情報収集の最終段階で,結果を統計学的に分析しているところである。現在進行中のもうひとつのRCTは,ノルウェーで外来患者100人に対してCAMSと一般的治療の効果を判定している(Jobes, 2014, 2015)。国立精神保健研究所の助成による小規模RCTがネバダ大学レノ校のカウンセリングセンターで,連続的,多重代入的,無作為試験の研究計画で実施されている(この研究は「SMART」としても知られている)。この研究では,自殺の危険の高い大学生62人がステージ1とステージ2の異なる自殺の危険段階を効果的に治療されるために無作為にさまざまな程度の治療に割り振られた(Pistorello & Jobes, 2014)。最後に,新たなCAMSのRCTに研究助成が与えられて,これは自殺の危険の高い外来患者に対する先行のRCTの知見を追試し,さらに発展させていくことが目的である(Comtois et al., 2011)。退院直後はとくに危険度の高まる時期であることが知られているが,この移行に焦点を当てた「翌日に予約する」という臨床的ケアが一般的に行われている。「アフターケアに焦点を当てた研究(Aftercare Focus Study: AFS)」では,精神科治療や救急部での治療後に退院となった200人をCAMSと一般的治療に無作為に割り振り,その結果を検証している。

CAMS研修に関する研究

最後に,CAMS研修に関する重要な調査を挙げておく。実際のところ,ピサーニらが述べたように,CAMS研修は,自殺にとくに焦点を当てた専門家研修アプローチとして全国規模で実施された数少ないもののひとつであった(Pisani, Cross, & Gould, 2011)。CAMS研修によって,自殺の危険に働きかけていくうえで,臨床家の知識や態度を変化させるのに効果的であったという興味深い,未発表のエビデンスがある。シューバーグらの研究によると,復員軍人の治療にあたっている精神科医療従事者がCAMSの研修を受けたところ,研修前後で,一般的に自殺の危険に働きかけていく際の不安が減るとともに($p<0.05$),自殺の危険の評価と治療に自信が増した(Schuberg, Jobes, Ballard, Kraft, Kerr, & Hyland, 2009)。自殺の危険の高い患者との間に治療同盟を築き,患者の動機づけを高め,安全計画を立てるうえで,研修前後で臨床家の認識に関する他の知見もある。これらのCAMS研修について重要な点は,研修受講者36人において3カ月後にもその効果が維持されていた点であった。

インターネット上で精神保健の臨床家120人に調査したところ,CAMSの治療哲学を実行している人は中程度から高度であり,自殺に焦点を当てた他の治療の場合と同様であったとクロウリーらは明らかにした(Crowley, Arnkoff, Glass, & Jobes, 2014)。回答者は比較的高率にCAMSを実践していて,これは他の精神科的介入よりも高かった。全般的に,CAMS哲学に準拠する程度は状況的変数(すなわち,臨床家の専門領域,治療の場,異なるCAMS研修法)により変わることはなかった。

Eラーニングで実施されたCAMS研修においても好結果が認められた(Marshall et al., 2014)。この研究では,5つの州で復員軍人を対象とする精神保健従事者215人を次の3群に割り当てた。すなわち,CAMSのeラーニング69人,直接対面してのCAMS研修70人,研修を受けない対照群76人であった。直接対面してのCAMS研修と,eラーニングではともに好結果が得られ,この2つの研修法の間には精神保健従事者の評点に有意差を認めなかった。この研究は,eラーニングによって幅広い層の精神保健従事者にCAMSを普及させる可能性を示していた。

研修についてのこれらの研究には(たとえば,自記式の研究であるといった)限界もあるのだが,

CAMSの主要な要素を短期間で学ぶことができて，支持と助言を得ながら，最初の事例からCAMSの原則を守ることができると考えられる。実際に臨床的な態度を変化させて，CAMSの原則を忠実に実行できる臨床家となれるような研修法をさらに調査するための研究が現在も進行中である（Jobes, 2015）。

まとめと結論

SSFは過去25年間の実践と研究を通じてめざましい発展を遂げてきた。この発展の一部として，自殺に焦点を当てた，エビデンスに基づく臨床的介入が生まれた。今では，CAMSは最高の治療哲学，そして治療的枠組みとして理解されている。治療同盟を育み，患者の生きたいという動機づけを高めることを目的として，CAMSは開発されてきた。自殺の危険の高い患者を安定化させるとともに，患者が自己定義した自殺衝動を取り上げて，それを治療するための，問題解決に焦点を当てた治療に患者自らが取り組むように，CAMSは臨床的に活用できる。CAMSを効果的に使用することによって，患者の自殺衝動を治療し，「自殺の危険を克服した後」の人生に役立てる新たな対処法を手に入れるのを手助けする。すなわち，目標と意味のある人生，将来の計画，目的，希望のある人生を手に入れる手助けとするのだ。

第3章
臨床的ケアの体制とCAMSの最適な実施法

自殺の危険の臨床的評価と治療を成功させるには，自殺の危険の高い患者の必要性に妥当に応じたケアのシステムとともに，自殺の危険に向き合うことに信頼でき，その要求にかなうような方法で十分に準備ができている臨床家が必要である。この目的を達成するために，自殺の危険を示す兆候を早期に同定し，危険の可能性にできる限り早い時期に効果的に対処すべきであるという臨床的な状況に即して，CAMSケアが発展してきた。過去10年間に，私は公的および私的な治療の場や大規模な精神保健システムにおいて，いくつもの工程改善（process improvement）を主導してきた。このような工程改善が必要になったのはしばしば，大きな関心を引くような自殺や，医療過誤の訴訟が生じて，現存する臨床実践について検証し，その改善を求める動きが起きたためであった。効果的な工程改善の中には，最適な結果を目指して，自殺の危険の同定，臨床的評価，治療，記録，治療経過のモニターなどを改善するさまざまな方法が含まれる。このような改善によって，命を救うばかりでなく，医療過誤訴訟の危険も減らすことができるだろう。

病院のネットワークであれ，単一のクリニックであれ，その規模の大小にかかわらず，CUA自殺予防研究室（そして，共同研究者たち）が活用し，発展してきた工程改善モデルには次のような明確な3段階がある。(1) 自殺の危険の高い患者のための既存のケアシステムの評価とニーズ評価，(2) そのシステム内の治療者に向けた研修とCAMSの応用，(3) 品質管理の目的で，介入の効果をモニターし，助言する（Archuleta et al., 2014）。私立病院，大学のカウンセリングセンター，精神科入院施設，地域精神保健システム，復員軍人病院の大規模ネットワーク，軍の治療施設などで多くの工程改善を実施して，私たちは広範囲の臨床の場における自殺の危険の高い患者の臨床的ケアについて多くを学んできた。私は工程改善や多くの精神保健の専門家にコンサルテーションを実施したり，自殺に関連した医療過誤訴訟で司法精神医学の証人となったりした経験から，自殺の危険に対する優れたケア体制も，そして，あまりにも不適切なケアも目撃してきた（そしてそれらの中間も見てきた）。一般的に，本章の以下に述べるような4つの基本的なステップを踏むことによって，自殺の危険の高い患者に対する臨床的ケア体制は画期的に改善できる。自宅をオフィスにしているような個人開業の臨床家から，州の規模の自殺予防の精神科医療体制に至るまで，これらの4つのステップは関連する。さらに，これらのステップは，CAMSケアの成功を大いに助けることだろう。

ステップ1：方針と手続きを決定する

方針と手続きを書面にしておくことがきわめて重要である。治療の実践と体制次第で，このような方針と手続きは，中等度のものからきわめて大規模なものにまでなり得る。いずれにしても，原告側の弁護士が，治療者や大規模な治療体制に対して医療過誤の訴訟を起こそうとすると，自殺の危険に関連したすべての方針と手続きをかならず厳しく問いただしてくる。自殺にとくに焦点を当てた方針や手続きが存在しないと，医療過誤の危険性は増してしまう。というのも，自殺の可能性を予期していなかったか，そのような症例を系統的に取り扱う「一般的で慣習的な」アプローチを取っていなかったととらえられるからである。このような考え方に対抗する手段として，自殺に関連する方針や手続きがあらかじめ定められていて，治療者が既定の方針や手続きに従ってさえいるならば，適切な治療が行われていることを反映していることになる。最低でも，自殺にとくに焦点を当てた方針や手続きが書面に残されていると，自殺の危険の高い患者に遭遇することが予測され，その際には，どのようにして評価し，モニターし，治療するかという点に関して一般的かつ慣習的な方針が示されていることになる。ほとんどの精神保健の専門家の団体は，方針や手続きを整えるための一般的な手引きを提供している。州の精神保健法や専門家の基準について熟知している法律家によって検討され，承認されていることも，さらに踏むべき重要な追加の策である。

ステップ2：早期に自殺の危険を同定する信頼できる方法を準備する

当然，臨床家が自殺の危険に気づいていなければ，その危険を効果的に治療することは不可能である。可能な限り早い段階で，自殺の危険を同定するための信頼できる，効果的な方法を同定することが，臨床的な自殺予防の基礎となる。この領域では，従来のアプローチも革新的なアプローチも両方とも用いることが，適切に自殺の危険を同定し，命を救うための効果的な治療に向けたドアを開くのに役立つ。

直接的な面接に基づいて自殺の危険を同定する

第2章で述べたように，幅広い分野の臨床家が実践している自殺に焦点を当てた評価について，私は調査を進めてきた（Jobes et al., 1995）。これらのデータの中で，重要ないくつかの一般的な印象に気づいた。第一に，治療者が抱く自分の臨床判断についての自信，あるいは傲慢に限りなく近いような過度の自信が，私にはとても印象的だった。彼らの回答には，自殺の危険評価ツールとしての既存の評価法や心理検査の応用に限界があるといった批判的な態度をとる一方で，それとは対照的に，面接による評価の質問や臨床的観察に強い自信を抱いていた。この点に関して，故ポール・メール（Paul Meehl）が行った臨床的判断の明らかな限界と統計学的評価に関する研究の重要性に私はとくに興味を抱いた（Dawes, Faust, & Meehl, 1989; Meehl, 1997）。この一連の研究では，評価ツールの使用は臨床的判断よりもつねに優れていたのだが，私の経験では，臨床家はこれらのデータを信じることはなく，面接スキルだけに基づいた自分の「直感」的判断に対して過度の自信を持っているように思われた。

たとえ多くの臨床家が自殺評価のためのツールや症状に基づくスクリーニング法を使うのを避けていたとしても，いかなる患者も自殺念慮を抱いているかもしれないという点に慎重に注意を向ける必要がある。絶望を表す言葉や患者が置かれた状況をほのめかす言葉に傾聴することが非常に重要である。「私はとても疲れてしまって，すべてを投げ出したい」，「罠にはまってしまって，他に方法は何もない」，「私は何もうまくいかない。努力したってどんな意味があるのだろうか？」などと患者が語るのを，臨床家はもちろん敏感に受け止めなければならない。このような漠然としたほのめかしがあった場合には，自殺念慮の可能性について直接的に質問しなければならない。共感に満ちた態度で，患者を辱めるようなことなく，臨床家は次のように語りかける必要がある。「事態はあなたにとって本当に絶望的なようですね。あなたはそのような状況に対処する方法として自殺について考えたりしますか？」このような質問をする場合に，直接的な質問であるほどよい。

しかし，誤解してはならないのだが，患者に自殺の危険について直接質問しようとしなければ，臨床的に自殺予防などはできない。自殺の危険のスクリーニング法や評価ツールを使いたくなければ，患者の言葉の行間を読み，共感に富み，率直な態度で，自殺の可能性について直接質問しなければならない。自殺の危険を同定することに関しては，誘導的な質問や相手を辱めたりするような質問をしてはならない。たとえば，「あなたは自殺を考えていたりしませんよね？　奥さんに対してどうしてそんなことができるのでしょうか？」などと言うべきではない。

実証的に検証された評価法を使用することを支持するエビデンスがあるのだが，同意されたアプローチに基づく面接が効果的であるとともに，治療的でもある。実際のところ，アエシグループの創設メンバーである私は，共著者として臨床面接に関する1冊の本をまとめ，臨床面接がいかに効果的，治療的で，大きな変化をもたらすかを解説した（Michel & Jobes, 2010）。自殺の危険へのアエシのアプローチで強調しているのは，自殺の危険に共感し，患者自身が主体となり，患者の「自殺のストーリー」を患者を辱めることなく，中立的な立場で傾聴することである。アエシ会議は長年にわたってスイスで，そして今では米国で開催されているが，CAMS理論に沿った治療はアエシの中核的哲学と一致しているため，SSFとCAMSの発展と成熟に大いに寄与してきた。

自殺の危険を間接的に同定する

精神保健の専門家ならば承知しているだろうが，実際には命を絶つつもりはほとんどないのに，「自殺念慮」を口にする患者がいる。これは，精神保健の領域で直面する非常に複雑な問題のひとつである。無数の精神疾患患者が，自殺すると威嚇して，さまざまな目的（例：注意，住居，食料等）を達成させてしまうということに，公的精神科医療体制全体が悩まされる。自殺すると威嚇したり，死には至らないような方法で自殺を偽装することがもたらす重要な問題は，本書の扱う範囲をはるかに超えてしまうので，自殺の危険が明白なこともあれば，深刻な自傷や死と識別するのが難しいこともあると言っておけばここでは十分だろう。CAMSアプローチの多くは直接的に自殺について質問するので，このような直接的な質問がただちに自殺の危険について肯定的な反応を引き出すこともあれば，実際には自殺の危険の高い人がそれを隠しておこうとして，否認を引き起こすこともあるだろう。こういった注意しなければならない問題があるので，自殺の危険を評価されていると患者に気づかれないように，あまり直接的ではない，間接的な方法で自殺の危険を同定することに対して関心が払われるようになってきた。潜在的な自殺の危険評価と呼ばれる，間接的な自殺の危険評価の例を以下に挙げておく（Claassen & Larkin, 2005）。

K-10

前述したように，私たちの研究チームは，自殺の危険の高い精神科入院患者と自殺の危険のない精神科入院患者を対象としたSSFの心理検査に関する大規模なデータベースを築いてきた（Conrad et al., 2009）。このメイヨクリニックのデータを基に，自殺の危険に関する間接的な評価研究が実施された（O'Connor, Beebe, Lineberry, Jobes, & Conrad, 2012）。私たちはケスラー（Kessler）のK-10の使用について調査した。K-10とは，自殺の危険について特定の質問を含まない10項目の症状チェックリストである。K-10の結果を因子分析したところ，149人の患者にそれぞれうつ病と不安という2因子解が明らかになった。これらの因子は自殺の危険の程度と心理検査的に相関し，自殺の危険の高い患者と自殺の危険のない患者を効果的に識別できた。このような間接的な評価がフォローアップ評価に活用されて，患者の命を救い，自殺にとくに焦点を当てた治療への導入に役立つ可能性がある。

脳の活性化に関する技術的評価

自殺の危険と中枢神経系の活性化の関係を研究するために試験的な技術的評価を検討した例がある。たとえば，グッドマンはコンピュータ画面上に現れた視覚刺激に対する瞬目の驚愕反応を眼球周囲に設置した電気センサーで測定した（Goodman, 2012, 2015）。この研究では，自殺願望のある被験者，1回だけ自殺未遂に及んだ被験者，複数回の自殺未遂を認める被験者に対して，中立的なイメージや不快なイメージ（例：頭に銃を当てた人）を提示した。複数回の自殺未遂を認める人は不快なイメージにとくに反応することを，この瞬目反応のデータは明らかにした。このようなデータは複数回の自殺未遂者が獲得した感情面の過敏性（あるいは，感情のコントロールの欠如）を反映しているのかもしれない。横断的かつ相関的な性質ではあるが，このようなデータは，曝露によって自殺に向かう「獲得された能力」とトマス・ジョイナーが呼んだ概念（すなわち，彼らの複数回の自殺未遂）を反映しているかもしれない（Joiner, 2005）。

別の研究では，顔面と親指の汗腺が開くことを自律神経の活性化の指標として軍の温度画像技術を用いて測定した（Familoni & Rasmusson, 2012）。この研究では，現役の兵士を対象として，高解像度の温度画像技術が用いられた。温度画像技術によって測定された顔面と親指の汗腺の開放は，戦闘に関連した心的外傷後ストレス障害（posttraumatic stress disorder: PTSD）や自殺についての質問と相関していた。この研究でも同様に，この種の相関的なデータは興味深いものの，これらのデータからはいかなる因果関係も仮定することはできない。しかし，このような方法論を他の評価アプローチと統合して用いることによって，自殺の危険の可能性について理解する能力を増すことができるかもしれない。

潜在的連合テスト

この種の研究に沿って，ハーバード大学のマシュー・ノックは自殺の危険の可能性に関する重要な間接的評価法を開発した。潜在的連合テスト（Implicit Association Test: IAT）を用いて，ノックは将来起こり得る自殺未遂の「客観的」,「行動的」評価法を開発した。ある主要な研究において，精神科救急部に受診した157人に対して死や自殺についてIATを実施した（Nock et al., 2010）。IAT評価に記入して6カ月後のフォローアップ時点で，IATは自殺未遂行動を有意に6倍も明らかにした。とくに，コンピュータで対の刺激を与えたところ，(「生」の刺激と比較して)「死」の反応に対して強い反応時間を示した被験者は将来自殺未遂に及ぶ可能性が高かった（すなわち，こういった意味論的な刺激を分類することに対する行動の反応性が，自動的な心理的関連を明らかにしていた）。彼らの一連の研究は過去10年における評価研究の重要な突破口のひとつであり，自殺関連行動の危険の客観的（かつ間接的）評価についてさらに理解するために，多くのIAT研究が現在も行われている（Glashouwer et al., 2010; Harrison, Stritzke, Fay, Ellison, & Hudaib, 2014; Randall, Rowe, Dong, Nock, & Colman, 2013; Tang, Wu, & Miao, 2013）。

症状に基づいて自殺の危険を同定する

2010年に米国の医療施設を承認する合同委員会は，全国の医療施設において自殺がきわめて深刻な問題であるとして，自殺の危険の評価に焦点を当てた「全国患者安全目標」を発表した（The Joint Commission, 2010; Mills et al., 2010）。さらに，第1章で述べたように，合同委員会は救急医療および非救急医療の場において自殺念慮を同定することの重要性について強調した（The Joint Commission, 2016）。したがって，自殺を予測するために感受性も特異性も高く，妥当で，信頼度の高い（そして無料の），簡便で，使いやすい心理検査を探すという問題が生じた。しかし，この領域の多くの人々が狼狽したのは，そのようなツールは存在しないということであった。実際に存在したのは，予測妥当性に限界がある，いくつかのスクリーニング法であり，そのほとんどは無料では使用できない（そして，あまり広く用いられてもいない）。そこで，広く医療の現場で自殺の危険を体系的にスクリーニングし，有用なガイドラインを作り上げるという関心が高まってきた（Boudreaux & Horowitz, 2014）。既存のスクリーニング法には限界があるものの，自殺の危険の可能性についてルーチンで，体系的に質問するという特徴があるので，さらに一歩踏みこんで，命を救う治療の可能性を探る方向に向けた扉が開かれた。以下に解説するのは，自殺の危険を同定し，CAMSを使用する可能性を開く，既存のスクリーニング法についての短い総説である。

症状チェックリスト－90：簡易症状尺度

CUAカウンセリングセンターにおけるSSF研究で最初に使用されたスクリーニング法は症状チェックリスト－90（Symptom Checklist-90: SCL-90）であった（Jobes et al., 1997）。最初に開発されたSCL-90は，公開された評価ツールであった（Derogatis, Lipman, Rickels, Uhlenhuth, & Covi, 1974; Derogatis, Rickels, & Rock, 1976）。第一版では，全般的症状の苦痛やさまざまな臨床的下位尺度の一般的な重症度の指標が挙げられていた。90項目にわたる様式はあまりにも長く，評価に時間がかかりすぎると不満を述べる患者もいたが，これは私たちの治療前後に関する研究にとって価値あるツールであった。私たちが研究を始めて以来，デロガティスは項目数を53にまで有意に減らし，臨床下位尺度の構成と心理検査を改善した（Derogatis & Savitz, 1999）。この尺度は今では簡易症状尺度（Brief Symptom inventory: BSI）と呼ばれている（Tarescavage & Ben-Porath, 2014）。

行動健康尺度

ジョンズ・ホプキンズ大学カウンセリングセンターでは，行動健康尺度（Behavioral Health Measure: BHM）を用いて，臨床面や研究面で成功をもたらした。コプタらが開発したBHMは症状の全般的苦痛を自己報告する20項目からなる尺度である（Kopta and Lowry, 2002）。BHMは，構成概念妥当性，併存的妥当性，試験・再試験信頼性が良好からきわめて良好（0,71～0.83）であることが明らかになっている（Kopta & Lowry, 2002）。BHMの明らかな利点は，十分に簡便で，どのような臨床の場においても容易く実施できるところである。治療の多くの時点で，臨床家は治療過程やその結果を慎重にモニターできる。研究という視点からとらえると，ジョンズ・ホプキンズではBHMがルーチンとして繰り返し使用されていたため，より複雑な線形解析（すなわち，階層線形解析（hierarchical linear analyses; HLM））を実施して，治療経過とその結果を理解することができた（Jobes, Kahn-Greene, et al., 2009; Kopta et al., 2014）。BHMには自殺念慮に関してとくに焦点を当てた質問があり，治療の場でCAMSを用いる指標として使用できる。しかし，BHMのような簡便な評価ツールを用いることには限界があることも承知しておくべきである。たとえば，包括的で長い評価法に比べると，BHMはより重症の精神症状をとらえられない。高度機能の大学といった状況ではとくに問題とはならないが，幅広い精神症状を対象とする，他の治療の場ではBHMは適切ではないかもしれない（Bryan et al., 2014; Bryan, Corso, Rudd, & Cordero, 2008; Kopta et al., 2014）。

結果質問紙－45.2

十分に短くて，どのような臨床の場でも実施可能な，症状に基づくもうひとつの評価ツールとしてランバートらが開発した結果質問紙－45（Outcome Questionnaire-45: OQ-45）がある（Lambert, Hansen et al., 1996）。第2版のOQ-45.2は症状の苦悩について，45項目からなる自記式の全般的な評価法であり，（1）主観的苦痛，（2）対人関係，（3）社会的役割機能という3種の下位尺度がある。OQ-45には良好な内的一貫性（r = 0.93; Lambert, Hansen, et al., 1996）と，3週間後における良好な試験・再試験信頼性（r = 0.84; Lambert, Burlingame, et al., 1996）を認めた。さらに，経過中に起きる治療の変更に対して，OQ-45には良好な併存妥当性と感受性も認められた。とくに繰り返し実施されると，患者はこの評価法に慣れていき，5分以内に回答できるようになる。さらに，OQ-45にはオンラインの版もあり，この評価法を実施する有用な方法を提供している。OQ-45が幅広い精神症状をとらえるところが，私は気に入っている。OQ-45の第8項目「私は人生を終えることを考える」はCAMSの使用を検討するきっかけとなり，米空軍における研究では自殺念慮の代理指標として用いられてきた（Jobes et al., 2005）。

AsQ'em

合同委員会の要請に応えて，ホロウィッツらは2項目からなる，医療の場で誰に対しても実施できる自殺についてのスクリーニング質問（Ask Suicide-Screening Questions to Everyone in Medical Settings: AsQ'em）を開発した（Horowitz et al., 2013）。既遂自殺のもっとも重要な危険因子，すなわち現時点の自殺願望と過去の自殺行動に関連する質問をすることが重要であると，ホロウィッツらは主張する。AsQ'emの質問とは，（1）「あなたはこの1カ月間に自殺を考えたことがありますか？」，（2）「あなたはこれまでに自殺を図ったことがありますか？」というものである。患者がいずれかの質問に対して「はい」と答えたら，「あなたは今，自殺を考えていますか？」と質問する。このスクリーニング法は，小児や思春期患者に同様の短い評価法を用いた，国立精神保健研究所の研究チームの先行研究に基づくものである（Ballard et al., 2013; Horowitz, Bridge, Pao, & Boudreaux, 2014）。成人の入院患者331人を対象としたAsQ'emの実行可能性研究の結果は次の通りであった。スクリーニングには約2分かかった。被験者の87%が楽に回答できたと答えた。このような簡便で，直接的なスクリーニング法によってすべての入院患者が利益を得られると同意したのは，看護師では75%，ソーシャルワーカーでは100%であった。

患者健康質問紙

サイモンらは，うつ病のスクリーニングとして広く用いられている，患者健康質問紙（Patient Health Questionnaire: PHQ-9）が大規模に使用されていることに関連する重要な研究を実施した（Simon et al., 2013）。PHQ-9が幅広く活用されているのは，無料で使用できて，インターネットですぐに手に入れられるからだろう。大規模な医療体制の電子カルテからPHQ-9の回答を抽出することによって，PHQ-9がその後の自殺企図や死を予測するのに用いることができるかが検証された。PHQの第9項目（「死んでしまったほうがよい，あるいは，何らかの方法で自分を傷つけようと考える」）に対する外来患者84,418人の回答を検討したところ，自殺未遂や既遂自殺の危険と有意に関連していた。（死や自傷について語るという）第9の質問の混合的性質について批判する者もいるが，それでもデータは印象的であるし，PHQ-9が無料で，手軽に手に入るというのは魅力的である。

臨床使用が可能な十数の自殺に焦点を当てた評価法を完全に解説するのは本章の扱う範囲を超えている。繰り返しになるが，これらの評価法は広く使われているわけではないのだが（Jobes et al., 1995），優れた心理検査であるものも多い（とくにペンシルバニア大学のアーロン・ベックの研究室でその多くが創り出されてきた）。私が優れていると考える2つの方法は，自殺念慮尺度（Scale for Suicide Ideation）（Beck & Steer, 1991）とベック絶望感尺度（Beck Hopelessness Scale）（Beck & Steer, 1993）である。マーシャ・リネハンの生きる意味尺度（Reasons for Living Inventory）もすばらしい（Linehan, Goodstein, Nielsen, & Chiles, 1983）。ケリー・ポスナーのコロンビア自殺重症度評価尺度（Columbia Suicide Severity Rating Scale）はオンラインで繰り返し評価できて，臨床実践で多くの関心を引いている洗練された方法である（Posner et al., 2011）。前述したように，自殺に焦点を当てた評価ツールはあまりにも数多くて，すべてを解説することはできない（成人の尺度の総説は「Brown, 2001」を，若者用の尺度は「Goldston, 2003」を参照）。しかし，期待できる評価尺度について現在，米軍内で積極的に研究が進められているので，先進的な尺度や評価法の有用性に関する貴重なデータが得られることだろう（Joiner, 2015）。

ステップ3：コンサルテーション

定期的にコンサルテーションを活用するのは，倫理的にも，専門家としての実践にとっても必要である。複雑な臨床的決断を下す症例の場合にはとくに，第三者の専門家の意見は貴重である。専門家からの定期的なコンサルテーションは，同僚からの比較的短時間で，インフォーマルなものでもよい。とくに複雑な症例の場合には，その領域の専門家からの徹底的なコンサルテーションを求めるべきであり，医療過誤の訴訟の危険を減らすのにも役立つだろう。コンサルテーションを求める場合には，とくに自殺の危険の評価や自殺に焦点を当てた治療計画の立案に関して，コンサルテーションの内容を医療記録の中に確実に記載しておく。

ステップ4：自殺に焦点を当てた記録

医療記録内の経過記録に自殺にとくに焦点を当てた記載をしておくことは非常に重要であり，第8章で詳しく解説する。自殺に焦点を当てた同時進行形で，完全な記録を残すことは適切な臨床実践にとって重要であるばかりでなく，万が一，患者の自殺が起きた後に「過失死」として医療過誤の訴訟を起こされる危険を減らすうえでもっとも重要な唯一の方法である（Simpson & Stacy, 2004）。したがって，方針や手続きの書面には，自殺の危険評価や関連の治療についての同時進行的な臨床記録の価値を強調しておくべきである。

CAMSの能率的活用

ここまでに自殺の危険の高い患者に対する治療体制と臨床的実践を促進するための4つのステップを取り上げてきたが，次に，このような患者にCAMSを能率的に活用するという話題に移っていく。CAMS独特の治療に注意を向けていくにあたって，精神保健従事者と自殺の危険の高い患者の双方にとってCAMS治療に深く関連し，注目すべき，いくつかの主要な概念を強調しておくことが重要である。

逆転移と自殺

自殺学の領域における最高の論文のひとつは，ジョン・マルツバーガー（John Maltsberger）とダニエル・ビューイー（Daniel Buie）という2人のパイオニア的精神分析家によって書かれた（Maltsberger, Buie, 1974）。1974年にArchives of General Psychiatry誌に発表された「自殺の危険の高い患者の治療における逆転移の敵意（Countertransference Hate in the Treatment of Suicidal Patients）」と題する論文には，臨床家が自殺の危険の高い患者に向けて抱く一連の独特な否定的感情について見事に解説されている。この論文の題の「敵意」という単語に注目することが重要である。「好ましくない」とか「不快な感情」などよりも，「敵意」には明らかに強い意味があり，臨床家が自殺の危険の高い患者に向けて抱く可能性のある感情の強さを強調するために使われている。さらに，著者らは，臨床家に生じる悪意や忌避といった深い感情を呼び起こしかねない逆転移の反応や行動の基礎について述べている。この初期の重要な論文において，自殺の危険の高い患者に対する治療能力を妨げるような，臨床家の側に生じる可能性のある強烈で否定的な感情について，マルツバーガーらは明確かつ直接的に描写している。

この理論的論文は長年にわたって参照され，まさに臨床的事実のように引用されてきた。この論文はよく書かれていて，直感的に優れたものであるのだが，その概念や理論自体は実証的に検証されてはこなかった。この理論について調査するために，CUAの私の学生3人が学位論文としてマルツバーガーらの逆転移理論の中心的要素を検証しようとした。結局，この精神分析学的アプローチを実証的に検証するのはきわめて難しいことが明らかになった。この理論の中核的部分について量的かつ実証的に調べようとすればするほど，それが持つ臨床的意味の深さや有用性が失われていくように思われた。それにもかかわらず，私たちはアナログな調査研究を通じて，自殺の危険の高い患者に対する，独特な逆転移の研究を粘り強く続けた（Crumlish, 1996; Jacoby, 2003）。しかし，これらの研究のどれも，臨床家が抱く自殺の危険の高い患者に対して抱く感情と，他の（自殺の危険のない）困難な患者に対して抱く感情に差を認めることができなかった。

しかし，未発表の学位研究で，臨床家が実際に自殺の危険の高い患者についてどのように語るかが明らかにされた（Judd, Jobes, Arnkoff, & Fenton, 1999）。この研究では，（1940～1950年代に実施された）メリーランド州チェストナットロッジ病院の毎週の症例検討会で臨床家が復員軍人の患者80人について発表した内容を逐語的に書き起こしたものについて，評価者がブラインドで検討していった。臨床家が初回の症例提示（すなわち，臨床家がこの専門家の検討会で同僚達に患者についてはじめて発表）した内容を速記者が逐語的に文章に書き起こしたものを，大学生の評価者がブラインドで分類していった。なんと，対象者の半分の40人が自殺の危険の高い患者であり，その後，自ら命を絶っていたが，（性別，診断，年齢を一致させた）他の半分には自殺の危険はなく，自殺はしなかった。その結果は中等度であったが，臨床家が症例検討会の場で患者について否定的に語る（すなわち，より否定的な描写や否定的な意見を述べる）ことについて統計学的な有意差が認められて，少なくとも，部分的にはマルツバーガーらの理論を支持するものであった。

困難な患者，とくに自殺の危険の高い患者を治療していく際に，臨床家が強烈な否定的感情を抱くことについて，理論や研究ばかりではなく，多くの臨床家が認めている。多くの研修を指導してきた私の経験でも，臨床家がこのような患者に対して強烈な感情を抱くことにしばしば驚く。第1章で解説したように，自殺の危険の高い患者に対して臨床家が抱く懸念は明らかであり，怖ろしいものである。たとえば，自殺の危険の評価や治療は難しいし，臨床家の手は健康保険の制限で縛られているし，自殺を防ぐことができなければ，遺族の弁護士が過失死として訴訟を起こそうと待ち構えている。このような心配を考えると，多くの臨床家がこういった患者に対して慎重な態度を取ることも理解できる。しかし，自殺の危険はけっして稀ではなく，その意味合いも深刻であることを考えると，臨床家が自殺の危険の高い患者に対して抱くこのような悪感情や否定的な反応に対処する他の方法を探って，効果的な介入法を見つけ出す必要がある。

現代の医療で直面するもうひとつの挑戦として，自殺を口にする患者をただちに入院させるという研修を私たちの多くが受けているという点である。健康保険会社が入院や入院期間をますます制限しようとしているという現実に直面して，自殺の危険の高い患者に対する外来治療に焦点を当てて，この種の患者と意味のある個人的な絆を築くことに努力すべきであると，私は主張してきた（Jobes, 2000; Jobes & Bowers, 2015）。すでに述べたように，自殺の危険の高い状態に対して共感的態度を保つことは非常に難しいのだが，自殺の危険の高い患者の治療を成功させたいのであれば，私たちはまず共感を保つ方法を探し出す必要がある。自殺願望に対して共感的であることができれば，苦痛や苦悩に対処する方法として自殺をかならずしも承認しなくとも，患者との関係を築いて，協力するための扉を開く可能性がある（Jobes & Maltsberger, 1995）。自殺の危険の高い患者との関係を築く重要な鍵は，患者自身も治療に参加し，不屈の精神で前に進む者としてとらえる必要がある。それとは対照的に，私たちは窃視症のセラピスト，すなわち共感的であることを怖れて，患者に全面的に関わることを避けて，恐る恐る患者を覗き見するようなセラピストであってはならない。

自殺の危険の高い患者に対する私たちの態度やアプローチ（そして，現行の精神科入院治療についての制限に関連する状況）を今後も引き続き変えていく必要があるという点をとくに強調しておきたい。第1章で解説したように，私は初期研修を精神科入院治療の場で受けたのでとくに，専門家としての経験が増すにつれて，私の態度やアプローチを変えていった。しかし，外来の心理療法家としての経験が増すにつれて，自殺の危険の高い患者に対する強烈な恐怖感や不安感，すなわち，私自身の逆転移の感情をますます意識するようになってきた（Jobes, 2011）。このような複雑な感情について深く理解するようになると，患者の命を脅かす行動を完全にはコントロールできないし，患者が実際に私の治療中に命を絶つかもしれないという点に，私の不安の大部分が根ざしていることに気づいた。もちろん，このような恐怖感や不安感は私だけが抱いているわけではない。私が行ってきた研修での体験を繰り返すが，臨床家は似たような恐怖感や関連した感情について述べるのがごく一般的である。数多くの同僚と同様に，自殺の危険について優れた臨床評価を行って，卓越した治療を実施したとしても，患者はそれでも自殺するかもしれないといった，深い恐れを私は抱いていた。

しかし，経験が増すにつれて，私の視点は変化してきた。患者から自殺の危険の状態について学び，効果的な評価や治療の可能性について多くを知るようになると，私は事態を異なる視点からとらえられるようになってきたのだ。長年にわたる臨床実践と研究を通じて，自殺の危険の心理の特質について深く理解するようになり，その結果，自殺の危険の高い人に対する治療が改善されていった。この経験から，ある種の自信が芽生えてきた。すなわち，適切な治療的態度と正しい臨床ツールを持つことによって，自殺という結果を変える可能性を高めることができる。自殺の危険の高い患者の多数は，けっしてまったく希望がなくて，避けて通るべきだと感じなければならない患者ではなかった。むしろ，私が出会った自殺の危険の高い人のほとんどが，人生には価値があるという視点を失っていて，罠にはまって，自殺以外に他の方法を見つけられないでいたのだ。しかし，適切な臨床的対応によって，これらの患者のほとんどが自殺に焦点を当てた治療によって，何週間かで良好な反応を呈することができる（Lento, Ellis, Hinnant, & Jobes, 2013）。このように徐々に視点や態度を変化させていき，同時に臨床の腕が高まるにつれて，恐怖感や心配が減り，私の自信も増していった。このような態度やアプローチ，心構えのさまざまな変化について，同様の考えを臨床自殺学者が他の論文で考察している。リネハンら（Linehan et al., 2015），ブラウンら（Brown, Have, et al., 2005），ブライアンら（Bryan & Rudd, 2006, 2010），エリス（Ellis, 2004），シー（Shea, 1999），ミシェールら（Gysin-Maillart et al., 2016; Michel & Gysin-Maillart, 2015; Michel, Valach, & Waeber, 1994），リナース（Leenaars 2004）の論文や，すでに述べたオーバック（Orbach, 2001）やマルツバーガー（Maltsberger, 1994）の論文を参照してほしい。自殺の危険の高い患者を治療する際の，この全般的な態度修正は，アエシ・アプローチの重要な特徴であり（Michel & Jobes, 2010），この臨床的視点を獲得することは，専門の自殺学者だけに利益になるものではない。

私がこの領域で30年間活動してきて，理解するようになったことは，たとえ私が患者が死なないことを保証できないにしても，自殺の危険の高い患者に対して可能な限り最高の治療を提供できるということである。臨床的な知恵と賢明な科学的事実に支えられた治療こそ，苦悩する患者とその家族に私たちが差し伸べたいと努力してきたことなのだ。このように理解すると，ある種の解放感が生じる。私たちは自殺の危険を前にして麻痺して，立ち尽くしてしまう必要はないのであって，自殺に焦点を当てた治療を行うのに自信と能力を備えることができるのである。

伝統的な「指示的」アプローチ

私は1999年の米国自殺学会総会において，自殺の危険に対する「伝統的な」臨床的アプローチと呼んでいるものを公に批判する会長講演を恐る恐る行った（Jobes, 2000）。その講演の中で，自殺の危険に対する臨床的アプローチ（とくに拘束的なアプローチ）がきわめて指示的であると，私は

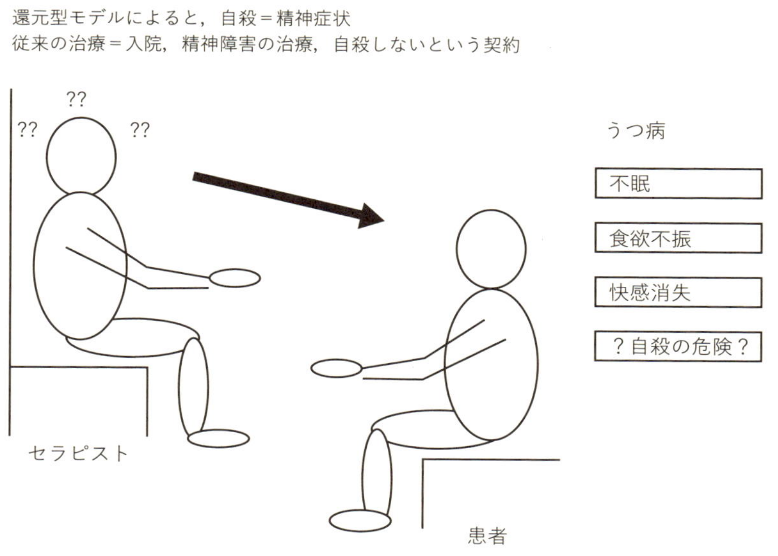

図3.1　自殺の危険への還元型アプローチ

批判した。入院治療，薬物療法，おざなりな「自殺しない」あるいは「自傷をしない」という契約などに頼りすぎていると批判した。当時の研究に基づき，自殺の危険を症状の状態と同一視し，精神障害の治療だけに焦点を当てた臨床的アプローチについても批判した。この批判の主要な点を図3.1に示す。1999年当時の臨床の現状に対する批判的分析はおおむね好評を得た。それ以来，私が臨床自殺学で提起したいくつかの問題のうちで，明らかに改善したものもあれば，まったく変化を認めないものもある。

すでに述べたように，医療改革と自殺に関連した治療は精神保健の重要課題であり続けてきた（Jobes & Bowers, 2015）。在院日数がますます短くなってきたために，医療改革をしつつ，効果的

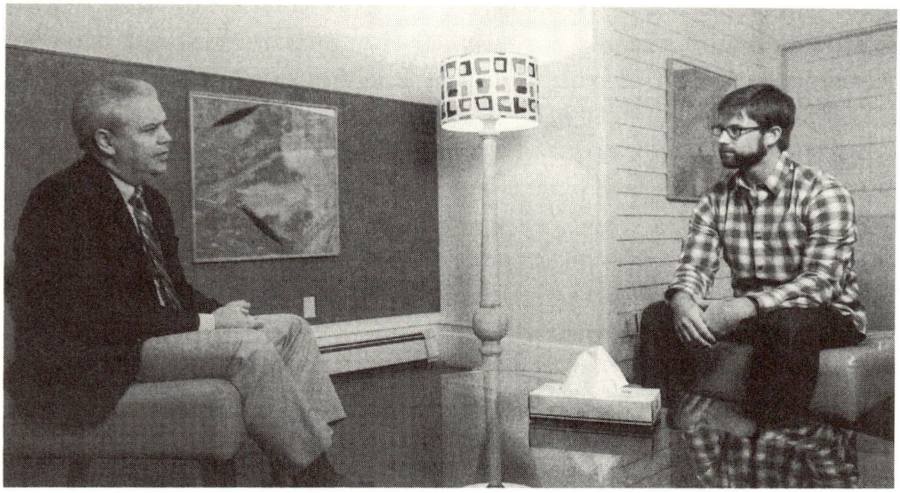

な自殺予防策を実施するという，この選択肢は有効性を失いつつある。過去10年間の肯定的な成果としては，ある種の向精神薬が有意に自殺の危険を減らすことが，RCTによって明らかにされたことが挙げられる（Gibbons, Brown, Hur, Davis, & Mann, 2012; Mann et al., 2005; Meltzer et al., 2003; Tondo, Hennen, & Baldessarini, 2001; Zisook et al., 2011）。しかし，これとは矛盾しているのだが，薬物療法が効果的に，信頼できる方法で，自殺念慮や自殺行動を治療できることを臨床試験は示すことができていない（Fergusson et al., 2005; Gunnell, Saperia, & Ashby, 2005）。これらの相反する知見を明確にするために，さらに研究が必要なことは明らかである。

もうひとつの話題として，「自傷をしない」という契約や「安全関与」アプローチに関わる問題への関心が高まってきた。自殺の危険への対処法は，部分的にはバーバラ・スタンリーらの仕事に関係している（Stanley & Brown, 2012）。彼らは「自殺しない」という契約の代わりの臨床的選択肢として，「安全計画（safety planning）」を編み出した。自殺学の領域の専門家たちの共通意見としては，「安全のための契約」は臨床的には有効ではないというものであり（Bryan & Rudd, 2006），自殺が起きた後に実際には医療過誤の訴訟の危険を高めてしまうかもしれない（Jobes et al., 2008）。その結果，「危機対処計画（crisis response planning）」（Rudd et al., 2001）や「安定化計画（stabilization planning）」（Jobes et al., 2016）のような安全計画や関連の介入が，精神保健の広範囲の領域で強い関心を呼ぶようになってきた。しかし，専門家の意見が明らかに変化しつつあるにもかかわらず，自殺しないという契約を今も熱心に支持する人たちに私は時々出会う。自殺の危険に対する治療という点に関して，RCTによるデータが明らかに示しているのは，自殺の危険の高い患者に対するもっとも効果的な治療とは，精神障害の診断が何であろうとも，自殺を治療することにとくに焦点を当てた心理社会的介入である（Brown, Have, et al., 2005; Comtois et al., 2011; Jobes, 2012; Gysin-Maillart et al, 2016; Michel & Gysin-Maillart, 2015; Rudd et al., 2015）。

私の最初の批判に戻って，最後の意見を付け加えるとすると，臨床家と患者の間の伝統的な指示的アプローチにしばしば認められる関係の力動に私は大きな焦点を当ててきた。この力動においては，臨床家が積極的な役割を果たす専門家として比喩的に上位に位置し，患者は臨床家の治療をただ黙って受けるという下位に位置する受動的な役割を担っているという力動に，私は大いに悩まされてきた。この関係の力動では，臨床家が患者にとって最善のことを知っていて，それを行うのだが，患者の役割とは，精神障害の症状を認めて，診断を下された精神疾患の治療を受け入れるだけということになり果ててしまう。

興味深いことに，私たちの研究室が自殺の状態の現象学的研究を実施したところ，精神障害の症状の多くがとくに自殺の危険の高い患者に焦点を当てたものではないことが明らかになった。自殺の治療を求めてきた152人に対して質的研究を実施したところ，自殺に関する悩みについてSSFの反応の67％が信頼できる4つの分類テーマであることが明らかになった（Jobes et al., 2004）。自殺の危険の高い患者が必死になって闘っているこれらのテーマとは，対人関係の問題（22％），職業上の問題（20％），自己についての問題（15％），苦悩と精神疾患の症状（10％）であった。患者の自殺の反応のわずかに10％しか精神障害の症状とは関連していなかったのに，臨床的な自殺予防の文献は精神障害や精神症状に過度に焦点を当てている。人生の幸福は人間の働く衝動と愛の力に焦点を当てる傾向に関連があるとジグムント・フロイトがかなり以前に述べたことはおそらく正しかったのだろう（Freud, 1961）。私たちの研究では，患者たちはこのような問題こそが自殺との必死の闘いの中心にあったと認めていた。

CAMS協働的アプローチ

図3.2に示すように，CAMSは自殺の危険の高い患者との臨床的出会いにおいてまったく異なるアプローチを取る。CAMSの臨床的ケアでは，臨床家と患者が臨床的関心を共有することが中心となり，患者の目を通してなぜ自殺の危険が高まっているのかということに焦点を当てようとする。換言すると，CAMSの臨床家は患者自身の自殺の現象学に集中的に関心を向けて，患者自身の闘いの中で自殺が果たしている役割を患者がどのように主観的に理解しているかということこそが，臨床家にとっても，患者にとっても，もっとも重要である。自殺についての言葉，考え，行動の背後に正当な欲求が認められないような，自殺の危険の高い患者に私は出会ったことがない。たとえば，対処できないように思える苦痛を止める欲求，精神病の幻聴を止める欲求，いかに自分が辛いかを他者に知らせる欲求，すっかり囚われの身になってしまったという耐え難い感情から逃れる欲求などである。これらの欲求はすべて理解できるものであるし，自殺の可能性を予防する意味ある方法を求めている。したがって，答えなければならないもっとも重要な臨床的疑問とは，自殺が唯一の解決策であるだろうかという点である。非常に自殺の危険の高い人にとって，自殺こそが唯一の解決策に思える。しかし，私たちの臨床的視点や個人的な先入観からは，致死的な行動を伴わない多くの他の選択肢がある。

けっして精神疾患を無視するというわけではないのだが，CAMSの治療者は患者が定義した自殺の衝動，すなわち，なぜ患者は自ら命を絶とうしているのかに焦点を当てる。患者の自殺についての思考や行動の原因（例：気分障害）を決めつけるのではなく，SSFを協働的に使用することを通じて，患者の自殺の危険を分析しようとする。CAMSでは，セラピストと患者は隣り合って座るのだが，これは多くの点で重要である。おそらくもっとも重要であるのは，面と向かった座り方は，まさに敵対するような位置なのだが，隣あって座ることで文字通り協働的な雰囲気を醸し出す。このようにして，両者がSSFのさまざまな評価や治療計画の立案の部分で協力していくと，両者が協

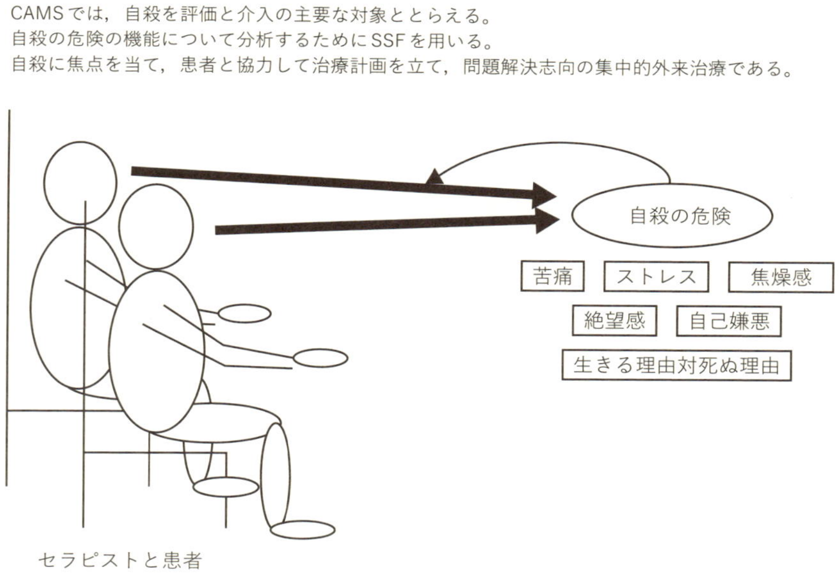

図3.2　自殺の危険へのCAMSアプローチ

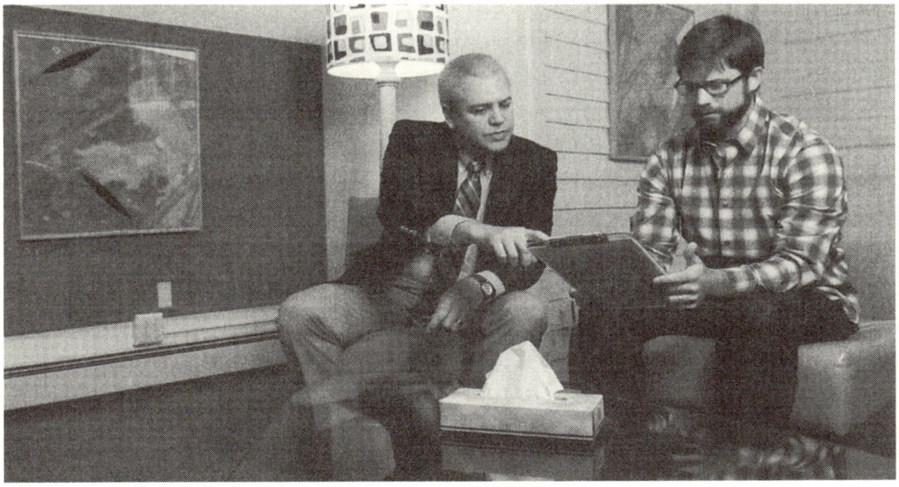

働して自殺の危険を評価し，治療計画を立案する努力をすることについての理解が共有されていく。このようにして，CAMSは，自殺の危険について協働的に評価することを助けて，患者自身が定義した自殺衝動に対する治療を含めた対処のための他の選択肢を探るという，自殺に焦点を当てた治療を提供する。文字通り，患者の隣に座ることによって，臨床家は自殺の危険の高い患者にまったく異なる臨床的メッセージを伝えることができる。「あなたの闘いに対する答えはあなた自身の中にあります。私たちはともに治療のパートナーとして，この答えを探っていきましょう。これまでとは違う対処法を学ぶ手助けをして，実際に生きていたいと思う人生を見つけ，目的と意味のある人生を探すことで，答えを探っていきましょう」

このような臨床的態度やアプローチを取ることによって，自殺の危険の問題が客観化されていく。そこで，問題を相互に検証し，患者とともに治療を進めていくことができるようになる。このようにして，脅威の可能性を心配したり，患者に敵対するといった具合に，自殺の危険の高い患者に恐る恐る接近するのではなく，CAMSでは，自殺の危険の問題に焦点を当てることによって，実際に治療同盟を築くのに役立つ。患者の自殺に関して，臨床家と患者が主導権争いをするのではなく，別の提案をして，そのような無益な闘いを避ける。「あなたの苦痛や苦悩によりよく向きあうために，他の有効な選択肢を協力して探していきましょう」と問いかける。このようにして，CAMSの臨床家は，臨床的成功に向けたもっとも重要な要素に働きかけて，患者が自分の人生を獲得するために闘うという動機づけを高め，意味のある治療関係を築こうと努力する。このように考えていくと，あなたの部分的な目標は，患者自身を「後輩の自殺予防の専門家」に育てるように研修することであり，患者が自分の人生で自殺がどのように機能しているかを認識し，その誘惑の手から自身を解放できるようになるだろう。

CAMS実施の準備

CAMSに基づいたケアを首尾よく始めるには，（スクリーニングや面接による質問を通じて）現在の自殺念慮を早い段階で発見したら，臨床家はSSFを用いて自殺の危険をより徹底したCAMS評価へと継ぎ目なく進んでいく準備ができていなければならない。したがって，臨床家はセッションを始めるにあたって，SSFのコピーをすぐに使えるように手元に置いておく。さらに，CAMSの評価と治療のある段階では臨床家と患者が隣り合って座る必要があるのだが，最初は隣り合っても，向き合って座ってもよい。私の診察室では，私は（恋人のように）あまり近い位置で隣り合って座ることはせず，椅子を動かして，CAMSの力動にとって望ましい位置に動かすようにしている。

長年にわたりCAMSを実施し，患者からのフィードバックも受けて，臨床家の椅子を単に患者の近くに移すという行為そのものが，患者にとって大きな意味があり，臨床的な関係に重要な影響を及ぼすことに，私たちは気づいた。たとえば，空軍での私たちの研究で，座る位置が効果的であったのは，臨床家は士官で，患者は一般的に徴集兵であったからである。階級による権威の力動が，席を隣り合わせることによって，突然，患者と臨床家が同じチームの一員であるという意識に変化させられた。このような運動感覚的側面はけっして些細なものではない。古典的なフロイト派の精神分析では，分析を受ける者は有名な長椅子に横たわって，分析家はその後ろに座るようにしていたが，この方法にも大いに意味があったことを考えてみてほしい。患者と隣り合って座ることを軽々しくしてはならない。個人的な空間，患者の地位，トラウマ経験，性別，文化的力動などに十分に配慮しながら，隣に座ってもよいかと真摯な態度で尋ねる必要がある。

まとめと結論

本章では，自殺の危険に関するケアの体制と，CAMSケアをいかにして有効に活用するかという点について考察してきた。すでに述べたように，自殺に焦点を当てた方針と手続きを整え，自殺の危険の可能性を信頼できる方法で早期に同定し，臨床的なコンサルテーションをつねに活用し，危険評価や治療計画に関して自殺に焦点を当てた適切な記録を残すことによって，自殺の危険に対する臨床的ケアを有意に改善することができる。自殺の危険と関連する逆転移の問題を理解し，（アプローチの実施に適切な準備が整えられていて）自殺の危険に対する協働的（かつ非指示的）なアプローチを行うことができれば，CAMSの実施がさらに適切なものとなる。ケアの体制を整えていくことによって，CAMSの効果的実施を最適なものにできる。これが必然的に意味しているのは，臨床家が患者に敬意を払い，共感的な態度で向き合い，いかにして，いつ，どこで，なぜ患者の存在の中に自殺衝動が生じてきたのかを理解しようしてこそ，自殺の危険の高い患者への働きかけが成功する。臨床家と患者が協力して，患者の自殺に対する必死の闘いの真の性質を理解しようとすると，CAMSケアは自殺に系統的に焦点を当てて，それを治療しようとする段階に進んでいき，自殺がもっとも悲惨で，対処の選択肢のすべてのうちでもっとも極端なものであるが，それが経過とともに古臭い選択肢となっていく。よりよい対処の方法として，効果的なCAMSケアによって，目的と意味のある人生も探っていく。このようなCAMSに基づく臨床的ケアの主要な要素が現実のものとなれば，人生には意味がもたらされて，時には文字通り，絶望的な自殺の深淵から救い出されることになる。

第4章
CAMS危険評価
SSFの協働的使用

多くの点で，この章は本書の中でもっとも重要な章である。というのも，自殺の危険が適切に評価されれば，効果的な治療同盟を築き，動機づけを高め，治療効果が増すからである。本章では，CAMSに基づく自殺の危険評価について概念的側面と完全な実施法の両者を解説する。どのように評価を実施するかというのは非常に重要であるので，評価の過程の各時点でどのように言ったらよいのか具体例を挙げてある。これは単に例であって，読者がこの例の通り，文字通りに繰り返すべきだと言うつもりはない。しかし，一つひとつの例は，CAMSの協働的評価アプローチの重要な精神を理解する鍵を与えて，読者自身の言葉とスタイルで同様のことを伝える手引きとなるだろう。

CAMS危険評価のための段階的指示

第3章で述べたように，とくに新患の治療を始めるにあたって，初期段階で自殺の危険を同定することが重要である。臨床的経験や私たちの研究によると，第1セッションの最初のCAMS評価と治療計画には，少なくとも30～40分間，典型的には50分間かかる（Archuleta et al., 2014; Comtois et al., 2011）。CAMSに馴染みの薄い臨床家にとっては，この介入法の全般的なペースは初期には大きな挑戦となる。私がCAMS評価を実際に提示して見せると，それを見学した人は，慌ただしいとは思わないものの，私がかなりてきぱきと評価を進めていくという印象を抱く。CAMS評価の適切なペースは経験や習得した技能によって定まってくる。私は患者と活発に会話をしながら，次のように話しかけている。「それでいいですよ。そのことはとても重要であると思うので，心に留めておいて，後でもう一度取り上げることにしましょう」。一般的に，CAMSの最初のセッション（第1セッション）の標準的なペースは以下の通りである。セクションA 評価：20分間，セクションB 評価：10分間，セクションC（CAMS安定化計画を含めた）治療計画：20分間であり，第1セッションは全体で50～60分間になる。経験を積んでいくと，この時間で十分に実施可能になる。

このようにペースについて考えると，セッションの最初の5～10分間以内に（症状に基づいたスクリーニング法を使うか否かにかかわらず）自殺の話題を取り上げることの意義をあまり重視していないように見えるかもしれない。とくに患者にはじめて出会う際に，臨床的接触の早い段階で自殺の危険に焦点を当てることに否定的な反応を示す臨床家が多い。懐疑的な臨床家は，このような敏感な話題を直接的に触れようとすると，患者を当惑させてしまい，患者が話したい話題から注意を逸らせてしまうと感じるかもしれない。しかし，この話題を共感的な態度で淡々と取り上げると，それが自分にとって関係のない患者はその話題をおしまいにしてしまうし，あるいは少し間を置いて，この懸念について熱心に話そうとする人もいる。自殺が生か死かの意味合いを含むものであるならば，早い段階に率直な態度で自殺について取り上げることは，「利益ばかりで，失うものは何もない（駄目で元々）」という提案となる。私の経験では，真に自殺の危険の高い人に対してこの話題を先送りにしておくと，本質的に危険な臨床的問題を生じる。研修会で臨床家からしばしば「私は治療同盟を築く前に，第1セッションで患者に対してCAMSを実施することなど想像もできない」という意見を耳にする。私の反論は，まさにその反対こそが真実である。自殺の危険の最中で，SSFを月いて自殺の危険の高い患者に働きかけていくと，非常に強い治療同盟がたちどころに築かれるのを，私たちはつねに経験している。臨床実践でも，研究でも，CAMSを使用して，強力で信頼感の高い臨床的治療同盟を実際にただちに築くことができる。さらに，自殺の危険の高い患者も，通常の臨床実践に比較して，CAMSのように働きかけられるほうが好ましく感じる（Comtois et al., 2011）。メタ解析研究では，高度に個別化し，集中的な現時点のフィードバックからなる協働的な経験を強調するCAMS評価は，治療的評価として機能していることが明らかにされている（Poston & Hanson, 2010）。

臨床家と患者の間の協働的な臨床的努力を強調することによって，CAMSは基本的に治療同盟を育むように創られている。CAMSは系統的な評価過程を促進し，患者の苦痛や苦悩に深く，そして共感的に入っていくのだが，それこそが私たちがもっとも強調する点である。現時点の自殺願望を認識することから，SSFを用いたCAMSの実践が始まるのだが，初期評価が焦点を当てるのは，自殺そのものというよりは，患者の心理的苦痛や苦悩に対してである。実際に自殺により焦点を当てた質問は，評価過程の後半で行う（セクションB）。もちろん，自殺が微妙な話題である患者もいるのだが，苦痛や苦悩について踏みこんだ意味ある話し合いは一般に受け入れられるものであり，患者は実際に安心し，心が安らぐ。臨床家がどのようにしてSSFを始めるかは，成功に向けてきわめて重要である。

自殺の危険の話題を取り上げる

臨床家がセッションを始める際に，「今日はどうして受診されたのですか？」といった質問をするのが典型的だろう。すると，患者は主訴，心配事，症状に関連した問題などについて答えるのが一般的である。第3章で述べたように，セッションの最初に臨床家が自殺の危険に気づくのに役立つようなスクリーニング法や評価法があると非常に有用である。スクリーニングによって自殺の危険に気づいたとしても，5分間は患者がどのような経験をしてきたかという点について自由に話をさせて，臨床家は次のように自殺の危険の話題へと移っていくことができる。

> 「今あなたにはとても多くのことが起きているようですが，受診してくださって，私は嬉しいです。あなたはすっかり圧倒されてしまい，強い苦痛を感じているように見えます。あなたが診察室で記入した評価票の結果からは，あなたが困難な状況に置かれていて，実際に自殺を考えたことがあるようですね。そのような考えはあなたの状況がいかにひどいかを示していると私は承知しているので，あなたの心理的な苦痛や感情的な苦悩をより深く，徹底的に評価したいと考えています。そのための，評価ツールがここにありますから，一緒に記入していきましょう。それはきっと役に立つと思います。私の椅子をあなたの椅子の隣に動かして，この評価票に一緒に記入していっても構いませんか？」

スクリーニング法を用いない臨床家は，絶望，自暴自棄，逃避願望，失望を示すような重要な単語を懸命に探そうとすることがとくに重要である。もしも自殺の危険の可能性を直感したら，その話題をただちに直接的に取り上げるべきである。私ならば，次のように言うだろう。

「おやおや，あなたの状況は本当に悲惨で，苦痛な感情に満ちているように聞こえます。私は喜んであなたの助けになりたいです。しかし，どれほど頻繁にこのようなひどい状況になったのでしょうか？　あなたはどうやってそれに対処していますか？　あなたと同じような経験をしている人が自殺について考えることはけっして稀ではありませんよね。あなたの今の状況を考えると，そのような考えが浮かんできたことがありますか？　もしもそうであるならば，一緒に協力して行う評価法があります。それを使えば，あなたの置かれた状況を深く理解する手助けになるでしょう。私の椅子をあなたの隣に移して，この評価を一緒に行っても構いませんか？」

私はこれらの各過程のいくつかの主要な特徴に焦点を当てたい。第一に，患者が援助を求めてきたのはよい考えだと，私は保証したい。援助を求めてきた患者を承認することによって，臨床家は患者に希望を与えられなければならない。第二に，患者がすっかり圧倒されてしまい，感情的な苦痛を経験しているという感じを私が認識している点を明らかにする。第三に，私が自殺について直接質問することによって，患者の状況がいかに困難で，苦痛に満ちているか，臨床家も理解していることを示す。患者の苦痛がいかに強いかという点で，自殺願望は理解可能である。第四に，一緒に協力して評価票に記入していくことによって，患者の苦痛や苦悩をさらに深く評価する必要性を強調し，臨床的焦点を移していくと，患者の現在の心配について取り上げるのに役立つ。第五に，私は敬意をこめて椅子を患者の椅子の近くに移して，一緒にSSFに記入していくことを提案する。患者は，私が何も前もって決めつけていないことを知り，患者が前に進もうとする意志は，私にとっての関心事でもある。

SSFのセクションAに記入する

ここで第1章のビルの症例に戻ることにしよう。私が椅子を彼の隣に移し，クリップボードに挟んだSSFを示して，より完全な評価を提案したところ，ビルは多少不安そうにしつつも，その提案に同意した。彼がクリップボードを受け取ったので，私は次のように話しかけた。

「いいですか，ビル，これはSSFと呼ばれる評価ツールです。このツールの各セクションに答えていくことによって，あなたが今，自殺したいと考えている感情と関連しているかもしれない心理的苦痛と苦悩について，私たちはさらに深く理解できるようになります。私はあなたが評価の第一部に記入するのを手助けしていきます。あなたがどう回答すべきかを明らかにするために，私はあなたのどのような質問にも答えます。あなたがこの評価票に回答することは，私があなたの今の状態がどのようなものか理解するのに本当に役立ちます」

SSF主要評価

評価過程を始めるには，患者はペンをとり，SSFの第一部の評価尺度と質的反応のすべてについて回答していく。いくつかの例外はあるものの，臨床家ではなく，患者自身がSSFの第1ページをすべて回答すべきであると，私は強く感じている。その理由は，こうすることはまったく異なる，重要な評価の力動であるからなのだ。患者の自殺の危険が高まっている苦痛や苦悩は，患者自身がもっともよく知っている。臨床家にとって評価の課題とは，患者自身が回答しようとする努力を忠実に支持することであるのだ。

患者はこのようにしてSSF主要評価の最初の尺度（すなわち，苦痛，ストレス，焦燥感，自己嫌悪，全般的危険）に評点をつけ始める。各評価尺度に答えた後，患者は不完全な文章に質的な回答をして，文章を完成させるように働きかけられる。SSFのセクションA評価を完成させていく際に，臨床家はコンサルタント，コーチ，協力者の役割を果たし，患者の質問に答え，患者が評価票を完成させるのを助ける。患者が反応を書きこむ欄を空欄のままにしておいても構わない（反応がなかったことが，実際に有用なデータになることもある）。患者が何か特定の項目でつかえてしまわないように，臨床家は励まし，助けていく。「データ収集」をすべて終えることが重要である（すなわち，ある反応ばかりに注意を削がれるべきではない）。SSFの主要な評価の部分に回答し終えたら，各項目に1（わずか）～5（非常に強い）で，主観的な重要度を付けていく。

図4.1に示すように，ビルはSSFの主要な評価を楽々と完成させた。彼が人生と結婚に関して自殺の危険が非常に高まった苦痛を抱いていることがわかる。シュナイドマンの自殺の立方体モデルでいえば，心理的苦痛（精神痛）：5，ストレス：4，焦燥感：3の，5-4-3の評価である。5-5-5（すなわち，明白な緊急の危険という機能的な定義の可能性を示す評価）ではなかったものの，懸念すべきレベルである。幸い，ビルの焦燥感の評点は比較的低く，焦燥感が既遂自殺の重要な要因であることを考えると，私にはこの症例には希望を感じた。しかし，ビルの評点が，絶望感5，自己嫌悪5であったのは私の注意を喚起した。というのも，とくにこの2つの変数は全般的な自殺の危険と有意に関連し，ビルはそれを3と評価しているからである（Jobes, Kahn-Greene, et al., 2009）。SSFの主要な変数の重要度の順位（1から5）では，第1位と第2位にそれぞれ絶望感と自己嫌悪を挙げていて，これも私の懸念の原因である。「罠にかかった」そして自身を「負け犬」と感じている強い絶望感は，きわめて憂慮すべき状態を物語っている。彼は絶望的なまでに窮地に陥っていて，自己嫌悪に囚われている。

自己と他者との関連からとらえた自殺への指向

SSFセクションAの次の2つの質問は，SSFの主要評価に対する反応から，患者の自殺の危険が「自己」に向けられたものか，あるいは「他者」に向けられたものか（あるいは，その両者，またはどちらでもない）の判定に移っていく。この判定は，精神内界と精神外界の自殺の危険の状態に関する私の初期の研究と関連している（Jobes, 1995a）。精神内界で自殺の危険の高い患者は自己の心の中，自分自身に焦点が当てられた自殺の苦悩を抱いている。対照的に，精神外界で自殺の危険の高い患者は，他者との関係に深く根づいた自殺の苦悩を抱いている。精神内界で自殺の危険の高い患者は既遂自殺の危険がより高く，精神外界で自殺の危険の高い患者は自殺未遂に及ぶ危険がより高いという仮説を立てることができる。逆説的ではあるが，理論的には（そして，私たちのいくつかのデータでは）精神内界で自殺の危険の高い患者は治療を求める傾向が低いのだが，もしも治療

3	1) 心理的苦痛を評価してください（あなたの心の中の傷，苦痛，惨めさであって，身体の痛みでは**ない**） **わずか：** 1 2 3 4 ⑤ **：非常に強い** 私にとってもっとも苦痛であるのは：私の人生，結婚
4	2) ストレスを評価してください（プレッシャーや圧倒されているというあなたの全般的な感じ） **わずか：** 1 2 3 ④ 5 **：非常に強い** 私にとってもっともストレスであるのは：すべて
5	3) 焦燥感を評価してください（感情的に追いつめられていて，何かをすぐにしなければならないという感じであって，煩わしさでは**ない**） **わずか：** 1 2 ③ 4 5 **：非常に強い** 私にとってもっとも行動をとるべき状況は：妻との喧嘩
1	4) 絶望感を評価してください（何を試みても，事態が改善するはずはないという思い） **わずか：** 1 2 3 4 ⑤ **：非常に強い** 私がもっとも絶望しているのは：罠にはまった感じ
2	5) 自己嫌悪を評価してください（自分を嫌う，自己肯定感がない，自分を誇りに思えないといったあなたの全般的な感じ） **わずか：** 1 2 3 4 ⑤ **：非常に強い** 私がもっとも自己嫌悪しているのは：私は負け犬だ
該当せず	6) 全般的な自殺の危険を評価してください **非常に低い：** 1 2 ③ 4 5 **：非常に高い** **（自殺は起きない）** **（自殺が起きる）**

あなたが現在どのように感じているかについて考えて，各項目に記入してください。左の欄に1〜5で点数をつけてください（1：もっとも重要，5：もっとも重要でない）

図4.1 ビルのSSFの主要な評価

を受けるならば，治療への反応はよいと考えられる。一方，精神外界で自殺の危険の高い患者は，治療を求める傾向は高いものの，標準的な精神科治療への反応は低いかもしれない（Jobes, 1995a; Jobes et al., 2005; Fazaa & Page, 2005）。図4.2に示すように，ビルはどちらの項目についても5に丸印を付けていて，「もう耐えられない」「自分がいないほうが家族は幸せだ」と感じている点についてただちに話し合う必要がある。このような評点と話し合いの結果，ビルが苦痛や苦悩から逃れ，家族の重荷（これはJoiner（2005）の「重荷になっているとの認識」の概念に一致している）とならないための方法として自殺をとらえていることに，私は強い関心を抱いた。さらに，自己および他者の双方に高い評点をつけることは，全般的な危険も有意に高まることを，私たちの研究が明らかにしている（Lento, Ellis, & Jobes, 2013）。とくに，「自己」についての評点が高いほど，自殺願望尺度（Scale for Suicidal Ideation: SSI）の評点も高いことがわかった。しかし，この傾向は，他者

1. 自分自身についての思考や感情と関連して，どの程度自殺の危険が高いですか？
まったく高くない： 1 2 3 4 ⑤ **：非常に高い**
2. 他者についての思考や感情と関連して，どの程度自殺の危険が高いですか？
まったく高くない： 1 2 3 4 ⑤ **：非常に高い**

図4.2 ビルの自己対他者の評価

に対する評点によって保護的に修正されていた。すなわち，「自己」に対する評点も「他者」に対する評点もともに高い人は，「自己」に対する評点が高いが「他者」に対する評点が低い人に比べて，SSIの評点が低かった。オコナーらの他の研究でも，自己の将来に向けた思考（例：自己であって，他の誰に関するものでもない思考）は自殺未遂の反復と強く関連していたことを明らかにし，これらのデータを支持していた（O'Connor, Smyth, & Williams, 2014）。

生きる理由と死ぬ理由

CAMSの第1セッションの次の評価は，生きる理由（Reasons for Living: RFL）と死ぬ理由（Reasons for Dying: RFD）の評価である。このセクションは，患者が自由に記入することができる。たとえば，RFDに回答するのに躊躇しているので，臨床家が手助けして，RFLに移っていく患者もいる。このセクションを適切に記入するには，患者は自分にとって関連があると思われる項目にできるだけ多く回答しなければならないが，すべての欄に記入する必要はない。答え終わったら，患者は重要度の順位を各項目に付けていく（RFLとRFDの各項目の脇にそれぞれ1～5まで順位付けする）。SSFのすべての質的評価と同様に，患者がRFLとRFDのすべての5項目に記入する必要はない。完全に回答されているか否かは，有用な情報源となる。

ビルの場合，RFLは唯一，家族に焦点が当てられていて，逆説的ではあるが，RFDの回答も家族だけに焦点が当てられていた。これこそが自殺の危険の心理の特性である。SSFの主要な評価と同様に，ビルの他のRFDは，罠にはまった，自分は負け犬だ，ひどく惨めであるといった感覚に焦点が当てられていた。とくに将来についての思考というRFLの項目が空欄であったのは少々心配である。というのも，SSFのどの部分でも，将来について何らかの考えが表されていることは，保護的な要因となることが明らかであるからなのだ（Jobes, 2004b; Nademin et al., 2005）.

順位	生きる理由	順位	死ぬ理由
1	妻	3	妻子
2	子どもたち	1	罠にはまった，逃走
		2	負け犬
		4	惨め

図4.3　ビルの生きる理由と死ぬ理由

生きる願望と死ぬ願望

RFLとRFD評価を終えたら，患者は生きる願望（Wish to Live: WTL）と死ぬ願望（Wish to Die: WTD）について0～8点で評点をつけるように指示される。これは第2章で述べたように，コバックスらの研究から生まれた評価法である（Kovacs & Beck: 1977）。彼らが最初に「内的闘争仮説」という理論を発表した際に，自殺の心理の両価的な特徴と自殺の危険を分類するための初期のアプローチに関する重要な理論を提唱した。その数年後，ベックらは，WTLとWTDについての単純な自記式の評点が，実際の自殺行動と有意に相関することを示した（Brown, Steer, et al., 2005)。換言すると，患者の回答したWTLとWTDの評点を用いて，（自殺指標スコア（Suicide Index Score: SIS）と呼ばれる）間隔尺度指標評点（interval-scale index score）を考案した。これは，患者のWTL評点からWTD評点を単に引き算をして，この評点を出した。ブラウンらの研究では，WTDの評点が高い患者は自殺未遂や既遂自殺に至る可能性が有意に高かった（Brown, Steer, et al., 2005)。

CUA自殺予防研究室チームは，このSISの方法論を幅広い対象（Corona et al., 2013; O'Connor, Jobes, Comtois, et al., 2012; O'Connor, Jobes, Yeargin, et al., 2012）と治療結果研究（Jennings, 2015; Jennings et al., 2012; Lento, Ellis, Hinnant, & Jobes, 2013）に応用した。私たちの研究室では，SSFのWTDの9点版で検討した（これは，コバックスらが用いた原版に沿って，3で割って，3分類することが可能である)。WTL評点とWTB評点を3点の尺度に変換すると，SISは+2（WTLが高い）から-2（WTBが高い）までの広がりを見せた。ベックらの研究と同様に，SISを次の3つの群に分類することが有用であると考えた。すなわち，WTL（+2と+1），両価的（SISが0），WTD（-1と-2）である。図4.4に示すように，ビルの9点法のSSFのWFLが2点，SSFのWTDが6点であるので，SISスコア（1-3＝-2）の結果は，WTDの危険を示す群に分類され，彼の自殺に対する心理的親和性は明らかに高い。

1. 私は次の程度生きていたい

まったく生きていたくない： 1 ② 3 4 5 6 7 8 ：非常に生きていたい

2. 私は次の程度死んでしまいたい

まったく死にたくない： 1 2 3 4 5 ⑥ 7 8 ：非常に死にたい

自殺したいと考えなくなるようなたったひとつのこととは：罠にはまった感じから解放されること

図4.4　ビルの危険評価

SSFたったひとつのこと反応

SSFのセクションAの最後の評価は「たったひとつのこと」反応（One-Thing Response）であるが，私はよくこれを「魔法の杖」評価と呼んでいる。換言すると，「もしも魔法の杖があって，あなたの人生でたったひとつのことを変えることができて，それで自殺の危険をすべて取り去ることができるとするならば，それは一体何でしょうか？」という質問である。患者はあり得ない，まるで空想のような反応で応えることもある。たとえば，「亡くなった夫が生き返る」とか「タイムマシーンで過去に戻って，すべてをやり直す」などと言うこともあるが，これは臨床的には役立たない。一方，臨床的な働きかけが可能な反応もある。たとえば，「悪い親だという自責感を克服したい」とか「私の気分が安定するような薬を見つけたい」といったものである。たったひとつの反応の範囲や内容は非常に興味深い。SSFの他の自由回答式の反応と同様に，患者はこの質問に対しても自由に答えることができる。たとえば，いくつもの答えを言う患者もいれば，すっかり口を閉ざしてしまう患者もいるだろう。患者がこの質問やSSFの他の質的評価に答えることに関して，CAMSの臨床家はあまりにも指示的になったり，制限を加えるように振る舞ったりしてはならない。

ビルの症例に戻ると，図4.4に挙げたように，「自由になる，罠にかからない」といった謎めいたほのめかしに気づく。ビルのセクションAの反応にも同様に認められたが，これは罠にはめられた感じについての彼の3度目の言及である。SSFを通して1つか2つのテーマが繰り返し現れることはけっして稀なことではない。重要な点は，ウィリアムズやオコーナーの研究が示すように，「罠にはまった」という感覚は，多くの自殺の危険の高い患者を悩ます共通の現象学的経験であるということである（Williams, 2001; O'Connor, 2011）。彼らが実施した最近の縦断的研究によると，罠にはまったという感じと過去の自殺未遂の頻度は，4年前に自殺を図ったものの，生き延びて，質問紙に回答した人の群では，将来の自殺行動を予測する唯一有意な因子であることが明らかにされた（O'Connor, Smyth, Ferguson, Ryan, & Williams, 2013）。このように，自殺は逃走の機能を果たし，自殺の危険の高い状態を理論化していることが（Baumeister, 1990），私たちのSSF研究においても確認された（Jobes & Mann, 1999, 2000）。

セクションAの結論

すでに述べたように，SSFのこの最初のページに記入するのをあまりにも急いではならないのだが，かといって，白黒のどちらかにはっきりさせようとしたり，セクションAのある部分で立ち止まったりすべきでもない。慌ただしく進めるのと，どこかで立ち止まってしまうことの，中間にバランスを取る必要がある。臨床家と協力して，患者自身の手でセクションAを記入し終えるのに15〜25分くらいかけるのが，CAMSの成功の鍵となると私は考えている。患者を指導し，疑問を明らかにし，支えになっていくといった形で働きかけていく過程は，本質的な相乗効果を生み，CAMSの重要な背景となる。将来，CAMSにおける変化のメカニズムを分析する研究を実施するならば，初期における協働的なSSF評価が治療的変化をもたらす基本的な機序であることが明らかにされると，私は確信している。最善の状態では，初期のSSF評価によって，「私はあなたが経験している苦痛や苦悩をとらえて，それを真に理解したいと考えている」という，その後も持続する重要な印象を伝えることができる。

SSFのセクションBに記入する

セクションAの記入が済んだら，SSFの重要なセクションBへと移っていく。臨床家は患者の隣に座り続け，セクションB（臨床家による評価のセクション）の記入へと進んでいく。第3章で解説したように，このセクションには，重要な，実証された自殺の危険因子や警戒兆候が挙げられている。この評価の移行部分やSSFの評価過程のこの段階について患者が理解するように働きかけるために，臨床家は次のように話しかけて，この段階を始める。

「私たちは評価の重要な部分を終えて，あなたを自殺に追いつめている苦痛や苦悩について，私はよく理解できるようになったと感じています。次にさらに一緒に検討していきたい一連の他の質問があります。第1ページの情報に加えて，これらの質問は，自殺に関連する追加の項目について評価して，あなたの苦痛と苦悩に効果的に対処するための，実行可能な治療計画を立てるのに役立つはずです」

率直な態度で患者と協力しながらセクションBを進めていくことが重要である。一つひとつ誠実

セクションB（臨床家用）

はい	いいえ	自殺念慮	記述せよ：ほとんど毎晩，就寝前
		・頻度	1日に：2～3回　週に：＿＿　月に：＿＿
		・持続期間	2 時間～ 30 分 ＿＿秒
はい	いいえ	自殺の計画	時：夕方，夜遅く
			場所：自宅の書斎
			方法：前頭部に銃弾を打ちこむ　方法が手に入る：**はい** いいえ
			方法：＿＿　方法が手に入る：はい いいえ
はい	いいえ	自殺の準備	記述せよ：遺書を書いた
はい	いいえ	自殺の予行	記述せよ：銃を頭に当ててみた
はい	**いいえ**	自殺行動の既往	
		・1回の未遂	記述せよ：該当せず
		・複数回の未遂	記述せよ：該当せず
はい	**いいえ**	衝動性	記述せよ：誰も私のことを「衝動的だとは言わない」
はい	いいえ	物質乱用	記述せよ：大量飲酒，かつて素面だったこともある
はい	**いいえ**	喪失体験	記述せよ：該当せず
はい	いいえ	対人関係の問題	記述せよ：他者からの関係に距離を置く，結婚の問題
はい	いいえ	他者の重荷	記述せよ：「私がいないほうが皆は幸せだ」
はい	**いいえ**	健康や苦痛の問題	記述せよ：該当せず
はい	いいえ	睡眠の問題	記述せよ：しばしば不眠，かつても不眠の問題あり
はい	いいえ	法的・経済的問題	記述せよ：法的・経済的ストレスなし
はい	いいえ	恥	記述せよ：負け犬，「私は人生の敗残者だ」

図4.5　SSFセクションBに対するビルの反応

な態度で患者に質問していき，臨床家の声に何らかの判断や答えを示唆するような雰囲気を出してはならない。セクションBの記入では，患者は臨床家がセクションBの各項目に記入するのを眺めている。図4.5はビルの症例のセクションBの続きを示している。

次に，セクションBでは，実証された評価項目の一つひとつを取り上げていき，各質問に答えることによって，状況を明らかにして，この評価に重要で必要な情報を効果的に集めていく。ビルの事例に関して，主要な点をさらに示すために図4.5に挙げた反応について引き続き述べることにする。セクションBに含めるべき自殺の危険を示す可能性のある数多くの変数があることについても注意を喚起しておくが（Maris, Berman, & Silverman, 2000），ここでは，紙幅の制限もあるので，能率を考えて，実証的に支持され，臨床的に有用と見なされているいくつかの変数に限ることにしたい。

自殺念慮

SSFのセクションBの最初の項目は自殺念慮である。定義上は，自殺についての思考はすべての自殺行動に関連する（Jobes, Casey, Berman, & Wright, 1991; Rosenberg et al., 1988）。ここで，患者に自殺念慮を認めたならば，その思考の性質や内容が重要である。それはごく短期間の空想であるのか，深く，特別に検討された思考だろうか？　自殺念慮について質問する際に，この話題に対して認知の関与の程度を探っていく。そこで，自殺念慮，自殺に関連する思考の頻度や持続期間を詳しく述べるように患者に働きかけていく。自殺念慮には重要な「意図」が隠されていて，それに対して自殺学者や臨床家が長年にわたって必死になって格闘してきた（Wagner, Wong, & Jobes, 2002）。私たちは臨床家として，患者の心理的意図が自己の生物学的存在を完全に断ち切ってしまおうとするものであるかという点に強い関心を抱く。しかし，臨床の場で，自殺の危険の高い患者の大多数は，完全に死を決意しているというわけではない。したがって，患者の自殺念慮の目的や意味を，患者とともに理解するように努力すべきである。患者と協力して，患者の人生における目標と自殺を考えることの機能的有用性を理解できれば，命を救うのを実際に助けるためのよりよい位置に立つことができる。

自殺の計画

次に，患者の自殺の計画について理解することが，心理的意図という主要な側面を解明するための重要な段階となる。それはとくに致死性（すなわち，自殺の特定の方法がもたらす客観的な生物学的危険）に関連する。患者の計画を慎重に理解することがきわめて重要である（Stefansson, Nordström, & Jokinen, 2012）。「最悪の時点の計画」と「最悪の時点の準備」は将来の自殺死を予測できるという，ジョイナーらの知見は興味深い（Joiner et al., 2003）（一方，現在の，あるいは「最悪の時点の」自殺念慮や自殺願望は将来の自殺を予測できなかったという）。このような理由から，自殺念慮が果たす役割を理解しつつも，自殺の計画や準備の深刻さも重要である（これこそがこの件をセクションBで取り上げている理由である）。

自殺の計画が明確で，微に入り細に入り，完全なものであると，自殺の意図や致死性の深刻さを知るうえで非常に有効な鍵となる。換言すると，漠然とした，不正確で，大雑把な自殺の計画しかない人は，自殺の危険性はそれほど高くはない。対照的に，特定の場所や日時を決めていて，はっきりとした，詳細な計画がある人は，自殺に心理的に深くとらわれているので，それは深い心理レベルを反映している。このように考えると，高齢の患者は自己破壊行動に対してより決意が確固としていて，徹底的に計画しているものの，暴力的な方法を使う可能性は低く，自殺の意図を示す警戒兆候を発することも少ない（Conwell et al., 1998）。計画は大きな意味を持つ。

自殺の意図の程度をさらに探るために，患者が実際に計画を実行することについてSSFでは，「日時」，「場所」，「方法」に関する追加の質問をしていく（例：患者はこっそり危険な薬をためこんでいたり，銃を手に入れたりしていないか？）。SSF評価のこの時点で自殺の計画の内容が明らかになったら，協働的治療計画で，患者も参加するCAMS安定化計画の一部として，「自殺手段の制限」を効果的に実施することができる。

ビルの症例に戻ると，SSFのセクションBの質問によって明らかになったのは，彼が実際に「お気に入りの」銃を選んでいて，「弾丸を眉間に撃ちこむ」とまでありありと計画していたことだった。銃口を口に入れて撃つことも考えたが，失敗して，生き延びて，「植物状態」になるのではないかと怖れた。ビルには，ただ過量服薬が漠然と頭に浮かぶ以外に，他の方法を実際に思いつくことができなかったが，それも生き延びてしまう可能性があると思った。このように特定で，詳細で，致死的な計画があるというのはきわめて危険が高い。ビルは自殺についてひどく熱心に計画し，自殺を図って，生き延びる余地を残したくないと考えていたので，私は彼の自殺の危険をとても心配した。すでに述べたように，SSFの自殺の計画についての質問は2つの計画について取り上げているが，これは実際には稀ではない。患者には時に追加の計画があるが，3つ以上の計画は稀であるので，私は普通最初の2つの計画で質問を止める（Florentine & Crane, 2010; Hawton, 2007）。

自殺の準備

自殺の危険の高い人の多くは，自殺未遂や既遂自殺の前に，ある特定の準備行動に及ぶ（Rudd, 2008; Rudd & Joiner, 1998）。一般に，準備行動は，致死的な方法を購入する，インターネットで薬の致死量を調べる，助けられないような場所を選ぶといった，自殺企図の実行にしばしば関連している。その他の準備行動としては，身辺整理をする，遺言を書く，別れのビデオを撮影する，フェイスブックに謎めいた言葉を残す，気に入った活動を最後に行う，家族や友達に別れを告げる，大切な物を他者に贈るなどがある。これらの行動はすべて，自殺行動の予行を反映していて，自殺の危険を強くほのめかしている。すでに述べたように，ビルは実際に妻子に宛てた遺言を書いていて，身辺を整理していたが，これはどちらも自殺の方向に向けられた心理的な準備行動を反映している。

自殺の予行

自殺の準備とは別に，自殺の予行と呼ばれる他の一連の行動がある（Rudd, 2008）。このような行動は典型的には，自殺の計画を文字通り行動化したり，予行してみることである。たとえば，ある人が縄を手にし，車庫の梁を探し，そこに適当な長さの縄をかけ，その下に椅子を置き，その上に昇り，縄を首にかけ，あやうく椅子を蹴るといったところまでいく。このような予行行動は非常に深刻であり，実際の自殺企図がまさに起きてしまうかもしれない。多くの既遂自殺者が，最後の行動に及ぶ前に，弾をこめた銃を頭に向けたり，銃口を身体のさまざまな部位に押しあてたり，銃口を咥えたりしていたことが報告されている。前述したように，ビルは銃で自殺しようと深刻に考えていて，これは死ぬ意図の可能性を明らかに示していた。このような行動はすべての準備行動の中でも非常に危険であるので，これらを発見することは重要である。喩えて言えば，自殺の危険の高い人は，このような行動を通じて，死の崖淵まで恐る恐る近づいて，淵の底を覗きこんでいるようなものである。

自殺行動の既往

自殺未遂歴は，将来の自殺行動の重要な危険因子とみなされてきた（Sveticic & De Leo, 2012）。ラッドらの研究によると，自殺念慮だけの人，1回だけ自殺未遂に及んだ人，複数回の自殺未遂に及んだ人の間には明らかな差が認められた（Rudd & Joiner, 1998; Joiner et al., 2005）。将来の自殺行動の危険は，自殺未遂歴，とくに複数回の自殺未遂歴と有意に相関していた。この領域において，手首自傷やわずかな過量服薬といった死に至らないような表面的な未遂ではなく，主に「真の」未遂を探ろうとしている。私たちの危険評価では自殺未遂歴を重視しているが，既遂自殺者と自殺未遂者を比較したフランスの研究によると，男性の既遂自殺者では，自殺未遂歴の率が低いことが指摘されているので，自殺の危険について理解するには，性差が関係しているのかもしれない（Younes et al., 2015）。

ビルの症例に戻ると，自殺未遂歴は認めないものの，自殺念慮と自殺の計画は深刻である。彼のSSFに明らかなように，一日に2～3回，自殺について考え，それは30分間～2時間続く。夜間に，ビルがひとりで書斎にいる時に自殺を考え，机の引き出しの中に銃があり，いつでもそれに手を伸ばすことができることを考えると，この状況は非常に深刻である。

衝動性

自殺企図は主として，焦燥感が高く，自己のコントロールがきかない，非常に衝動的な状態で生じるので，患者が自身の衝動性をどのように理解しているのかを知ることは有用である。一般的に言って，衝動性は，よく考えられていない行動として幅広い領域に認められる（Anestis, Soreray, Gutierrez, Hernández, & Joiner, 2014）。そのような行動が元来自己に向けられたものである場合には，自殺の危険がさらに高まる。たとえば，自殺企図は，喧嘩（Bridge, Reynolds, et al., 2015; Simon et al., 2002; Simon & Crosby, 2000），素行障害（Conduct Disoders）や衝動制御障害（Impulse-Control Disorders）（Nock et al., 2009），無思慮（すなわち，自己の行動の結果について考える能力が低い）（Klonsky & May, 2010）などの既往歴と密接な関連がある。実際のところ，衝動性は多くの下位要素（例：状態衝動性や特性衝動性）からなる複雑な現象であり，これは，単純な「はい」か「いいえ」かの質問で答えることができない。しかし，多くの点で，この特質について質問することによって，患者は自分の行動パターンについて考える機会を得られる。患者自身が衝動性をどのようにとらえ，他者がそれをどのようにとらえているかを考えることであり，それ自体が重要な評価の練習となる。ビルの場合には，「誰も私のことを衝動的だとは言わないだろう」と几帳面に答えた。

物質乱用

自殺行動と密接に関連する他の危険因子として，物質乱用（substance abuse）がある（Esposito-Smythers & Spirito, 2004: Nock et al., 2009）。物質乱用は，全般的な衝動制御の能力を下げるため，衝動的な行動に密接に関連することは周知の事実である。さらに，中毒の状態で自殺する人も多い（Borges & Rosovsky, 1996, Hufford, 2001）。アルコールと自殺の関係は研究論文で証明されてきたが（Wilcox, Conner, & Caine, 2004），物質使用障害（substance use disorders）と自殺の関係についても明らかにした研究が多い（Hufford, 2001; Esposito-Smythers & Spirito, 2004）。ビルは大酒することもあると認めているが，比較的長期間（2年間）素面でいた時期もあった。ビルが認めた最近の飲酒行動は，自殺の危険を高める重要な関心事である。

深刻な喪失

長年にわたり，自殺学者は自殺がしばしば喪失体験によって引き起こされることを指摘してきた（Maris, Berman, & Maltsberger, 1992）。大きな喪失もあれば，小さな喪失もあるだろう。ある非常に深刻なひとつの喪失もあれば，あまり深刻ではないがいくつもの喪失が積み重なる場合もあり得る。その例としては，離婚，失恋，財政の破綻，愛する者やペットの死などがある。文字通り，何らかの意味がある出来事ならば，それを失うことはすべて喪失となる（Ajdacic-Gross et al., 2008; Brent et al., 1993; Joubert, Petrakis, & Cementon, 2012; Stack & Scourfield, 2015）。さらに，自殺を引き起こす喪失は象徴的なものでもあり得る。たとえば，大切にしていた仕事から引退することなどである。自殺に先行する喪失はしばしば状況に関連するのだが，このような喪失は一般にかならずしも自殺の単一の原因ではない（Maris et al., 1992）。ビルに関しては，自殺に関連する明らかに重要な喪失は認められない。

対人関係の問題

社会学者の研究のおかげで，社会的要因が多くの自殺行動でも意味があることが知られている（Durkheim, 1951）。全年齢を通じて，良好な対人関係や社会的統合は自殺の保護因子であることも知られている（Daniel & Goldston, 2012; Eisenberg & Resnick, 2006; McLaren & Challis, 2009; Rowe, Conwell, Schulberg, & Bruce, 2006）。臨床的介入の視点からは，きわめて自殺の危険の高い人を孤立させないように努力することが重要である。ビルはそれほど孤立してはいなかったが，家族や友達との間に距離を置いていることを本人も認めていて，夜は長時間，書斎で孤独に過ごし，自殺についてばかり考えていた。これに関連して，より特定して述べるならば，私たちが検討した自殺の危険の高い患者のほとんどが自殺に関連した第一の心配として対人関係の問題があった（Jobes et al., 2004）。これらの自殺の原因となる対人関係には，恋人との関係もあれば，家族や友人との関係の問題もあるだろう（Joiner, 2005）。ビルの場合，結婚の問題が自殺の危険と密接に関連している。

他者の重荷になること

ジョイナーの研究によると，「他者の重荷になっているという感覚」は，孤立や対人関係の問題とは異なるものの，自殺に関連した対人関係のもうひとつの問題である（Joiner, 2005）。自分が他者にとって重荷になっていると感じていることの致命的な側面は，危険な悪影響をもたらす。すなわち，自殺は重荷を負わせている他者にとっての最高の「贈り物」となり，自殺の危険の高い人がかけている負担を軽減することになるといった意味合いを生む。私はまるで確固として構築された妄想のように思える例に出会ったことがある。私の診察室で，ある17歳の少年が，涙ながらに必死でなだめようとする母親に対して，最初の数年間は辛いかもしれないが，結局，彼が死んでしまったことに対して母親も嬉しく感じるだろうと言った。母親と息子がこの件について言い争っているのを，父親はすっかり気落ちして，恐ろしげに傍観していた。妄想ではないかもしれないが，自分が死んでしまえば，家族は楽になると，ビルも考えていたことは明らかだった。

健康や疼痛の問題

とくに慢性の，全般的な健康問題が自殺の危険と関連するというさまざまなデータがある（Giner et al., 2013; Maris et al., 2000; Sanna et al., 2014）。慢性の身体的疼痛があっても天寿を全うする人も多いが，そのような状態をまったく耐え難いと感じ，逃走の欲求から自殺の危険が高まる人もいる（Hooley, Franklin, & Nock, 2014; Smith, Edwards, Robinson, & Dworkin, 2004）。ビルの場合，自殺の危険に関連するような，明らかな健康問題は認められない。

睡眠の問題

過去10年間に，睡眠障害，とくに重症の不眠が自殺の危険に果たす役割について関心が高まってきた（Pigeon, Pinquart, & Conner, 2012）。不眠，過眠，悪夢などの睡眠の問題が思春期の人の自殺の危険を有意に高めることが明らかにされた（Goldstein, Bridge, & Brent, 2008）。さらに，自殺した復員軍人423人において，睡眠障害は直近の自殺の危険と一過性に関連していた（Pigeon, Britton, Ilgen, Chapman, & Conner, 2012）。ビルは最近しばしば不眠に悩んでいるし，これまでにも不眠の問題を認めた点は注意を払うべきである。大酒は「意識を失う」ことに役立つが，夜中に目が覚めてしまい，失見当識を呈し，ふたたび寝入ることができないと述べている。

法的・経済的問題

法的な問題も自殺の危険と有意に関連することが知られている（Brent et al., 1993）。実際のところ，（飲酒運転で逮捕されるなどして）刑務所や留置場に収監された人の自殺企図や既遂自殺は深刻な問題である。はじめて起訴された直後には自殺の危険がしばしば高まる（Oordt et al., 2005）。同様に，貧困，失業，クレジットカードの負債，借金苦，税金の不払い，単に家計のやりくりができないといった経済的な問題もすべて自殺の危険を高めることに関連する（Coope et al., 2015; Pompili et al., 2011）。ビルの状況では明らかな法的問題は認めないが，いくつかの経済的なストレッサーがある。

恥

最後に，関連の独特な危険因子として，恥があり，他者の目に触れられたくない過去の誤った行いから逃げる欲求に主要な役割を果たすことがある。たとえば，児童虐待のために起訴される怖れに直面した神父が，専門職として，そして，個人的にも恥辱感を覚えて，自殺未遂に及んだり，自殺してしまった例を，私は知っている。それとは対照的に，虐待の犠牲になったことも，自殺や自己破壊行動にとくに主要な役割を果たす（Linehan, 1993a）。軍隊に関する私たちの研究でも，軍隊には力強くて頑強であることを強調する文化があるため，恥の問題が自殺の危険に関して重要な要因であることが明らかにされた（Bryan, Jennings, Jobes, & Bradley, 2012; Bryan, Morrow, Etienne, & Ray-Sannerud, 2013; Jobes, 2013c）。私の患者のビルは，人生の「負け犬」であり「敗残者」になっていることを恥ずかしく感じている。

セクションBの結論

SSFのセクションBへの記入が終わると，臨床家と患者は次にSSFのセクションCに移っていく。セクションCでは，自殺に焦点を当てた安定化計画と，CAMSに基づいた患者主体の治療計画を取り上げて，協力してそれを立案していく。最初のセッションでSSF評価を終えるには，次のように患者に話しかけるのが一般的である。

> 「あなたが私と協力して，進んでこの評価を終えてくださったことに感謝します。あなたに今，何が起きていて，どうして自殺を考えるようになったのか，私たちはふたりともこれまでよりもよく理解できるようになったと，私は考えます。あなたに自殺の危険が迫った理由を知ることは，あなたの苦痛や苦悩に対処する別の選択肢を探っていくうえで欠かすことができま

せん。治療計画を立てる前に，何か質問はありませんか？」

症例：ビルの危険の定式化

ビルの症例についてセクションAとセクションBで収集した評価データのすべてを検討して，私は彼の自殺の危険の可能性はきわめて高いと考える。実際のところ，ビルの自殺の危険がこれほど高いことを考えると，彼が今も生きていて，私のもとを受診してきたという事実に驚く。ビルの呈している本質的な危険を前にして，ほとんどの臨床家はただちに彼を入院させることを考えるだろうし，私自身もその選択肢を真剣に検討した。しかし，CAMSに基づくアプローチでは，可能な限り入院治療を控えようとして，入院治療は最後の手段ととらえている。ビルのSSFの主要な評価では，きわめて深刻な苦痛が明らかになり，自己嫌悪と絶望感が私の関心を強く引く。彼の自殺の危険が，自己意識や重要な対人関係の双方と関連していることを，ビルは認めている。彼の生きる理由よりも，死ぬ理由のほうが優勢だし，全般的に，生きることよりも，死ぬことに魅かれているように見える。心理的に罠にはまっているという感じもとくに私には心配の種である。

SSFのセクションBによると，ビルは可能な限りもっとも致死的な方法を用いて命を絶つことに非常に多くの時間とエネルギーを注いできたことがわかる。彼は身辺を整理し，実際に遺言状も書いた。飲酒や精神科治療を適切に受けてこなかったことは不吉な前兆である。幸い，さまざまな自殺の危険因子を認めるものの，これまでに自殺企図歴はない。ビルは今，臨床心理士の診察室に座っていて，臨床心理士はビルから彼の自殺との必死の闘いに関する重要なデータを引き出そうとしている。ビルはまだ生きていて，話をしている。彼は死んでしまって，口を閉ざしてはいない。これこそがおそらく現時点でビルについて私たちが収集したもっとも重要な（そして，勇気づけられる）評価データであるだろう。

まとめと結論

最初のセッションで患者と一緒にセクションAとセクションBに記入していくことは，CAMSの成功にとって非常に重要である。自殺の危険の評価に向けたCAMSアプローチは，治療同盟を築き，患者自身が治療に深く関与するように働きかけることを目的として創られている。セクションAが強調しているのは，患者自身が自分の経験についてもっともよく知っているのだという点を，臨床家が伝えようとしていることである。患者自身の必死の闘いを本人がどのようにとらえているかという点こそが，評価において最重要であり，臨床家の仕事とは，自殺の危険の本質を探り，この重要な認識を共感的に理解することである。

前述したように，セクションAでは，自殺そのものよりも，苦痛や苦悩に大きな力点を置いている。患者の苦痛や苦悩を強調した後に，セクションBでは実証された自殺の危険因子や警戒兆候に焦点を当てていき，自殺に関連するさまざまな変数について客観的な視点を提供する。セクションBは，第一の評価（患者の現象学と精神内界における闘争に焦点を当てたセクションA）に引き続いて行われるのだが，実証に基づく自殺の危険因子や警戒兆候により深く焦点を当てている。このように自殺の危険評価を実施することによって，私たちは共感的で協働的なアプローチを強調する。入院治療や自殺しないという契約で患者と主導権争いに陥るのではなく，協働的な治療同盟を築き，患者自身も関与して，患者主体のCAMS治療計画を立案していく。ビルの場合，私たちが直面する治療上の問題は非常に大きい。SSFのセクションAとBに対するビルの反応を見ると，彼の自殺の危険の可能性について心配するだけの多くの理由がある。すでに致死的な自殺の手段を手にしているし，死ぬことに心理的に囚われていることを考慮すると，ビルはたしかに自殺の危険の高い人であると考えるべきである。全般的な危険が非常に高いことを考えると，入院治療を避けるのは大きな挑戦となるだろう。しかし，CAMSでは，それを試みようとする。次に，自殺に焦点を当てた外来治療を安全に用いた治療計画を立てようとする。そして，それはビルの命を救う手助けとなるように明らかに工夫されている。

第5章
CAMS治療計画
患者と協力して 自殺に焦点を当てた治療計画を立てる

私たち全員がよく知っているように，精神科治療の文献には数多くの異なるタイプの心理療法や治療が解説されている。私がはじめて大学院の講義を担当した時には，精神分析学，行動学，人間性心理学の3大学派という視点でとらえることが一般的であった。今日では，これらの主要な学派はさらに発展し，相互に影響を及ぼしあっている。たとえば，精神分析学派は，自我心理学，衝動理論，対象関係論，自己心理学をはじめとする，さまざまな「精神力動」学派へと発展していった。今でも，人間性心理学に基づく，患者中心の，実存療法を熱心に実践する臨床家もいて，これらの学派の理論が幅広く用いられている。認知的アプローチと結合させた行動療法（とくに行動活性化）はこの数十年間とくに発展し，全般的に最高のデータがある（Dimidjian et al., 2006; Martell, Dimidjian, & Herman-Dunn, 2013）。認知行動療法の範疇で，マインドフルネスを強調する「第三の」心理療法の新世代が今や舞台の中心に姿を現してきた。このような療法の例として，マインドフルネスに基づく認知療法（Segal, Williams, & Teasdale, 2012），アクセプタンス＆コミットメント療法（Ducasse et al., 2014; Hayes, Strosahl, & Wilson, 2011），その他の同様の指向の統合的療法アプローチ（Kahl, Winter, & Schweiger, 2012; Roemer & Orsillo, 2009）などがある。

これらさまざまな学派や異なる心理療法以外にも，精神科医療従事者には他にも数多くの種類の療法がある。持続曝露を活用した新たな療法（Foa, Hembree, & Rothbaum, 2007; Powers, Halpern, Ferenschak, Gillihan, & Foa, 2010），認知過程療法（Matulis, Resick, Rosner, & Steil, 2014; Resick & Schnicke, 1992），眼球運動による脱感作と再処理法（eye movement desensitization and reprocessing: EMDR）（Shapiro, 1996）などがさまざまなトラウマの治療に用いられている。メンタライゼーション（mentalization）は複雑なパーソナリティ障害患者の治療に用いられる新たなアプローチである（Allen, Fonagy, & Bateman, 2008; Bateman & Fonagy, 2006, 2009）。バイオフィードバック（Nestoriuc, Martin, Rief & Andrasik, 2008; Siepmann, Aykac, Unterdörfer, Petrowski, & Mueck-Weymann, 2008）や臨床催眠（Patterson & Jensen, 2003）もさまざまな問題や心身の不安の治療に用いられてきた。医学の分野からは，数多くの向精神薬（Mark, 2010），電気けいれん療法（Kayser et al., 2011），経頭蓋磁気刺激（Slotema, Blom, Hoek, & Sommer, 2010），ケタミン静注という興味深い使用（Price, Nock, Charney, & Mathew, 2009）なども ある。精神科治療の様式を見ると，もちろん，個人療法，集団療法，カップル療法，家族療法，インヴィヴォの行動的曝露療法が公の機関や患者の自宅で実施されている。最後になったが，治療の場も非常に多岐にわたる。たとえば，クリニック，カウンセリングセンター，救急部，入院施設，地域精神保健センター，部分的あるいは昼間治療施設などがある。

私は実用を尊ぶ臨床家であるので，患者の精神障害を治療し，症状を減らし，苦痛や苦悩を和らげるのに効果的ないかなる理論，療法，治療戦略（あるいはいくつかの療法を統合した介入）も支持する。25年間の臨床経験を通じて，研究のエビデンスでは支持されていない効果的な治療法が数多くあることを承知しているのだが，私は学問的な臨床家・研究者であるので，実証的なデータで支持される介入や療法を強く推薦する。すべての条件が同じだとしても，私は臨床的に効果的で，実証的に支持されている治療を明らかに好むという傾向がある。

精神保健領域において，効果的なさまざまな治療の選択肢があり，多くの「真実」があることが事実であるにせよ，私は特定のひとつの学派だけを深く信じたりしないし，特定の理論や療法だけしか使わないということはけっしてない。私ははじめは精神分析学的に患者を解釈するような研修を受けて，この視点を自殺の危険を理解するのに応用した（Jobes, 1995b; Jobes & Karmel, 1996）。長年にわたって，私はとくに精神力動的な防衛分析をよく用いてきた（McWilliams, 2011）。しかし，現在は，私は洞察指向技法と認知行動療法的技法を統合するとともに，人間性心理学，対人関係療法，実存療法のさまざまなアプローチも採用している。この領域の多くの人々と同様に，私も明らかに統合的・折衷的なアプローチをしている。さらに，私は集団療法のすばらしい価値，適切に処方され，モニターされた向精神薬の優れた効果，カップル療法や臨床催眠の有用性も認めている。

振り返ってみると，私が専門家として歩み始めた若い頃に経験したもっとも印象的な出来事のひとつは，重症のうつ病で，自殺の危険の高い入院患者に実施された電気けいれん療法が著効するのを目撃したことであった。かつては誇り高く，著明であった政府の高官は自分の世話さえできず，毎晩，大小便失禁し，衛生状態もひどく悪かった。私たちが一様に驚いたのは，第3回目の電気けいれん療法を終えた翌朝，ナースステーションにやってきたこの男性は，身だしなみをすっかり整えて，笑顔でスタッフに対して「皆さん，おはようございます。すばらしい天気ですね」と挨拶したのだ。非常に重症の精神状態に対して治療の全スペクトルが持つ効果を目撃すると，柔軟に治療を選択し，さまざまな治療の選択肢をすべて使うことの実用的な意味を実感しないわけにはいかない。私は精神保健領域の治療者として，病める患者を助けるという唯一の目的で，私が探し出せるすべての治療法を用いたいのだ。

しかし，多くの臨床家が治療に対して統合的なアプローチを取り入れようとしないことを，私は知っている。実際に，多くの精神保健の専門家が特定の臨床的アプローチや特定の学説の方向性に拘って，幅広い領域の技法を統合したり，CAMSのような自殺に対するアプローチを日常的に使ったりすることに，ためらいを感じている。第1章で解説したように，長年かけてCAMSを創りあげてきた主な目標とは，臨床家の理論的方向性，気に入った治療的アプローチ，精神保健の個別の専門領域，臨床の場にかかわらず，自殺の危険の治療に広く用いることができる介入を開発することであった。CAMSは臨床的な関与と評価を最優先課題としているのだが，CAMSの最大の特徴である自殺に焦点を当てた治療計画には，患者が自己定義する自殺衝動を効果的に治療することを目的とした，いかなる理論や治療法も含まれる。この点で，CAMSが臨床的判断を妨げることもなければ，使用すべき治療の理論やタイプを頑なに指示するものでもないことに，私はとくに満足している（Jobes & Drozd, 2004）。本章では，CAMSに基づく治療計画の幅広い概念的側面について解説したうえで，段階的なCAMS治療計画過程について述べることにする。

CAMS治療計画の概観

自殺に焦点を当てた治療計画に関連する一般的な問題として，あなたは次のように自問しなければならない。「もしも自殺が，この患者にとって自分の苦痛や苦悩に対処するための最善の選択肢であるならば，なぜこの人はこの問題について精神保健の専門家である私のもとに受診してきたのだろうか？」それに対する明らかな答えとは，その人は自殺が自分の苦痛や苦悩に対処するための最善の選択肢であるとまだ最終的に決めてはいないからこそ，あなたのもとに受診して来たのだ。患者は生と死の間を揺れ動いているのであり，それこそが命を救う臨床的介入を一緒に探り当てる突破口にできる。

自殺の危険の高い人は一般に生と死の間で激しく揺れ動いているので，自殺の誘惑に対して恐ろしく感じるとともに，切迫していると感じている。そこで，臨床家はいかなる自殺の危険の高い患者に対しても，治療計画の最初の側面に巧みに働きかけていかなければならない。きわめて自殺の危険の高い人に対処の選択肢として永遠に自殺を「諦め」させるというのはあまりにも不合理であるので，時間枠を考慮することは重要だ。その代わりに，臨床家が治療を試みるための時間を慎重に交渉するのは理にかなっていると，私は考える。そこで，自殺の選択肢をほんのしばらく後回しにすることを提案する。私は患者に対して次のように話し始める。

> 「自殺を実行して，あなたの苦しみを止める前に，エビデンスに基づいた，自殺に焦点を当てた治療法を試して，他の対処法を探ってみるのはいかがでしょうか。もちろん，自殺をはじめとして，他にもたくさんの選択肢があります。それについては後に，私の助けを借りずに考えてみることができるでしょう」

この語りかけの最後の部分はやや挑発的に響くかもしれない。しかし，適切な口調で強調するのであれば，臨床的文脈において，このような言葉は合理的であるばかりか，共感的でもあり，自殺を巡る主導権争いの可能性を和らげることにもなる。おそらくもっとも重要であるのは，このような話しかけや態度は，自殺という選択が心理的に保証している力や自律の感覚を，傷つきやすい患者から奪い去ることがないことである。自殺の危険の高い人に働きかけていく際に，もっとも強力な臨床的な介入のひとつとして，しばらく自殺を後回しにすることを患者とはっきりと交渉することだと，私は考えている。こうすることの要点をまとめると次のようになる。臨床家が自殺の危険の高い患者に期待できる合理的なこととは何だろうか？　逆に，自殺の危険の高い患者の視点からとらえると，最終的に命を救うことになるかもしれない効果的な治療の可能性に賭けて，耐え難いと思われる極度の苦痛にこれからも耐えていくことについて，何が合理的であるのだろうか？

ある限られた期間，自殺に焦点を当てた外来治療計画について話し合うことは，臨床的に合理的であり，必要なことであると，私は自殺の危険の高い患者に伝える。CAMSでは，ある程度の期間，患者自身も，自殺に焦点を当てた治療計画に協力して関与することが求められる。さらに，CAMSでは，臨床的あるいは道徳的な強制を避けて，自由に治療計画にアプローチする。前述したように，私は患者と協力して自殺に焦点を当てた治療を交渉するにあたって，（命を救うことに焦点を当てた治療を終えた後に）患者には自らの命を絶つこともできると，私は率直に認める。しかし，患者が自殺に焦点を当てた治療を受けている間は，命を救う治療に完全に関わる必要があるという点を，私は共感的な態度で強調する。この治療では，自殺に代わる他の有効な選択肢を徹底的に探ることになる。

このように配慮する以外に，（治療の開始時に読み上げて，署名したHIPAAの同意書に明記されているように）患者に自傷他害の危険が明白かつ緊急になった場合には，臨床家が果たすべき法律の規定に従って，私は専門家としての義務を果たし，患者を入院させることもあり得ると，はっきりと伝える（Jobes & O'Connor, 2009）。しかし，このもっとも極端な医学・法学的制約に至らない部分では，臨床家と患者が協力して命を救う可能性のある治療計画を立てる余地が十分に残されている。治療を受けることによって，患者には得るものこそあっても，失うものはない点について，私はしばしば強調する。

この治療計画の交渉を成功させるには，患者が治療をある程度試みた後に，自殺をすることも可能であるという点を理解し，自分で状況をコントロールする感覚を維持していると信じられることが重要である。私がこのように話す時には，私は重要な選択肢として自殺を支持しているのでもなければ，自殺が適切な対処法であると考えているのでもないという立場を明確にしておく。私はけっしてそんなことはしない。その結果，自殺の危険の高い患者は深刻な選択に迫られる。患者はもう少し生きてみて，治療によって苦痛のない人生を送ることができるようになるのだろうか？　それとも，患者は治療を受けないことを選択し，耐え難い苦悩を抱き続け，その明らかな結果が生じるのだろうか？　これは非常に重要な選択であるが，患者自身が答えを出さなければならないと，私は考える。そこで，少なくとも今は，生きることを意識的に選ぶことを鼓舞し，期間を限定した治療を選択し，何が可能であるかを探る（必然的に希望の灯をともす）ように，臨床家は患者に巧みに働きかけていく。

第1章で評価のテンポについて触れたように，私はCAMSの治療計画について次のような治療的比喩をしばしば用いる。

「あなたが私と一緒に治療の旅に出ると考えてみてほしいのです。この旅では，あなたが運転手で，私がナビゲーターです。私はこの旅をこれまでに何度もしたことがあって，道をよく知っていて，よくできた地図もカーナビもあります。しかし，運転手が替われば，旅もまったく同じというわけではありません。運転手にとってははじめての道ですし，私たちは協力して，どの道を行き，どこで休憩し，どのような速度で走るか決めながら，旅をしていきます。この自動車旅行を成功させるためには，私もあなたも計画通りに旅を進めていくことに集中しなければなりません。私たちが望む治療的な最終地点を探し当てるのは難しいかもしれないと，私は承知していますし，率直に言って，道を間違えることもあるかもしれません。しかし，私たちが一緒に旅するチームとして協力していくならば，私たちが行きたいと考えている場所に到着できると，私は信じています」

「私はあなたが大変に苦しい思いをしていることを知っているので，私と一緒の旅は，特定の期間，すなわち最低3カ月間にします。それから後は，ふたりで考えて，一緒の旅を続けるか，あるいは，別れて，あなただけで旅を続けるか，ナビゲーターを替えて旅をすることもできます。あなたがとても苦しい思いをしていることも知っていますし，望ましい最終地点を期待し，あなたが考えている選択が深刻であることも承知していますが，これはあなたにとって理にかなった期待であることを，私は信じています」

「あなたが私と一緒にこの旅に出ることに同意してくださるならば，しばらくの間はこの旅に全力で関わり，この旅に真剣に取り組む必要があります。すなわち，あなたは自動車に乗りこんで，ドアを閉め，鍵をかけ，シートベルトを締め，両手をハンドルに置く必要があります。ドアを半開きにしておくことを主張するならば，凸凹した道路で，あなたは自動車の外に投げ出されて，この旅は失敗するでしょう。あなたがどうしてもそうしなければならないのであれば，私たちは別のナビゲーターを探すか，あなたはまだ私のような人とこの種の旅をする準備ができていないことを認めなければなりません」

「あなたのナビゲーターとして，私は専門の知識，地図，カーナビ，この旅をしばらくの間進めていく経験を備えて，あなたの隣に座っています。私たちは協力して旅を続けていき，あなたにとっての治療的最終目的地を探しましょう。その最終目的地が，今あなたがいる場所よりもずっとよいことを，私は保証できます。そこでは，あなたの苦痛や苦悩が明らかに減り，人生に対処していく能力がはっきりと改善しているでしょう」

私はこの旅の比喩を適切に用いて，両者が適切に関与する必要性を強調する。両者はきちんと自動車に乗りこみ，ドアを半開きにしたり，脚を窓から突き出したりしてはならない。患者自身の関与を求め，臨床家と患者の両者が関与することを期待する。自動車のすべてのドアを閉め，鍵をかけ，シートベルトも安全に締める。この時点では患者ひとりでは探し当てることができない，望ましい目標に向けて，両者は一緒に治療の旅を始めることを誓う。このような状況で，この種の治療の旅を始めることに同意しない患者には，私は基本的には次の3つの選択肢があることを示す。(1) 緊急の危険を認めるならば入院治療，(2) 異なる方法で旅をする他の臨床家に紹介しなおす，(3) 緊急の危険を認めないならば，私の援助や助言なしに，患者単独で運転を続ける（すなわち，しばしば見逃されているが，精神科治療を受けないという選択肢もあり得る）(Jobes, 2011)。

他で述べたように (Wise, Jobes, Simpson, & Berman, 2005)，自殺の危険の高い患者に対する「期間を特定した緊急の治療計画」は，臨床家が出会う自殺の危険の可能性の高い患者すべてに当てはまらないかもしれない（とくに，発達障害，急性の精神病，重症のパーソナリティ障害の患者)。しかし，臨床家はどのような患者（とくに自殺が問題となる患者）に対しても，患者にとって最善の利益を念頭に置きながら，臨床的な過程について妥当な計画を専門家として明確に伝える義務がある。患者がこの治療に同意し，受け入れるか否かは，患者自身の選択であり，脅しや圧力をかけてはならない。とはいえ，私はけっして臨床的に自殺を予防するために強制的なアプローチを積極的に支持する者ではないのだが，時には，本人の意思に反してでも，自殺の危険の高い患者を入院させなければならないこともあると考えている。前述したように，患者に明白かつ緊急の自傷他害の怖れがある場合には，法律の定めに従って，私は法律上の義務を果たす。しかし，これほど緊急の状態でない場合には，私は患者と妥当な交渉をして，時間をかけて，信頼を得て，同盟関係を築き，患者が生きようとする闘いへの動機づけを高めるように助力する。

CAMSアプローチの中心的な点を強調して，この話題を締めくくることにしよう。あなたが今読んでいるのは，自殺の危険に関する協働的評価と管理についての本である。自殺の危険に対処することに関して，このアプローチではとくに「治療（treatment)」とは同じではない「管理（management)」を強調することを私はずいぶん前に決めた。CAMS（collaborative assessment and management of suicidality）は，CATS（collaborative assessment and treatment of suicidality）ではない。もちろん，この章でも，本全体を通しても，治療的意味合いは述べられている。しかし，CAMSでは，患者が自殺願望を完全に克服して，生きていたいと思うようになるまで，自殺の危険を臨床的に管理する点を強調している。CAMSケアが成功するのは，患者が自殺への拘りから自己を解放できた時である。人生における自殺が持つ目的と価値がなくなった時に，自殺の危険の高い患者は自殺を放棄するというのが真実であって，臨床家が患者に命令してそうなるものではない。患者がその思考を変え，生きることに完全に関わるようになり，人生で自殺する意味がなくなることこそが，CAMSの最終目標である。

「自殺の脅迫」を前にした臨床的治療計画

臨床家が患者の思い通りにならないと，患者が自殺を図ったり，実際に自殺してしまったり，そのために非難され，医療過誤の訴訟を起こされるかもしれないというのは，自殺の危険の高い患者の治療に当たっている臨床家がしばしば抱く不安である。本書の第1版で，私はこの現象をあからさまに「自殺の脅迫」と呼んだ。この難しい問題について最初に書いた内容を基にして，自殺の脅迫に関連した複雑で倫理的な，危機管理の問題についてひとつの章をすべて割いて解説した（Jobes, 2011）。私が言及した症例は最初はごく普通の出来事で始まり，後に，患者の自殺に直面するという，突然の出来事に遭遇してひどく驚くような事態に発展していった。まさに緊急の事態といった場合もある。このような場合にはきまって，臨床家はいつまでもあちこちに電話をかけまくり，いつものスタイルをかなぐり捨て，患者との通常の距離も置かず，たったひとりの，怖ろしく，苦しまされる患者に多くの時間を使うことになる。私はこの種の経験をとてもよく知っている（Jobes, 2011）。

いつもならば良心的な臨床家も自殺の危険が高まる状況に直面して通常の視点を失ってしまう可能性がある。前述したように，危機的状況に対処するに際して，臨床家はあまり快くないことをしなければならないと感じたり，いつもの決まりを破ったり，通常のやり方を変えなければならないと感じるかもしれない。そして，知らず知らずのうちに，治療は脱線し，制御不能になる。この種の治療は反応を引き起こし，混乱してくる。オランダの少年が堤防の穴を必死になって埋めようとして，あちこち走り回る話を思い出してほしい。しかし，より深刻であるのは，このような治療が患者の最善の利益であることはめったにないという点である。こういった混乱した治療のために，有能で，良心的な臨床家は燃え尽きてしまい，ひどく惨めに感じて，治療には適さなくなってしまう。このような点についてすべて検討した結果として，CAMSのような少なくとも部分的には十分に構造化され，明快で，直接的なアプローチが生まれた。

この話題に関して私が主張しているのは，実際に臨床的治療を受けていないことこそが，自殺の危険の高い患者にとっての問題であって，この点についてしばしば患者も臨床家も同様に見逃している。この考えに抵抗感を覚える人がいることは承知しているのだが，私はこれについて確信していて，良好な治療結果を最大限にすることだけに焦点を当て続けてきた。私が臨床経験や実証的研究から直接学んだのは，治療が効果を現すには，患者の動機づけが適切に高められ，善意の臨床家と協力して治療を進めていく必要があるということだ。患者の動機づけがよい意味で適切に高められるためには，臨床家には治療が効果的に進んでいくように，明快で率直な治療的枠組みを用意する責任があり，患者が最善の情報を得て，同意したうえで治療を進めていかなければならない（Street, Makoul, Arora, & Epstein, 2009）。

とくに自殺の危険の高い患者を治療する臨床家は，患者に対して計画している治療について明確な態度をとり，その根拠も明らかにしておかなければならないと，私は主張する。患者にとって何が最高の利益であるかについて専門家としての意見をまとめ，それをはっきりと患者に伝えるのは臨床家の責務である。患者の特定の問題に最適な治療計画をはっきりと提示して，患者が治療に関与するために十分な情報を得て，同意したうえで，治療に関わることができるようにすべきである。実際に，自殺がとくに問題になっていても，いなくても，この過程を進めるべきである。しかし，自殺が問題であるならば，それが臨床的な主要な関心事であることをはっきりと示すべきであると，私は主張する。自殺の脅迫にどう対処するかという点について，臨床家と患者の双方が直接的で，明快な理解に達していなければならない。この点に関しては，私の態度が揺らぐことはない。私が自殺の危険の高い患者に善意で関わっていくには，ある種の条件を定めておく必要がある。一方，患者も私の専門家としての判断や経験に基づく最善の治療にどのように反応するか決めることができる。

一例として，臨床家と自殺の危険の高い患者の間でとくに問題となるような件に関して考えてみることにしよう。きわめて自殺の危険の高い患者が受診してきたが，自宅で銃がすぐに手に入る状況が明らかになったという状況を想像してほしい。銃が手に入りやすいという問題について話し合っているのだが，患者はたとえ比較的短期間（例：1カ月間）であっても，自宅から銃を取り除いておいてほしいという臨床家の依頼を拒否する。この行きづまりは難しい問題である。一方で，患者が銃を所有するのは正当な権利かもしれない。他方では，疾病対策センターの調査データによると，自宅に火器があることは明らかな死の危険を示している（CDC, 2010; Lahti, Keränen, Hakko, Riala, & Räsänen, 2014; Stroebe, 2013）。臨床家として，私は賭けに出て，患者の拒否に黙って従うこともできる。しかし，私はこれを「交渉決裂」ととらえて，銃が自宅にあるままで治療を進めることや，治療中に短期間だけでも銃を自宅から取り除くことに患者が反対するようでは，私は安心して治療を進めることができないと伝えることもできる。私は患者の拒否が治療を信頼していないと解釈することにする。私の視点では，患者の側のこのような態度は治療計画に対する直接的な脅威であり，患者の命を救おうとする治療努力を基本的に台無しにしてしまう。さらに，私はこの症例の治療をここで終えて，他の治療者に紹介しなおさなければならないかもしれない。私の立場をはっきりさせておこう。これは政治的問題でもなければ，憲法上の問題でもない。これは患者の最高の利益についての臨床的判断である。私は自分の患者が銃を所有すべきではないなどと言っているのではない。自殺の問題に取り組んでいることに同意した期間だけ，治療を前に進めるために，私には基本的なルールを決める権利があると主張しているのだ。私は銃の保有について臨床的に争うつもりはない。

ここで臨床的な「遺棄（abandonment）」の倫理的問題に関する当然の憂慮について取り上げておくことが重要である（Jobes, 2011）。遺棄についての主な倫理的憂慮とは，臨床家が突然一方的に治療を中断し，患者が困惑するという状況である。臨床的遺棄の場合，患者は突然臨床的ケアから放り出されてしまい，臨床家による現在進行形の治療やサポートが受けられなくなり，きわめて危険の高い状態に置かれることになる。しかし，患者の最高の利益を考えて，臨床家が思慮深く，原則に沿った立場をとり，それでも治療を終了せざるを得なかったのであれば，状況は異なる。患者が適切な治療を進めるうえで必要な条件を守ることを拒否したために，臨床家が治療を中断しなければならないような場合には，次の点に注意を払うことが重要である。(1) 患者にとって最高の利益を考えていること，(2) 治療に必要な要素（そして，それが必要であるという理由）についてきわめて明確に述べていること，(3) 患者が他の適切な治療を受けられるように，妥当な努力をして他の治療者を紹介していること，(4) 専門家によるコンサルテーションを求めること，(5) 患者にとっての最高の利益に関して臨床家の決定を慎重に記録していること（専門家のコンサルタントの助言も記録しておくことも望ましい)。

次の事例について考えてみよう。数年前に私の同僚がある困難な症例についてコンサルテーションを求めてきた。以前にもコンサルテーションを引き受けたこともあって，私はこの複雑な症例についてよく知っていた。私の同僚はこの女性を約3年間治療していて，患者は気分変調症と境界性パーソナリティ障害と診断されていた。治療はきわめて困難で，敵意に満ち，患者はしばしば自殺すると脅し，実際に，過量服薬による自殺未遂が2回と，精神科入院が1回あった。同僚がコンサルテーションを求めてきた状況というのは，四面楚歌の治療状況で新たな問題が生じたことであった。(患者は週に2回のセッションを受けていたのだが) 1週間にわたってセッションを受けなかった後に，精神科医への受診を止めて，新たな精神科医のもとを受診して，薬物療法をすっかり変更したという。私の同僚は有資格の臨床心理士であったが，突然の展開に狼狽し，新たな精神科医と連絡する同意書に署名してほしいと患者に依頼した。患者は，臨床心理士が新たな精神科医と話し合うことを望まず，署名を拒否し，新たな担当医はこれでよいと言っていると主張した。私の同僚は，標準的な専門家の実践と倫理では協力的な臨床的努力が必要であり，治療チームの他のメンバーと話し合うことができないのは，患者にとって最高の利益にはならないことを説明し，この新たな取り決めは彼にとって受け入れられないと伝えた。患者は意見を変えず，実際のところ，このように私の同僚に反抗するのを楽しんでいるようにさえ見えたという。この症例のこれまでの経過，倫理，同僚の逆転移，他のさまざまな問題について検討した結果，同僚が強い立場をとって，もしも精神科医と協力して治療を協調させたいという同僚の希望に患者が反対するのであれば，治療を止める必要があるという結論に達した。患者が意見を変えるように，同僚が3週間の猶予を与えたのは理にかなっていた。しかし，3週たっても，患者の態度は変わらず，混乱した治療関係は終了せざるを得なかった。最後のセッションで，私の同僚はその行動の理由を振り返って，患者を他の治療者に紹介することを申し出た。同僚は患者が意見を変えさえすれば，喜んで治療をそれまでと同じように続けたいと思っていた。しかし，患者は意見を変えることなく，精神科医から薬物療法も心理療法も受けると言って，苛立ちながら診察室を後にした。この症例は結果という視点からは満足いくものではないが，同僚には他に選択肢はほとんどなく，完全に倫理的で，適切な方法で，必要な治療の終了を迎えたと，私は信じている。

ここでもっとも重要な点は，治療のある側面を進めなければならないという臨床的判断について理解し，それをきちんと主張できることである。治療に必要なある条件を拒否する患者に働きかけていくには，私ならば次のように言う。

「あなたが治療中であっても自殺する権利はあるという立場に私は反論することができません。しかし，これでは私たちは前に進んでいくことができません。そこで，あなたは他のセラピストを探す必要があるでしょう。もちろん，私は喜んでそのお手伝いをします。あるいは，あなたは心理療法を受ける心の準備ができているのかあらためて考えてみるのもよいかもしれません」

私のワークショップに参加した臨床家は，私が患者にこのような立場をとることにしばしば驚く。それに対して，私はけっして逆説的介入の技法を使っているのでもなければ，患者を挑発しているわけでもないとはっきりと言う。私は単に，私自身と治療の限界をはっきりと伝えて，私ができること，喜んでしたいこと，その理由を話しているだけである。私が自殺の危険の高い患者に助言しているのは，自殺という劇的な選択をする前に，患者が真剣に治療に関わる努力をすることを真面目に考えてほしいということなのだ。私の治療を受けているのであれば，患者に全面的に治療に参加してほしい。「治療という自動車」が走っている最中に，そこから飛び降りる準備をしてほしくないのだ。したがって，治療的関与の過程，治療計画と契約の慎重な立案，特定の期間内の治療についてはっきりとさせておくことが重要である。患者にとっての最高の利益となる適切な治療こそが重要であり，患者の問題，自殺の脅迫，パーソナリティの病理を治療の些末事にすることはできないのだ。各治療契約の期間の最後に，よく話し合って，臨床的な進展があったか確認し，次の期間に進むべきかを検討する。

「もしもあなたがこのような頑ななアプローチをとって，患者があなたの条件のひとつを拒否したという理由で，セラピーを受ける準備ができていないと伝えたとする。そして，患者が帰宅して，まさにその晩に自殺してしまったら，あなたに責任はないのか？」と，私はしばしば質問される。そういった展開はもちろん悲劇であり，もしもそんなことが起きたら，私は震え上がるだろう。しかし，率直に言って，私が提唱しているアプローチを使うか否かに関係なく，どのような自殺の危険の高い患者であったとしても，こういった展開は起こり得る。これは私たちすべてが直面している危険である。しかし，私がこの患者は（主要な治療条件に応じないとの理由で）治療に適さないということとは関係なく，医療過誤は次のような過去を振り返った質問によって判断される。患者が私の診察室を去った時に明白かつ緊急の危険を呈していただろうか？　もしも答えが「はい」であるならば，自傷行為に及ばないように，患者は入院（任意入院，あるいは必要ならば措置入院）させなければならなかった。このような状況で入院の手配をしなかった場合には，臨床家は責任を問われるかもしれない。しかし，答えが「いいえ」であっても，臨床家が悲劇的な状況にあることに変わりはないのだが，命を救う目的で作られた時間を限定した妥当な提案を，患者が受け入れることができないか，あるいは，進んで受け入れるかという状況がある。このような状況で，訴訟を起こされないという保証はないし，たとえ勝ち目のほとんどないような事例でも，原告側の弁護士が非常に熱心に取り組もうとする態度は，私にはとても印象的である。しかし，臨床家は自分の通常の，慣習的な実践について態度を明確にしておく必要がある。臨床家が決断を下した理由や，それが患者にとっての最高の利益にどのように関連するかという点について明らかにしておく必要がある。理論や特定のデータによってこの立場が支持されるのであれば，後で振り返っても，抗弁が可能である。第8章で繰り返し解説するが，後知恵が横行することは医療過誤の訴訟では避けることはできないが，結果論からあれこれと批判されることが起きたとしても，詳細で，完全な記録こそがこれに対して重要な役割を果たすことになる。

私の考え方とは異なる他の選択肢は単に抗弁不可能であることを，私は経験から承知している。臨床家は，重要かつ必要な治療条件を拒否する患者と承知しつつも，治療関係を始めて（あるいは続けて）いるというのだ。船体に大きな穴があるのに，危険の可能性がある船旅を自殺の危険の高い患者とともに始める（あるいは続ける）ということと比喩的にはよく似ている。これには臨床家と患者の双方にとって，悲惨な結果が待っている。しかし，臨床家が適切な治療の基本的な条件について説明しないのであれば，不合理であっても仕方がないと患者に伝えているようなものだ（すなわち，患者の命を救うために創られた，合理的な，時間を限定した治療に十分に応じなくても構わないと伝えているようなものだ)。本書の多くの読者と同様に，私も同じような経験をし，同じようなことをしてきた。このようなアプローチは患者の利益にならないし，もちろん，臨床家のためにもならない。自殺の脅迫を前にして臨床家が果たすべき役割について口を閉ざすのは患者にとっての最高の利益にはならず，私はそのように振る舞うことはできない（Stefan, 2016)。

SSFセクションCに記入する

自殺に焦点を当てた治療計画という全般的なCAMSアプローチについて幅広い概念的な側面について取り上げてきたが，ここでは，CAMS治療計画のさらに具体的な手順の側面を検討していこう。第4章で，SSF自殺危険評価（CAMSの第1セッション）の際に臨床家と患者が協力して，SSFセクションBに記入することについて述べた。すでに解説したように，セクションA（患者記入用）とセクションB（臨床家記入用）の評価にはおよそ30分間かかる。この協働的危険評価の過程を終えると，CAMSの自殺に焦点を当てた治療計画へと段階が移っていき，SSFセクションCを記入することになる（治療計画の一部分として，CAMS安定化計画を記入することも含まれる)。

治療計画の交渉についての概説

自殺の危険の高い患者の現在および将来の安定化と安全について，CAMSに基づく臨床的交渉には，次のような主要な要素がある。

1. 守秘義務や自傷についての緊急の危険性に関連する法律的課題を，CAMSの臨床家は患者に率直に説明しておくべきである。この重要な情報は一般には，インフォームドコンセントの過程で伝えられる。この過程に関連する文書は直接的な臨床的接触に先立って患者に渡しておく。この情報に関連するいかなる質問に対しても，有資格の臨床家は十分に答えておく必要がある。
2. CAMSの臨床家は，臨床家と患者の双方が積極的に治療に関わることの重要性を強調する。双方が互いに妥当な期待を持つ。
3. CAMSの臨床家は，患者の自殺願望に対して共感的な態度を示す必要がある。すなわち，自殺が耐え難い苦痛に対処するための魅力的な手段と思っている患者の感情を理解すべきである。しかし，臨床家は次のように，患者を傷つけないようにして，質問する。「自殺は，問題に対処して，欲求に応えるための最善の方法ですか？」
4. CAMSの臨床家は，期間を限定したケアに関して，現在と将来の治療について交渉し，自殺行動に及ぶという欲求を先送りにするすべての可能性について検討すべきであると強調する。
5. CAMSの臨床家は患者と，合理的で，善意に基づく，期間限定の合意に達し，治療が効果を現すことを目標にする。ほとんどの患者がCAMSに6～8セッションで反応することを承知しているので，私は一般的には3カ月間（12セッション）と提案する（Jobes, 2012)。

セクションC（臨床家用）

問題＃	問題の記述	目標と目的	介　入	期　間
1	自傷の可能性	安全と安定化	安定化計画の達成　□	
2				
3				

はい ＿＿＿＿＿　いいえ ＿＿＿＿＿　患者は治療計画を理解し，合意しているか？

はい ＿＿＿＿＿　いいえ ＿＿＿＿＿　患者には緊急の自殺の危険があるか（入院の適用か）？

患者署名　日付　臨床家署名　日付

図5.1　第1セッションSSFセクションC：治療計画

すでに述べたように，標準的なCAMSケアでは，第1セッションで実行可能な外来治療計画を立てることを強調する。臨床家と患者が協力して外来治療を進めていくのであって，入院治療は可能な限り控える。しかし，自殺の危険の高い入院患者に対してCAMSを用いる場合は例外であり，その際に強調するのは，適切な退院とその後の治療の場の決定である（Ellis et al., 2015）。

標準的な外来CAMSでは，SSFセクションCの治療計画を始めるにあたって，私は一般に次のように説明する。

「さて，私たちはあなたの治療計画を立てなければなりません。これをうまく行うには，あなたの苦痛や苦悩，そして自殺行動の危険の可能性について，私たちが知っているすべての情報を検討しなければなりません。セクションAとBの評価は，私たちが協力していくうえでの問題，目標，目的を明らかにするのに役立ちました。それを参考にして効果的な治療計画を立てていきます。自殺の問題を真剣に取り上げなければならないので，最初に，あなたの自傷の可能性にどのように対処して，次に，あなたが自殺を考えるようになった問題とどのように向き合ったらよいのかについて考えなければなりません。もう少し単純に言いましょう。私たちは，あなたが入院しないで済むような治療計画を立てます。しかし，この目標を達成するには，ある一定の期間，私たちが協力して目標達成に関与できるような，自殺に焦点を当てた外来治療計画を立てる必要があるのです」

第一セッションのSSFセクションC（図5.1参照）にとくに関連して，この用紙の治療計画の部分は次の4つの主要な領域からなる。（1）問題の記述，（2）目標と目的，（3）介入，（4）治療期間。

臨床家と患者が隣りあって座り，患者と相談しながら，臨床家がセクションCの治療計画に記入していく。このような精神で進めていくので，CAMSの患者は，自分自身の治療計画の協同立案者であると，私たちは言う。なるべく精神科入院治療を控えるという意図があるにしても，セクションCの問題1「自傷の可能性」については実際に交渉可能ではない。CAMSの重要な第1セッションでは，最初の治療計画過程は，自傷の可能性に唯一の焦点を当てて始まり，それから危機に特異的で，自殺に焦点を当てた安定化計画へと進んでいく。

CAMS安定化計画

CAMS治療計画の最初の主たる焦点は，慎重かつ徹底的な安定化計画を立てて，患者の安全と安定を促進することである。CAMSの標準的な使用法として，私は「CAMS安定化計画（CAMS Stabilization Plan）」を使うことを勧める（SSF-4の次のページ参照）。あるいは，スタンリーらの安全計画介入（Safety Plan Intervention）（Stanley & Brown, 2012），ラッドらの危機対処計画（Crisis Response Plan）（Rudd et al., 2001）といった類似の安定化介入を用いることもできる。この3種の介入のどれにも同様の目標があり，現在，そして将来の危機に対応する患者の能力を増し，自殺行動を避けたり，あるいは少なくとも遅らせたりすることを意図して創られている。換言すると，これらの計画のどれも，苦悩する人が自殺の危険の高い暗い瞬間を乗り越えて，自傷行動に及ぶ衝動を回避するのに役立つような，前もって定められた段階を示している。重要な点は，このような自殺に焦点を当てた，対処志向の安定化計画は，「自殺しない」という契約や「自傷しない」という契約の変種では決してないということである。数十年にわたって，精神科外来治療や入院治療の場において，自殺の危険の高い患者に（時には直接的に強制して）「安全に関与」させることが標準的な臨床的治療であった。大いに非難され，臨床自殺学の専門家からは意図的に避けられてきたのにもかかわらず，自殺しないという契約や安全への関与は今でも行われている（Jobes et al., 2008; Stanley & Brown, 2012）。自殺学の専門家は，自殺しないという契約は実証的に支持されていないし，医療過誤の潜在的危険を増す可能性についても指摘してきた（Lewis, 2007; Rudd, Mandrusiak, & Joiner, 2006）。しかし，患者が自殺の危機に陥った時に何をすべきかに焦点を当てること（安定化のステップ）と，患者がしないことに焦点を当てること（自殺を図らないと約束すること）の間には微妙な形で決定的な差がある。

前述した，広く知られた安定化計画介入はすべて，その精神が類似している。体裁は異なるものの，どれにも含まれているのは，自殺手段の制限，自己慰撫，対処戦略，注意を逸らす技法，他者からのサポートを得る方法，生か死かの状況で必要となる専門家の援助の求め方などに焦点が当てられている。CAMSに基づくケアでは，安定化計画が自殺に焦点を当てた治療計画を立てるための第一段階となる。CAMSケアの全経過中で，患者が終了のCAMS基準に合う（すなわち，3回連続のセッションで，自殺の全般的危険が明らかに減り，残存する自殺念慮や感情が効果的かつ妥当に管理される）ようになるまでは，各セッションで体系的治療が進む過程で，安定化計画を定期的に再検討していく。

安定化計画はさまざまな方法で実施可能であり，CAMSの臨床家は，意味のある対処法を臨機応変に工夫していくことができる。CAMS安定化計画では第一に，致死的な手段を手に入りにくくすることに主な焦点を当てる。これは効果的な安定化計画の重要な第一歩である。多くの場合，患者が致死的な手段を直接手に入れられないように工夫する。たとえば，銃を信頼できる友人に預けたり，あるいは廃棄したりしなければならない。同様に，多量の薬が患者の手に入らないようにする。危険な手段を撤去したことを第三者が署名して「証明書」を発行してもらうといった興味深いアイデアをブライアンらは提案した（Bryan, Stone, & Rudd, 2011）。あるいは，第三者が危険な手段を取り除いたことを臨床家のボイスメールに残すこともできる。患者の環境から実際に撤去できない手段（例：高所からの飛び降り，あるいは一酸化炭素）の場合には，ある特定の橋を避けるとか，自動車を使わない時には，配偶者が鍵を管理するといった工夫をして，その場所への接近を避ける努力をすることに焦点を当てる。危険な手段を取り除いたり，それを妨害したりすることが可能ではない場合も時にはあるのだが，心理的な緩衝物を作ることによって，衝動的な行為の危険が減り，患者自身が死への誘惑を減らすことに責任を持つという善意の努力には意味がある。

CAMSケアでは，臨床家と患者が協力して手段の制限について話し合うことは，両者の間にしばしば真実の瞬間を産み出す。ある一定の期間，患者の命を自殺から救うという目標に真剣に向き合うという両者の決意を検証することになる。患者はしばしば，薬をためこんでおくことはお守りのようなものだと言い，危険な薬を捨てなければならなくなると，実際にひどく怖ろしく感じる。CAMSの臨床家は，患者がこのように安心感を得ていることについて共感的に理解する必要があるのだが，命の危険をもたらさないような，安心感を得るための他の方法を試してみようと，患者に優しく働きかける必要がある。危険な方法がすぐに手に入ることは，CAMSのような命を救うための治療とは相反すると，私はよく話して聞かせる。私にとっては，善意に基づいて，致死的な手段を取り除いたり，減らそうとしたりすることは，治療関係の重要な段階である。あるいは，危険な方法を取り除いたり，手に入りにくくしたりすることに断固たる態度をとることができないと，外来臨床治療が十分に進んでいかないことになりかねない。この問題で行きづまってしまうと，不承不承，任意入院や措置入院が必要となるかもしれない。非常に危険な状態では，私は時に，嫌々ながらもこのような決断を下さなければならない。

致死的な手段に対処する以外にも，自殺念慮や自殺衝動が生じた場合に，患者がある特定の計画を有していることも重要である。これを達成するひとつの方法として，対処の階層を使うことができる。CAMS安定化計画では，「自殺の危機に陥った時のさまざまな対処法」について5つの反応を編み出してみる。これらのさまざまな方法として，患者が不安定になった時に，注意を他に逸らしたり，注意を向けなおす行動，援助を求める方法，患者が行う特定の活動などがある。このような対処戦略を用紙に書き出すか，臨床家の名刺の裏に書いておく。名刺は小さいので，患者がそれを財布やポケットにしまっておいて，いつでもそれを取り出せるようにしておく。対処戦略について巧みに述べている者が他にもいる（Linehan, 2014; Najavits, 2002）。

一般的に言って，この対処志向戦略は，臨床家と患者が協力して，患者のエンパワーメントを増していくというCAMSの哲学に沿っている。とくに，セッションとセッションの間で，困難な状況が生じたら，それに対処するために，信頼できて，前もって計画された段階があるということを，患者が治療計画の過程で知っておくことは重要である。危機的状況が生じた場合に，患者自身ができる5つのことを考えてみるように，私はCAMS安定化計画の適切な部分で提案することにしている。理想的には，このような方法は患者自身が編み出し，治療的なものであるべきであり，典型的には，行動活性化と注意を他に逸らす技法が含まれる。たとえば，外出して，酔っぱらうといったことは，安定化計画としては受け入れられない方法である。その代わりに，運動する，文章を書く，親しい人と話すといった活動はすべて，有効な対処戦略のすばらしい例である。患者がよい考えを思いつかない時には，私はいくつかヒントを与える。実際のところ，健康な対処法をなかなか思いつくことができずに，患者が困惑することがある。しばしば，患者の対処法が飲酒や酩酊することであり，これはもちろん問題の多い対処策である。このような場合には，落胆した患者に対して，私はごく当たり前のことを示す。命を救うには，これまでとは違う，よりよい道具箱を手にしなければならないと話しかける。そして，これまでに試されて，有効とされている，真の戦略を提案し，何がうまくいき，何がうまくいかないか実行してみるように患者に働きかける。自殺の危険の高い患者に私がよく示す，治療的な対処戦略を以下にいくつか挙げておく。

1. 散歩する
2. 日記をつける
3. 熱い風呂に入る
4. ネイルアートをする
5. テレビでスポーツを観戦する
6. 犬を散歩させる
7. 音楽を聴く
8. 友人にメールを送る
9. 昼寝をする
10. 絵を描く
11. 治療に関する本を読む
12. 髪を100回とかす
13. 教会で祈る
14. 瞑想をする
15. ビデオゲームをする
16. 雑誌を読む
17. テレビで動物の番組を観る
18. 旧友に手紙を書く
19. 数独を解く
20. ユーチューブを観る

このリストは，合理的な安定化計画に含めるべき活動の例を示している。すなわち，患者が熱心に行い，気分転換し，行動面の活性化に役立ち，自分自身を慰めたり，他者に関わることにつながる治療的な活動である。よく考えて，対処戦略を5つ思いついたら，私は6つ目の戦略をやや儀式めいて付け加えることにしている。それは，患者が直接臨床的治療を受けられるための緊急電話の番号である。私の場合は，職場の電話番号か，私の個人の携帯電話の番号である（これは私自身の「一般的で，普通の」やり方であるが，かならずしもすべての人に向いているわけではない)。代表電話は病院のセンターがある機関で働いている人の場合，この緊急の電話番号でよいかもしれない。米国では，よく訓練された危機センターの職員が対応する全国の電話相談番号（800–273–TALK）を教えることもでき，彼らの効果はエビデンスで支持されている（Gould, Kalafat, Harris-Munfakh, & Kleinman, 2007; Gould, Munfakh, Kleinman, & Lake, 2012)。セラピスト個人の番号を患者に教えることに抵抗を覚える臨床家もいるかもしれないが，その点については，私もよく理解できる。しかし，この個人の電話番号を教えるということも，私は命を救う治療の一部だと考えている。これがあくまでも特例であることを慎重に伝えると，一般に心配されているほど，無闇に電話がかかってくることはない。臨床的治療の効果についてのエビデンスによると，対処が失敗した時に，助けを求められる方法を提供しておくことの効果は自明である（Linehan, 1993a, 1993b; Wenzel et al., 2009）。

いかなる場合であっても，真の緊急事態では，自殺の危険の高い人が臨床家やパラメディカルスタッフに連絡する方法を知っておくべきであるというのが，私の主張である。この話題に関連して，私はつねに患者に次のように言うことにしている。

「いいですか，これがあなたの自殺に向き合うためのリストで，あなたの安定化計画の重要な要素です。あなたが私に関わり，あなたの治療全般に関わるということは，もしも自殺の危険が迫ったと感じた場合には，すなわち，衝動的になって，本当に困惑して，自殺したいと感じた場合には，この対処リストの項目の一つひとつを行うということです。ここでのあなたの目標とは，これまでに慣れ親しんだのとはまったく異なる方法で対処して，自力で問題を克服する方法を創りあげることなのです。もしもあなたの対処リストの各項目を試してみて，まだ危機的な状況にあるのならば，私の携帯電話に連絡してください。もしも私が電話に出られなかったら，ボイスメールにメッセージを残してください。私はできる限りすぐに返事をします。でも，あなたがただちに誰かと話す必要があるならば，電話相談に連絡してください。私があなたに連絡するまでは，誰かがあなたを助けてくれます。重要な点は，あなたが真に生か死かの緊急の状態にある時には，私はあなたの助けになりたいということです。その状況とは，あなたのリストの5つの方法をすべて試してみても，まだ真の緊急の状態で，命の危険をもたらすような問題であるということです。あなた自身がこの5つの対処法をまずすべて試してから，私に電話をかけるのだという点をはっきりさせておきましょう。これらのすべてがうまくいかなかったら，その時こそ，私に連絡してください」

自殺に向き合うためのリストの優れた点は，重要な治療的メッセージを患者に明確に伝えられることである。すなわち，危機に向き合う方法を学ぶことができるし，もしもその効果が現れない場合には，私がその危機に対処するために直接サポートするというメッセージである。ラッドらはこれを自己統御訓練として概念化し（Rudd et al., 2001），5つの危機対処項目を創り，専門家やパラメディカルスタッフといった外部の援助源に頼る前に，患者自身の援助源を改善することを目指した。これは，スタンリーらの安全計画介入の主要な特徴でもある（Stanley & Brown, 2012）。この治療概念では，患者のいわば「心の皮膚を分厚くして」，失望したり，傷ついたりするといった，人生の浮沈に耐えられるようにすることを強調している。前もって用意された，自殺に向き合うためのリストを真剣に使うことは，患者が「心の皮膚を分厚くする」方法について直接学ぶ優れた方法である。

私が専門家を対象とした研修会で，自殺に向き合うためのリストを使うことについて解説すると，患者が実際にこの戦略を使うだろうかとよく質問される。1～5の項目を飛ばして，直接，私に電話をかけてくるのではないだろうかというのだ。もしもこの方法についてきちんと説明しておけば，大多数の患者はこの介入を適切に用いるようになると，私は答えている。すべての患者がこれを完全には使えないかもしれないが，ほとんどの患者はこの戦略の意味を理解するのであって，何が精神的危機であって，何がそうではないかを明らかにするのを助けることもその目的の一部である。25年以上にわたる私の臨床実践において，このリストの項目を変更したのはわずかに2回であり，この年月の間に私が関わった自殺の危険の高い患者の非常に多くの数を考えると，2回の変更というのはけっして多くはない。

自殺に向き合うためのリストの考え方を進めていって，このリストを私の名刺の裏に書き写して，持ち運びやすい危機カードを作ることが時々ある。長年にわたって，私の多くの患者にとって，このようなカードを持ち歩くことが，さまざまに，予想外の形で効果的であった。たとえば，かなり以前のことであったが，ただカードを取り出して，そこに書かれている項目を眺めるだけで，気分がよくなったという患者がいた。彼女に必要だったのは，ただカードを眺めることだけだった。別の例は，私たちが一緒にカードを作っていた時に，目に涙を一杯ためていたティーンエイジャーの患者であった。私が彼女のことをとても心配して，個人の電話番号を進んで教えようとしていることが，患者には信じられなかったという。危機カードのアプローチが成功したもうひとつの例として，この介入を使用することをひどく疑っていた患者がいた。危機カードを作った後の週末は，次々に，葛藤や失望する出来事があった。彼女は渋々カードを取り出して，各項目をざっと眺めて，こんなことをしてもまったくの時間の無駄だと考えて，迫りつつある危機に対処する唯一の方法として，私に電話をかけようとしていた。この患者は，まず散歩をして，次に，ルームメートと長話しをしたのだが，どちらも何の役にも立たなかった。必死になって第3の項目，昼寝をしようとした。午後7時にベッドに入ったところ，驚いたことに，目が覚めたら，翌朝7時だった。何と12時間も眠ったのだ。彼女は次のセッションで，危機カードがとてもうまくいったことを熱心に伝えてきた。絶対に私に電話をかけなければならないと信じていたのに，惨めな夜を自力で乗り切ることができたのだ。必要な時に，スマートフォンを取り出して，安定化計画と対処リストを参照できるようにしておけば，カードを持ち歩く必要はないかもしれないと，私は患者に指摘することもできるだろう。

CAMSの安定化計画では，患者の人生において，他者からのサポートを強めることも試みる。臨床家と患者は，サポートしてくれそうな友達，家族，聖職者などの名前を挙げていく。患者が急性の自殺の危機に陥った場合に，これらの人々の連絡先を記録しておく。

最後に，どのような介入でも効果を上げるためには，患者が定期的にセッションに参加し，時期尚早にドロップアウトしないことが重要である。非常に熱心に取り組んだとしても，現実的な出来事によって，定期的な治療に参加することが妨げられるかもしれない。したがって，第1セッションで，治療の妨げとなるような出来事をできる限り多く探し出しておき，それに対処するための方法を患者と協力して考えておくことが重要である。たとえば，低所得の患者では，バスの無料乗車券を手に入れておいたり，他の交通手段を考えておいたりする必要があるかもしれない。あるいは，物質乱用患者が薬の使用を控えていられなかったり，不眠の患者がひどく目がさえてしまったりする場合には，セッションの予定を変更する必要があるかもしれない。このように，起こりそうな問題にどのように対処するかについて前もって話し合っておくことが重要である。

問題#2および問題#3と自殺の危険の高い患者の治療

安定化計画を慎重に立てることが重要であるのは明らかであるが，第1セッションでは次にCAMS「患者主体」の治療計画へと進んでいく。臨床家は患者にSSFの問題#2と問題#3に記入するように働きかけていく。患者は，自殺に追いつめられるもっとも重要な2つの問題が何であるか見定める。

最初のセッションでこれらの自殺を引き起こす主な2つの問題を見定めることによって，患者の自殺の危険に関連している問題が何であるかをとらえて，CAMSケアが現在進行形で始まる。CAMSケアでは，自殺の危険の高い患者の思考における，異なる考えや経験の関係を理解すること，いわば「点を線で結ぶ」ことが重要である。換言すると，自殺の危険の高い状態の原因には正当な理由があるのだ。CAMSでは，自殺の理由を効果的に同定し，それを徹底的に理解することが目標となる。そして，臨床家はこれらの理由を臨床的に治療するように努力して，その結果，自殺の特定の理由が治療によって除去されると，患者はもはや命を絶つ必要がなくなる。

患者自身が同定した，自殺の原因となる2つの問題がSSF治療計画の部分に書きこまれて，それに対応する治療関連の目標と目的，各問題の治療に用いられるために提案される介入も記録される。たとえば，トラウマ経験のある兵士は，「戦闘関連のPTSDと結婚の問題があって，私は自殺したいと考える」と答えるかもしれない。このような場合には，CAMSの臨床家は患者と協力して，適切な介入（例：持続曝露療法や認知過程療法）によってPTSDに関連した苦悩を和らげることを目標や目的と考えるだろう。破綻しそうな結婚についても，コミュニケーションを改善し，結婚を続けることを目指して，関連する目標と目的を定めて，コミュニケーション能力を育む介入や夫婦療法を始めるだろう。治療計画の最後の検討項目として，予想される治療期間についても記録しておく（例：4セッション，あるいは，週1回のセッションを3カ月間。問題に適切に対応できるのに妥当な期間として，どちらかを選択する）。

自殺の危険の高い人の「自殺の衝動」は，現在進行中のCAMSにおいて，主要な問題がこれからも徐々に大きくなることが典型的であり，それに沿って，「自殺の衝動」の概念を発展させていく。これについては後にさらに詳しく解説するが，一般的に言って，CAMSケアにおける自殺の衝動には2つのタイプがある。自殺の「直接の衝動」タイプがあり，（さまざまな思考，気分，行動があって）その心理的原動力は患者自身には異質であり，それが急性の自殺の危険を生じさせている。換言すると，直接の衝動は，患者独自の特異的な自殺の危険兆候である（Tucker et al., 2015）。自殺の危険の高い患者は，週7日間・1日24時間つねに急性の自殺の危険の高い状態にあるわけではない。むしろ，自殺の危険の高い人の直接の衝動が自殺行動を駆り立てる瞬間がある。それとは対照的に，自殺の「間接の衝動」とも呼ぶべきタイプがあり，患者に一般に影響を及ぼす問題やストレッサーがただちに急性の自殺の危険と関連しているわけではない。間接の衝動の可能性のある例としては，ホームレス，失業，あるいは精神疾患かもしれず，患者の人生におけるストレスではあるものの，かならずしもつねに自殺を引き起こすというものではない。しかし，間接の衝動の影響で，患者の脆弱性が増し，潜在的あるいは急性に直接の衝動を駆りたてて，患者の急性の自殺の危機を引き起こすかもしれない。いずれにしても，患者主体の治療は，CAMSに基づく治療の主要な治療アプローチであり，第6章でさらに詳しく解説する。

治療への関与

第1セッションでCAMS治療計画を成功させるための最後の段階は，次に挙げる，最後の2つの項目に合意することである。(1)「患者は治療計画を理解し，合意している」，(2)「患者には緊急の自殺の危険があるか（入院適用）？」（1）が「はい」で，(2) が「いいえ」であるならば，患者と臨床家はセクションCの最後に署名をする。そして，患者はSSFの1と2ページと，CAMS安定化計画のコピーを手渡されて，そこで第1セッションは終了する。患者にはSSFの書類を整理するファイルを作るようにとつねに勧めている。兵士を対象にした無作為化対照研究では，臨床家は兵士が各セッションで渡された書類を，軍服のポケットに入れておいて，どのセッションでも参照できるようにと指示した。ある私の患者は，SSFの書面を自宅の冷蔵庫の扉に貼っておき，一番新しいSSF評価と，各セッションの患者主体の治療計画を妻と一緒に見直していた。妻は，夫の自殺の危険がつねにモニターされ，治療されていて，自分も治療過程で重要な一員になっていると，話してくれた。繰り返しになるが，患者が自分のスマートフォンにこれらの書面を保存しておくことができるのであれば，SSFのコピーは必要ないかもしれない。とくにこのような配慮は，若い患者にとって必要であるだろう。

臨床家と患者が協力して安定化計画を立てることがうまくいかず，患者が自殺に焦点を当てた外来治療を進めることに半信半疑である場合には，臨床家は精神科入院治療に切り替えざるを得ないこともあるだろう。しかし，繰り返すが，CAMSケアでは，入院は（最初の選択肢ではなく）あくまでも最後の手段であり，これは治療計画およびHIPAAのページの最後に記入すべきものである。

自傷について一言

自傷行為は至る所で生じていて，複雑な形で自殺の危険に関与しているので，幅広く起きている自傷行為に言及しないと，自殺の治療に関する本章は大切な点を触れないことになってしまう。多くの臨床家が経験しているように，患者の呈する自傷行為は実に幅広く認められる。間接的な自傷行為もある。1日に3箱の煙草を吸い，ウォッカ1/5瓶を飲み，ワシントンDCの環状道路を時速100マイル以上で運転する復員兵がその好例である。より直接的な自傷行為もある。たとえば，私が担当していた入院患者の両腕には，いくつもの深い傷があり，傷痕は腫れあがって，靭帯や腱の損傷が残っていた。その胸や脚には，自分でつけた煙草の火傷の深い傷跡もあった。歴史的には，このような行為は「パラ自殺（parasuicidal）」と呼ばれていたが，最近では，「非自殺的な自傷行為（nonsuicidal self-injury: NSSI）」という術語がDSM-5の試験版で提案された（American Psychiatric Association, 2013）。自傷行為は臨床家にとっての悪夢であるが，この種の行為は典型的には患者に命を絶つという意図はない。たとえば，境界性パーソナリティ障害の患者の多くが極度の解離状態に陥ったものの，切傷行為によって急速かつ劇的に寛解することがある。このような場合には，患者は現実感をまったく喪失した感覚に陥り，自傷は現実との繋がりを回復する機能を果たしている。もちろん，このような行為は身体の変形をもたらして，問題が多い。しかし，これは，苦悩している患者にとって非常に魅力的でもある。ただし，嗜癖に陥りやすい薬物と同様に，この種の行為には「明らかな」嗜癖の側面があり，心理的な慣れや引きこもりを引き起こす。しばしば患者は同じ効果を得ようとして，頻繁に，深く傷をつけるようになり，一度，嗜癖となった切傷や火傷を止めるのが難しい（American Psychiatric Association, 2013; Nock & Prinstein, 2004）。

自傷行為自体に死の危険はないにしても，明らかに問題が多く，実際の自殺行動と完全に切り離すことができない。不幸なことに，自傷と，明白な自殺の危険の高い思考や行動の間には，複雑で，重要な傾向がある。患者が夢中でNSSIに及び，その行動が誤解されることがある。さらに，境界性パーソナリティ障害の人が非致死的な自傷行為にしばしば及ぶのだが，ひどく状態が悪化し，急性に自殺の危険が高まり，自殺未遂に及んだり，実際に自殺が生じることもある。このような重なり合いがあるために，混乱や例外が，臨床的な視点からは大きな挑戦となる。

CAMSアプローチはかならずしも自傷そのものを効果的に治療するように創られたものではない。むしろ，CAMSは自殺念慮や自殺行動といった問題に焦点を当てている。患者の自殺の危険がさまざまな自傷行為によって複雑化している場合には，自殺の危険と非自殺的な自傷行為の双方を評価し，治療することが重要である。この意味で，CAMSの治療計画に別個の自傷治療戦略を含めることを，私は助言する。この点に関して，リネハンやウォルシュが開発したすばらしい治療的アプローチを推薦する（Linehan, 1993a, 1993b, 2014; Walsh, 2014)。どちらも，自傷行為の治療に関する優れた臨床的アイデアである。

SSFセクションDに記入する：HIPAAページ

第1セッションで用いるSSFセクションDは一般に「HIPAAページ」と呼ばれている。このページは，医療保険の相互運用性と説明責任に関する法律（The Health Insurance Portability and Accountability Act: HIPAA）が求める主要な要素を含んでいる（U.S. Department of Health and Human Services, 1996)。HIPAAは連邦法であり，「医療記録」の記載と保持の主要な点を定めている。これに従って，CAMSに基づく評価と治療では，セッション毎に，この記録を完全に残すことが求められる。

広い領域の臨床の場においてSSFがさまざまに用いられているのだが，きわめて自殺の危険の高い患者に関する医療記録としてSSFの記録法を用いることを，私は強く勧める。この目的のために，SSFのHIPAA用紙を使用することによって，自殺に焦点を当てた治療経過中における自殺の危険の高い患者に関する完全で，包括的な医療記録となる。臨床家が「終了」（あるいは，他の結果やその後の治療計画の決定）のCAMS基準を満たしたら，介入はそこで中止となり，通常使用されている医療記録に戻ることができる。私の考えでは，SSFの使用が自殺に焦点を当てた治療の医療記録としては最善であり，医療過誤の訴訟の危険の可能性も有意に減らすのに役立つ（第8章参照)。SSFのHIPAAページの主な特徴を以下に簡潔に解説し，CAMS関連の医療記録の主な特徴の価値についてさらに明らかにしていく。

精神機能評価

HIPAAのガイドラインによると，精神保健従事者は患者の精神機能を定期的に評価して，その情報を記録しなければならない。第1セッションのセクションDでは，精神機能の評価は比較的単純で，臨床家は該当する項目に印を付け，数語の説明を加えるだけである。精神医学の略語に不慣れな人もいるだろうが，「WNL」とは「正常範囲内（within normal limits)」という意味である。

DSM／ICD診断の印象

私は自殺の危険に関して診断を過大に強調することに批判的であるのだが，けっして診断に反対する立場を提唱しているわけではない（Jobes, 2000)。臨床家同士の共通語の役を果たし，治療の可能性や予後を理解するのに，診断は重要である。DSM-5 (American Psychiatric Association, 2013) やICD-10（ICD-10; World Health Organization, 1992）の分類法に沿って，診断の印象を記録できることは重要である。

全般的な自殺の危険の程度

臨床的概念化の視点からは，患者の全般的な自殺の危険の程度について専門家としての判断をしておくことも重要である（Maltsberger, 1994）。評価の最後に，臨床家は十分な情報に基づいて，自殺の相対的危険性について判定し，臨床的定式化を明確で，信頼度の高い方法で記録すべきである。第2章で解説したように，この判定の基となった情報も含める。生きる願望と死ぬ願望，生きる理由と死ぬ理由に関して実施された実証的研究によると（Brown et al., 2005; Corona et al., 2013; Jennings, 2015），生きることに執着している，比較的自殺の危険が低い患者を判定するためには，患者の全般的危険を示すデータに基づいた方法（すなわち，死よりも，生きる願望や生きる理由が強い）が参考になる。対照的に，中程度に危険が高い患者もいる（すなわち，生きる願望対死ぬ願望，生きる理由対死ぬ理由が基本的に等しい）。最後に，生よりも死に囚われている危険の高い群もある（すなわち，生よりも，死ぬ願望や死ぬ理由のほうが強い）。これらは，全般的危険のこの3段階を考えることを指摘しているだけではなく，自殺の可能性に関する全般的な危険について定式化し，記録する際には，これらのデータを十分に検討すべきである。

症例についての注釈

最後に，診断の全般的問題，精神機能評価，治療計画，症状，予後，これまでの治療の進展などに関して，臨床家は定期的に症例について気づいた点を記録しておく。これは全体としては，標準的な医療記録に定期的に書きこむ一般的な進展の記録とよく似ている。

症例：ビルとの第1セッションでの治療計画

CAMSのSSFの評価の部分（AとB）を首尾よく終えて，ビルとの治療計画が始まったのだが，はじめから少々問題が生じた。一方で，ビルは入院したくないとはっきりと主張した。他方で，CAMSの安定化計画を立てる際に，入院を避けるための第一歩として，自宅から銃を取り除くことを私は強く主張したのだが，ビルはこれに頑なに反対した。両者の話し合いは次のように進んでいった。

臨床家：わかりました，いいですよ。あなたが自殺にまで追いつめられているような苦痛や苦悩について，私たちは多くのことがわかりました。……次にあなたの治療計画に移っていきますが，私はできる限り，あなたを入院させないで済ませる方法を，一緒に考えていきたいと思います。

ビル：その通りです。私は精神科病院に入院するつもりはまったくありません。

臨床家：よくわかります。これは私たちの共通した目標のようですね。……しかし，あなたが入院しないで済ませるには，私たちは慎重に安定化計画を立てなければなりません。あなたも承知しているように，この計画は，まず危険な手段が手に入りにくくすることから始まります。あなたの場合だと，すべての銃を……。

ビル：（明らかに怒っている様子で）ちょっと待ってください，私の銃を取り上げようというのではないでしょうね。これは憲法修正第2項で保証されている私の権利です。私の銃であって，先生のものではない。先生，失礼を承知で言いますが，誰にも，たとえ政府の役人であろうとも，銃を保持するという私の憲法上の権利を奪うことはできません。

臨床家：（しばらく沈黙した後に，穏やかだが，断固とした口調で）ビル，この点についてはっきりさせておきましょう。これは憲法の問題ではありません。あなたの法的な権利についてではないのです。……あなたの命を救うことに関する問題なのです。私はあなたが銃を保持する憲法上の権利について話しあうつもりはありません。しかし，私は有資格のセラピストとして，明白かつ緊急の自傷他害の恐れから自分の患者を守るというのが，私の領域の法の下での真剣な義務なのです。私たちが一緒に行った評価に基づく判断によると，あなたには今このような自傷の恐れがあると考えられます。

ビル：（怒りは少しおさまり）たしかに，情況はひどく混乱しているし，本当に絶望感を覚えています……。

臨床家：大変なことをたくさん抱えているにもかかわらず，あなたはここに受診してきたという事実を，私は実際に承知しています。あなたが自ら受診してきて，私たちが協力して，あなたの命を救おうとしているという態度を大切にすべきではないでしょうか？　あなたの机の引き出しに銃があるということは，命を救う可能性のある治療とは，相反していることはわかりますね。だから，あなたの命を救おうとするのであれば，その誘惑を取り除く必要があるのです……あなたが自分に向けて銃を撃ってしまったら，この治療の効果が現れないということだけは確かです。

ビル：（穏やかに笑いながら）ええ，確かにその通りです。一本取られました。

臨床家：それでは，あなたが入院しないで済ますには，あなたの状況や環境の危険を低くする必要があります。治療でもってあなたの命を救おうとするこれからの3カ月間，銃をどこかに安全に保管する必要があります。さらに，真剣に酒量を減らすか，あるいは完全に禁酒してほしいのです。多量の飲酒は明らかに危険を高めてしまいます。あなたは酔っている時に，自殺の危険がもっとも高まると話していましたね。これから3カ月間，あなたの命を救うために私たちが真剣に協力していくことをお願いします。あなたはこうすることによって，実際に得ることばかりで，失うことは何もないはずです。

ビル：（穏やかになり，相手の言葉を受け入れるようにして）そうですね，先生の言うことはわかります……しばらくは言われたようにやってみましょう。でも，これは私にはとても難しい。先生は私に銃をどうしろと言うのですか？

このやりとりはいささかぶっきらぼうではあるが，臨床家は，患者にとっての最高の利益となるような，命を救うための治療を主張するという一例である。さらに，これはいわゆる「セラピストの精神」を語っている。すなわち，法律，専門家の倫理，実証的研究，最善の臨床実践に則して，患者の最高の利益を目指しているという決意や断固たる態度をセラピストは示している。すでに述べたように，自殺の脅迫を前にして，臨床家はしばしば尻ごんでしまうものだが，これは患者にとっても，臨床家にとっても最高の利益とはならない（Jobes, 2011）。幸い，この問題について私が断固たる態度をとっているのに気づいて，ビルはすぐに希望を見出した。しかし，私たちがこの重要な問題について十分に交渉できなかったならば，ビルの危険度も自殺の可能性も明らかに高かったので，任意入院か措置入院か，いずれにしても彼を入院させなければならなかったかもしれない。重要な点は，ビルはセッション中に携帯電話で弟に連絡し，その晩に自宅に来て，銃をすべて預かってほしいと頼み，銃が自宅から取り除かれたことを午後9時までに私にボイスメールで伝言することに同意した。弟はこの依頼に関心を抱いた様子で，すぐに承諾してくれた。ビルが自宅から銃を取り除くということを実行し，それをボイスメールの伝言で知らせてくれると約束してくれて，私は治療同盟が固まりつつあると，安心した。しかし，この確認のボイスメールが届かなければ，私はビルの行動は明白かつ緊急の事態であると解釈し，警察に連絡し，必要な介入を行うように依頼すると伝えておいた。ビルはこの条件を理解し，確認のボイスメールが実際に午後6時に届き，彼自身もとても安心したと伝えてきた。

私たちの間で起きたこの重要な，そしてやや喧嘩腰ともいうべきやり取りを通して，安定化計画を協力して立てていくと，ビルの感情は実際にわずかに改善してきた。図5.2に示すように，ビルの提案した対処戦略には，行動の活性化や注意を他に逸らす技法の多くが含まれていたことがわかる。いつもの私のやりかたのように，私はビルに私の個人の携帯電話の番号（ただし，その特権について説明し，真に緊急の場合のみ使うようにと指示した）と全国電話相談番号（800–273–TALK）も教えた。

妥当な安定化計画を記入し終えたら，次に，ビルの2つの主要な問題へと進んでいく（図5.3参照）。ビルは自分の命を危険に曝している次の2つの問題をただちに述べた。（1）結婚の問題（問題#2）と（2）絶望感（問題#3）である。この2つの自殺に直結する問題に対して私が提案した介入法とは，CAMSに基づく治療でこれから3カ月間試されることになる，夫婦療法，洞察指向の支持的心理療法，行動の活性化，特定の希望に関連する介入などである。

さらに，CAMSの第1セッションでビルが記入したHIPAAページを図5.4に示す。

まとめと結論

本章ではCAMSケアの哲学と，その本質的な特徴である，自殺に焦点を当てた（患者本位の）治療計画の具体的な手順について解説した。自殺の危険を治療していくという臨床的努力について，CAMSは根本的に異なるアプローチを強調していることを私は明らかにしたい。本章を通じて述べているように，CAMSは理論的志向としても，臨床的な技法としても用いることができる。このアプローチは，患者の自殺衝動を治療するために臨床家が用いる治療の全スペクトルを含めるように開発されたものである。CAMSでは，第1セッションの関与と過程がケア全体にわたる成功に不可欠である。CAMSの治療計画が成功するか否かは，臨床家と患者の両者が協働して関わることと，SSFに基づく自殺の危険の協働的初期評価次第である。患者の隣りに座り，臨床家と患者が協力してCAMSの評価過程を進めていくことは，臨床家が患者の目を通して事態をとらえ，チームアプローチの重要性を強調するという意味がある。結果として，この独特な評価法は，自殺に焦点を当てた治療計画の立案へと進んでいき，安定化計画，自殺の危険を引き起こしている問題の同定へとつながる。前述したように，SSF記録は，CAMSの臨床的成功に不可欠であり，CAMSの各セッション終了後にHIPAAページに正式に記入することで，この徹底的な記録が保持される。CAMSの協働的な精神は最初のセッションから発揮されて，協力的な治療過程が始まり，確固とした治療同盟を築き上げることになる。自殺の危険の衝動が治療的に焦点を当てられ，CAMSケアの過程で治療されていくと，適切に築き上げられた治療同盟は，患者の正当な欲求を満たすための新たな，よりよい方法を探すための希望と重要な動機づけを鼓舞する力を持つ。

危険な手段を手に入れにくくする方法：

1. 弟に銃を預ける，午後9時までにボイスメールで伝言する
2. 飲酒量を減らす，AAに参加する
3.

自殺の危険が高まった場合に，私がこれまでとは違った方法でできること：（危機対処カードについて考えてみる）

1. 散歩する
2. テレビのスポーツ番組を観る
3. 外でバスケットボールをする
4. 雑誌を読む
5. 妻や子どもたちと会話する
6. **緊急の電話番号：** DJの電話番号：555-123-4567
   全国電話相談：800-273-TALK

孤立を和らげるために，私が助けを求めることができる人：

1. 弟
2. 隣人のフレッド
3.

治療の計画：

予想される障壁	私が試みる解決策
1. 私自身が受診する	該当せず
2.	

図5.2　ビルの安定化計画

セクションC（臨床家用）

問題#	問題の記述	目標と目的	介　入	期　間
1	自傷の可能性	安全と安定化	安定化計画の達成 ☑	3カ月間
2	破綻しつつある結婚	結婚を保つ，コミュニケーションの改善	夫婦療法，洞察指向療法，認知行動療法，行動療法	3カ月間
3	絶望感	希望↑	希望のキット，「自殺予防の認知療法」を読む	3カ月間

はい ✓　いいえ ＿＿　患者は治療計画を理解し，合意しているか？

はい ＿＿　いいえ ✓　患者には緊急の自殺の危険があるか（入院の適用か）？

図5.3　ビルのSSFセクションC：治療計画

セクションD（セッション後評価：臨床家用）

精神機能評価（適切な項目に印を付ける）

意識　（清明）　傾眠　不活発　昏迷

その他：

見当識　（自身）　（時間）　（場所）　（評価の理由）

気分　（気分安定）　躁的　抑うつ　焦燥　怒り

感情　平坦　鈍磨　狭窄　（適切）　不安定

思路　（明快で一貫）　目的指向的　脱線しがち　冗長

その他：

思考内容　（WNL）　強迫　妄想　関係念慮　奇怪　死への囚われ

その他：

抽象化　（WNL）　極端に抽象的

その他：

言語　（WNL）　速い　遅い　不明瞭　滅裂

その他：

記憶　（ほぼ正常）

その他：

現実検討力　（WNL）

その他：

行動面に認める顕著な点：一般的に協力的だが，銃の問題ではやや不満げである

診断的印象（DSM/ICD診断）

保留

大うつ病，全般性不安障害を除外せよ

アルコール使用と不眠をモニターする

患者の全般的な自殺の危険

☐ **低（WTL/RFL）**　**説明せよ**

☑ **中（両価的）**　比較的高いが，すでにCAMS治療を受けている。弟に銃を預けたことで危険は軽減

☐ **高（WTD/RFD）**

症例についての注釈

ビルは50歳の白人男性で，結婚の問題と絶望感を主訴としている。これまでに適切に精神科治療を受けてこなかった。彼は抑うつ的で多量に飲酒する。銃を自宅から取り除くことに合意し，CAMS治療を受けることになった。夫婦療法，薬物療法，認知行動療法，行動面での活性化を試みる。

次の予約日：　治療法：

臨床家の署名　日付：

図5.4　ビルのセクションD：HIPAAページ

第6章
CAMS中間セッション
自殺の危険評価のモニターと治療計画の更新

CAMSケアでは，第1セッションに非常に多くの焦点を当てる。すでに述べたように，CAMSに関するその後の数多くの研究でも，共感的かつ協働的な評価と治療計画を強調する第1セッションの重要性を指摘する傾向にある。しかし，CAMSは第1セッションだけではけっしてない。この介入法が発展していくにつれて，CAMSの「中間セッション」で起きることについて今ではよりよく理解されて，これがますますCAMSケアの成功の鍵になってきていると思われる。明確に述べると，第1セッションに引き続いて，中間セッションがあり，「結果とその後の計画」の最終セッションへと進んでいく。CAMS中間セッションの回数はあらかじめ定められてはいない。CAMSの終了決定基準や他の臨床的結果やその後の計画の決定基準が満たされたと確認されるまで，中間セッションは続く（第7章で詳述）。私たちの臨床研究の知見からは，CAMS症例の大多数は12セッションまでに改善し（Jobes, 2012），一般的な反応は6～8セッションで起きている（Comtois et al., 2011; Jobes, Kahn-Greene, et al., 2009）。本書の第1版出版後に，CAMSの患者主体の治療と介入についての研究，発展，臨床的完成を目指していく中で，中間セッションほど発展したものは他にない（Jobes et al., 2011, 2016）。

まず，CAMS中間セッションを一貫して進めていくことについて概説し，CAMS中間期ケア全体で患者主体の治療に焦点を当てたケアをどのように進行させていくかを取り上げることにしよう。この解説で，CAMS治療ワークシート（CAMS Therapeutic Worksheet: CTW）の選択的使用法についても検証する。CTWは，CAMSの患者主体治療の内容を充実させ，治療に焦点を当てるために使うことができる（付録E）。本章の最後に，ビルの症例におけるCAMS中間セッションについて検討する。

CAMS中間セッションの概説

すべてのCAMS中間セッションを一貫して実施するための全般的な構造があるのだが，この介入は，自殺の危険に対する柔軟で，適応力が高く，特定の学派に囚われない治療的アプローチである。これこそが，他のエビデンスに基づく自殺予防アプローチと比較して，CAMSケア独特のものである。高度に構造化された段階的なマニュアルに基づくアプローチに従うのではなく，CAMSに基づく臨床的ケアの特徴は，自殺に焦点を当てた，現在進行形のケアという幅広い概念に沿って進める点にある（Wenzel et al., 2009）。CAMS中間セッションは，今まさに起きている自殺の危険をモニターすることで始まり，治療計画の更新で終わる。そこでは，CAMS安定化計画をさらに実情に合ったものにして，患者自身が定義する問題を一層明確にして，それに見合った適切な介入を考えていく。

CAMSの中間モニター

これまでの章で第1セッションについて詳述してきたが，それに引き続く中間セッションでも，最初に現在の自殺の危険に関して，SSFを用いて比較的短時間でモニターしていく。臨床家は，SSF中間セッション用紙（SSF-4の第5ページ）を患者に手渡して，セッションを始める。臨床家と患者は，「SSF-4モニターと更新（中間セッション用）」という題の書類のセクションAにとくに焦点を当てる。患者は各中間セッションのはじめにSSFの主要な評価に記入する。臨床家と患者がいつものように隣りあわせに座り，この部分を記入するのに一般に約30秒ほどかかる。各セッションで主要評価を更新する際に席の位置を変えるかどうかは読者次第であるが，中間セッションでCAMS治療計画を更新して終える際には，隣りあわせの座り方に戻しておく。SSFの主要評価を終えるにあたって，患者が感じている苦痛，ストレス，焦燥感，絶望感，自己嫌悪，自殺の全般的危険について徹底的に検討し，話し合う必要がある。多くの臨床家（そして患者）が治療経過中の前進や後退について各セッションでSSFの主要評価を検討することを高く評価している。SSFの主要評価をつねに検討することは，各セッションのはじめに患者の自殺に関する「バイタルサイン」をチェックするようなもので，患者はこのルーチンの検査にすぐに慣れて，定期的な評価を重視するようになる。私たちのシアトルでの研究で，重度の虐待歴のある統合失調症の患者が，各セッションでSSFの主要評価に記入し，徹底的に再検討する意味をよく理解して，治療経過中の評点を比較していた。最近の研究の多くも，治療の進展をモニターすることの臨床的価値を強調していて，これは幅広い心理療法に関するエビデンスに基づく評価や治療の指標となる（Dozois et al., 2014; Hunsely, 2015)。これらの研究は，臨床家が治療の進展を追跡するのにも役立つことを強調している。たとえば，この種のモニターによって，臨床家が肯定的な治療結果を過大評価する傾向を修正し，症例を適切に理解し，治療の進行をモニターするのに役立つ（Lambert & Shimokawa, 2011; Unsworth, Cowie, & Green, 2011)。

もちろん，SSFの主要評価の評点をCAMSケアの経過中も参考にする。ある評点が急速に改善する患者もいれば，一部の評点は改善するものの，その他が比較的同程度に留まる患者もいる。CAMSケアで私たちがとくに関心を払う，ある特定の一連のSSF評点がある。というのも，それが望ましい，適切な臨床的結果としてCAMSを終了する基準と直接関連しているからである。具体的には，次のようなSSFの基準が3セッション連続して得られた場合には，CAMSの終了となる。

1. 3回連続したセッションで，患者が最後のSSFの主要評価（「全般的自殺の危険評価」）で，「0」か「1」と付ける。
2. 3回連続したセッションで，患者が（過去1週間にわたって）「思考や感情を管理できたか」というSSFの質問に対して「はい」と答える。
3. 3回連続したセッションで，患者が（過去1週間にわたって）「自殺行動」に関するSSFの質問に対して「いいえ」と答える。

本書の第1版で述べた治療終了決定の基準とは対照的に，現在，私たちが用いているCAMS終了基準は，私たちが実施した臨床研究の結果に基づいている。SSFを最初に使用した際に作った以前の基準はあまりにも厳しいと考えるようになった（Jobes et al., 1997）。その基準とは，自殺に関する，思考，感情，行動の問題点が3セッション連続してまったく認められないというものであった。この当初の基準の精神は今も保たれているのだが，CAMSを受けた患者が，これほど徹底的かつ極端な基準（例：自殺の危険が完全に消滅する）を満たさなくても，CAMSケアを終了し，次の段階へと進んでいくことを，私たちは目撃してきた。対照的に，CAMS終了に関する新たな基準は，自殺による対処法に頼ることから離れて，自殺の危険の高い思考や感情を管理することを重視している。フォート・スチュワート空軍基地で実施されたCAMSのRCTの治療が成功した兵士は次のように語っている。「私が最初に受診した時には，頭の中は自殺で一杯でしたが，今では，自殺は事態に対処する最善の方法ではないことが理解できるようになりました。だから今は，自殺が後ろに過ぎ去って，まるでバックミラーに映っているような感じです。私の目に自殺はまだ映っているのだけれど，状態が改善して，自動車を前に向かって運転していき，自殺がはるか後ろに過ぎ去ったような感じです」

したがって，CAMS終了の過程であっても，時折，自殺念慮が生じることに，CAMSの臨床家は「耐える」ことができる。多くの患者にとって，自殺念慮は長年にわたって身近な存在であり，歓迎されないのに，今もそこにいる子どもの頃からの「旧友」のようなものであることを，私たちは承知しなければならない。したがって，十数回のセッションで，このような考えを完全に消し去ろうとするのは非現実的である。このような修正は，マインドフルネスに基づく心理療法の精神と軌を一にする。マインドフルネス療法では，このような思考を完全に消し去るというよりは，望ましくない思考を認識し，受容し，「拘泥」しないでいる能力を獲得することが目標となる。したがって，CAMSを終了する鍵となるのは，自殺念慮（そして関連の行動）を効果的かつ持続的に管理し，高い適応を示す対処法と生活へと進んでいき，自殺を用いた対処法や自殺についての全般的な拘泥から解放されることである。具体的なCAMSのケア終了基準は臨床試験に基づいたものから発展していったのだが，連続した3回のセッションで同じことを確認するという意義に変わりない。CAMSの臨床研究を長年にわたって実施してきて，ケア終了という点で，連続3回のセッションという意味合いは大きく，SSFで寛解と判定された例で再発したものの数は少ない。CAMSに関する私たちのさまざまな研究からは，治療を終了した例で再発したのは10%未満と推計される（Jobes, 2012）。

この議論にあるように，CAMSの臨床家は，現在の，患者の揺れ動く，自殺への囚われを注意深く観察し，自殺の危険の高い思考，感情，行動の全般的管理についてモニターしていく。多くの症例で，SSFの主要評価の評点が確実に，直線的に減少していき，ケア終了の基準が比較的早期に満たされるようになる。しかし，中には，治療終了の基準が満たされるまでに，多くのセッションでモニターしていく必要がある患者もいるだろう。私は個人的な臨床で，終了の基準を満たすようになるまでに，63セッションを行った慢性的な自殺の危険の高い患者がいた。この患者にとっては非常に重要な達成であった。一般に，SSF評価の評点はしばしば変動するのだが，一貫して，効果的にCAMSケアを進めていくと，治療的な方向に向かう傾向がある。ケアの終了が見えてきたように思えるセッションが2回続いた後に，突然，治療が後退し，終了の見込みがなくなることもあり，もう一度，3回連続という基準をやり直さなければならないかもしれない。他の場合には，CAMSの終了の基準に明らかに合致したものの，臨床家が配慮して，CAMSの3連続セッション後も，1〜2セッション続けてから，終了して，結果を確固たるものにすることもあるだろう。いずれの場合でも，CAMSケアの各中間セッションでは，まずSSFの主要評価で始まり，臨床結果を見定めて，

CAMS臨床ケアで次の治療の場を決定するために，持続的に，慎重にモニターする必要がある。

中間治療計画の更新

最初の評価を終えた後に，すべての中間セッションは治療の問題や患者を治療することにほとんどの焦点を当てる。CAMS中間セッションのすべては，臨床家と患者が協力して，自殺に焦点を当てたCAMS治療計画の更新で終わる（SSFの中間セッション用紙のセクションB）。中間セッションの治療計画の更新は，CAMSの第1セッションで築き上げた協働の精神を再確認するという意味がある。この目的に沿って，臨床家と患者はCAMS安定化計画を再検討し，それを実行したか，それは役に立ったかについて話し合う。前進させるには，何かを修正する必要があるだろうか？　安定化計画を再検討した後には，問題#2と問題#3に関連する点（患者の定義する自殺衝動）について再検討を行う。多くの症例では，患者自身の問題は，CAMSケアの過程で同じ状態であるかもしれない。あるいは，問題がさらに悪化していたり，自殺を引き起こすような別の問題に変っていたりするかもしれない。たとえば，CAMSの第1セッションで，「私の失敗した対人関係」という自殺の原因となる問題が，セッション6で，より具体的な「性的外傷の既往」という問題に取って代わり，それが他者を信頼し，親密な対人関係を保つという患者の能力に基本的な悪影響を及ぼしているのが明らかになり，治療の焦点となるかもしれない。あるいは，他の症例では，セッション1〜3では「長期にわたる失業」が問題となっていたのだが，セッション4では，患者の自宅が没収されて，ホームレスになる危険が目の前に迫っているという問題が持ち上がるかもしれない。どのような場合であっても，患者の定義する自殺の衝動がいつも同一のものであると決めてかかってはならず，治療計画を更新する際に，各CAMS中間セッションの最後に，この点についてかならず再確認する。患者とともに各中間セッションの最後に患者の問題を再確認するだけではなく，セクションBの関連の「目標と目的」，「介入」，治療「期間」についても記入していき，CAMSの患者主体の治療をさらに具体的に計画していく。臨床家と患者の双方が中間セッションSSFの最後に署名し，モニターと更新の各セッションの結論としてSSF中間用紙のコピーを患者に手渡す（あるいは，患者のスマートフォンでその用紙を記録しておく）。

中間HIPAAページの記録

CAMSの第1セッションの最後でHIPAAの記録を残したのと同じように，各中間セッションでもSSFのHIPAAページに記録しなければならない（セクションC）。SSFのHIPAAページの用紙は，CAMSケアの全経過で同じであり，すべての中間セッション後に素早く記入できる。すでに述べたように，この追加の臨床記録のページは，治療の進展に関する包括的な情報を提供し，HIPAAに合致した，完全な医療記録となる。

自殺の衝動に焦点を当てる

CAMS中間セッションのルーチンの要素を概説してきたので，次に，患者の自殺の衝動について少し詳しく述べていくことが重要である。「患者主体の治療」を重視する点が，CAMSケアに独特な側面であり，自殺の危険に対する従来の治療や他のエビデンスに基づくアプローチとは異なる。第3章で解説したように，従来のアプローチは，指示的で，臨床家こそが専門家であり，精神障害の治療が病因論的に自殺の危険に関連するという立場をとってきた。しかし，CAMSケアでは，（自殺の衝動についてCAMSの話し合いで，患者がはっきりと述べない限りは）精神障害が患者の自殺の危険の核心とはみなさない。むしろ，自殺の危険を治療するための，よく研究された治療アプローチや（Wenzel et al., 2009），患者の自殺の危険についてのいくつかの理論的な前提がある（例：CBTの中心的概念である「自殺のモード」）。CBTを例に挙げると，自殺のモード，系統的に発展していく対処戦略，自殺の危険の可能性に効果的に対処する再発予防戦略などを重視する高度に構造化された段階的な方法論で，自殺に立ち向かうアプローチがある。

自殺の危険に対して幅広い臨床的介入があることを検討すると，CAMSだけが，患者自身が命の危機に追いやられていると訴えることを基にした，臨機応変な治療的枠組みを提供できる。CAMSは単純な概念である。精神障害の診断や理論的な治療モデルだけに偏ったりするのではなく，自殺に追いつめられるような闘いについてもっともよく知っている患者になぜ直接質問しないのだろうか？「どんな問題や悩みのために，あなたは自殺したいと考えているのですか？」という質問である。私たちの臨床試験でCAMSの臨床家が行ったまさに数百ものビデオを見て，自殺の危険の高い患者のほとんどが，この単純で直接的な質問にどれほどありありと答えるか，私にはとても印象的であった。患者が何を考えているのか臨床家が実際に気にかけていることを知って，多くの患者は驚いたように反応していた。その結果，患者自身が事態をどのようにとらえているかという点こそがCAMS治療計画の中心であることに気づくと，患者は治療に積極的に関わり始める。というのも，自分自身の治療計画を立てるうえで，患者こそが真に中心的な役割を果たしていることに気づくからである。治療計画を協力して立てていく役割を担っている者として，多くのCAMS患者が自殺の衝動に焦点を当てて，治療していくという考えをただちに理解するのを目にすることは興味深い。CAMSの術語をよく理解し，自分の言葉で語るようになると，このような患者の多くがはっきりと自殺の衝動（そして他のさまざまなSSFの概念）についてセッションで語り始める。自殺の衝動はCAMSケアの基礎になってきたので，その概念をよく理解し，自殺の「直接的な」衝動と「間接的な」衝動の差を深く理解できるようになることが重要である。

直接的な衝動

第5章で解説したように，CAMSの患者主体治療は，患者を自殺にまで追いつめているもっとも重要な2つの問題（CAMS治療計画の問題#2と問題#3）を発見するようにと臨床家が患者に質問することで始まる。標準的な精神科治療では，治療上の「問題」を確実に同定し，治療計画に書きこむのが通例である。しかし，従来の精神科治療では，治療上の問題を同定するのは，一般に，臨床家の観察や判断に基づいている。しかし，CAMSの治療計画では，自殺を引き起こしかねない問題を患者が同定することで，患者自身も治療計画に加わることを働きかけられて，自殺の衝動という全概念への扉が開かれる。自殺にすっかり「囚われている」という感覚は自殺の危険の高い人に広く認められる。私の患者が次のように語った。「避けようもない死に向かって突き進んでいる自動車に無理やり乗せられている感じです。自殺という，逃げることもできない最終地点に向かっているのに，拒否することもできないし，自力で運転もできないような感じです」

衝動という概念は独特で，圧倒的な概念であり，臨床的に有用であるのだが，CAMSにおいて自殺の衝動について語る際に混乱が生じることがある。たとえば，自殺の衝動と治療計画の問題はどのように異なるのだろうか？　そして，直接的な衝動と間接的な衝動はどう違うのだろうか？　ある症例を通じて説明を試みることにしよう。私はかつてラリーという自殺の危険の高い患者を治療した。どうして自殺の危険が高まっているのだろうか（CAMS治療計画の問題#2と#3）とCAMSで質問されると，ラリーは「私の人生と私が行き詰まっていて，私にはガールフレンドがいない」と答えた。第一の自殺を引き起こしかねない問題（「私の人生」）はあまりにも漠然としていて，不正確であり，すぐに治療の対象とはならない。そこで治療を目指した話し合いではもっと具体的に話をする必要があった。「あなたの人生のどこがもっとも切迫していて，自殺したいと思うようになったのですか？」そこで明らかになったのは，意味のある，成功した仕事に就いていないことであった。8年前に大学を卒業して以来，仕事に意味を見失っていた。「私は行き詰まっていて，ガールフレンドがいない」に関しては，ラリーには自尊心の深刻な問題があり，「誰からも愛されない」と感じていた。そこで，CAMS治療計画の問題#2は「職業上の不安」，問題#3は「自尊心の低さ」とした。ラリーのCAMS初回セッションで自殺を引き起こしかねないこれらの問題が明らかになり，中間セッションでは，近年彼を悩ませてきた自殺の危機において，これらの問題が実際に「自殺の衝動」としてどのように機能してきたかに焦点を当てていった。換言すると，職業上の方向性を見失い，自己嫌悪に囚われて（すなわち，後悔ばかりして，恋愛関係においても自分は負け犬で，誰からも愛してはもらえないという点ばかりに焦点を当てると）ラリーの自殺の危険が高まっていた。

間接的な衝動

CAMSケアでは，「間接的な衝動」とはそれ自体が自殺の状態を引き起こすものではないのだが，直接的な衝動に対する患者の適応力を弱めてしまうような問題や心配を指す。定義上は，これらの問題は自殺の危険に実際に関連してはいないが，自殺の衝動を活性化し，急性の自殺の危機を引き起こす可能性を生じる前段階となり得る。間接的な衝動には，飲酒行動，ホームレス，不眠，抑うつ，心的外傷の既往などがあり，患者は日常的にこのような問題を抱えているものの，かならずしもこのためにただちに自殺念慮が生じるわけではない。ラリーの場合，間接的な衝動としては，抑うつ的になると過食するとか，大学時代の旧友が成功していると，フェイスブック上でストーカー行為をするといった，自己敗北的で，反道徳的なさまざまな行動を認めた。CAMSケアが成功し，ラリーは自分の間接的な衝動行為が直接的な衝動の引き金となり，それを活性化させてしまい，自殺の危険が高まることを理解できるようになった。CAMS中間治療では，職業に焦点を当てた働きかけをし，減量クラブに参加し，（高校時代に楽しんでいた）武道を再開した。ラリーはぐっと引き締まり，仕事の希望を変えて，大学院に入学し，同級生のひとりとデートをした（そして，結局，その人と結婚した）。

自殺の問題と衝動に対する介入

CAMSケアでは，患者の自殺の衝動を治療するための特定の介入を示すことはない。その代わりに，ある特定の自殺衝動に用いられるエビデンスに基づいたアプローチのうちで，CAMSの臨床家にとって馴染み深い戦略を用いることが勧められる。CAMSケアでは，あまりにも融通の利かない戦略というよりも，問題指向性で，臨機応変な戦略を用いる。重要な点は，CAMSの臨床家は，新たな治療アプローチ全体を学んだり，新たな介入法全般を発展させたり，これまで慣れ親しんできた技法を捨て去ったりする必要はないということである。中間セッションにおいて，患者の定義した自殺の衝動に焦点を当てて，治療していく介入を慎重に進めるのであれば，自身の専門領域や研修で慣れ親しんできた技能，技法，介入をCAMSの枠組みの中で使っていくことができる。したがって，対人関係の問題や衝動は，CBT，洞察指向心理療法，行動活性化，カップル療法など，臨床家（そして患者）にとって適切だと思われるいかなる療法も使用可能である。同様に，心的外傷に関連した衝動は，曝露療法，洞察指向療法，臨床催眠，EMDR，認知過程療法などで治療できる。繰り返しになるが，CAMSの重要な特徴は，臨床家に特定の治療法を指示するのではなく，むしろ，CAMS中間セッションでは，患者の自殺に関する思考，気分，行動を生じさせるような悩みを系統的に取り除くのである限り，治療や関連の介入に関しては幅広い選択の余地がある。

症例コンサルテーション

もうひとつ治療に際して留意しなければいけないのだが，一般の臨床ではひどく過小評価されているのが，症例についてのコンサルテーションの重要性である。私たちの工程改善プロジェクトや臨床試験の経験から，症例コンサルテーションを受けられることの意味が非常に大きいことを理解するようになった。しかし，多くの治療者，そして治療体制も，定期的に症例コンサルテーションを受けるシステムになっていない。本書の第1版で詳述したように，現在進行中のCAMS症例について治療経過中に全スタッフが定期的に検討会を開くことを私は強く勧める。複数の人間で話し合うほうが，治療や介入に関する創造的な考えや助言が出てくるというばかりではなく，症例コンサルテーションは倫理的にも実施が望ましいし，医療過誤の防止にも非常に役立つし（Archuleta et al., 2014），実証的に支持されている治療を用いて臨床的に行動変化を支持するという意味でも，エビデンスに基づく治療の実施にとって重要である（Beidas, Edmunds, Marcus, & Kendall, 2012; Karlin et al., 2010）。自殺の危険に対するエビデンスに基づく2種の治療では，臨床チームのメンバーへの症例コンサルテーションが一貫した治療にとって不可欠であるとしている（Brown, Have, et al., 2005; Linehan, 1993a; Wenzel et al., 2009）。

CAMS治療ワークシート

CAMS中間治療で考慮すべき最後の点は，CAMS治療ワークシート（CAMS Therapeutic Worksheet: CTW）の選択的使用についてである。CTWは第2章で紹介したが，CAMS中間治療の経過中に，必要に応じて再検討できる（付録E参照）。私たちのCAMSのRCTの経過中に共同研究者であるスティーブン・オコナー（Stephen O'Connor）が開発したものであるが，CTWは今も研究中であり，臨床研究に基づいて修正を加えられている（Comtois et al., 2011）。CTWは，患者の自殺衝動をさらに明らかにし，分析するためのツールとして使うことができる。付録Eに示すように，CTWは「自殺の危険についての個人的なストーリー」を述べるようにという質問から始まる。自殺という考えが，いつ，どこで，どうして患者の心に浮かんだのか，患者自身の言葉で表現する機会が与えられる。映画，自殺で亡くなった身内，本などがきっかけになって，自殺についてはじめて意識したのかもしれない。一般に，ある特定の経験が患者の自殺の危険を生じたということもあるだろう。どのようにして自殺が患者の人生の一部になったのか，それに対処するにはどうしたらよいのかということについて，患者に関心を持ってほしいのだ。これが突然できるというわけではない。発見して，深く探っていくべきストーリーが通常はある。CTWでは次に，患者の関連の思考，気分，行動や，生じてきた患者独自のテーマについて系統的に分析し，患者の自殺の衝動や問題を検証していく。さらに，患者の経験に独自の，全般的な自殺の危険を高めることに関連している間接的な衝動についてもCTWは検討していく。

CTWはフローチャートを用いた自殺の概念化で終わる。間接的な衝動が自殺の危険の可能性へとつながる不安定さや脆弱性を生じ，患者が最終的な選択として自殺を思いつめるような直接的な衝動へと発展していくのを，フローチャートが視覚的に示してくれる。自殺の危険を高めたり，低めたりするのに，主要な役割を果たしている状況，行動，動機の要素を発見することに，このフローチャートは臨床家と患者にとって役立つ。この目的のために，患者を心理的に自殺に追いやる可能性のある危険因子について記録しておく。患者が死に至る道を歩み出して，自殺に終わるのを防ぐのに役立つような保護因子についても記録しておく。最終的には，さまざまな要因が関連しあって，非常に自殺の危険の高い状態が生じることについて，患者が心理的に深い理解ができるようにと，私たちは助力している。さらに，患者自身が，自殺という対処法にすっかり囚われきったままでいることや，自殺との関係を変化させて，命を守ることのどちらにも貢献できることを理解する。このようなことを通じて，患者自身が自分の闘いに関する専門家となるのを手助けする（すなわち，患者自身が自殺学者となり，自分自身の自殺との闘いについての専門家となることを，私たちは手助けする）。

他で取り上げたように（Jobes et al., 2016），CTWをオプショナルとして使用することにはCAMSケアでは次の3つの主な機能がある。(1) CAMSの第1セッションで築き上げた協働的な関係を再確認する。(2) 自殺を引き起こしている問題についての最初の一回だけの解釈や，患者が独自に作り上げている自殺の衝動についてさらに詳しく評価していく。(3) 患者主体の治療を強調することによって，CTWはCAMSの目的から逸れるのを防ぐのに役立つ。最後に，これらの主な機能に加えて，自殺に焦点を当てた評価と治療にはさらに価値がある。

症例：ビルのCAMS中間治療

CAMS安定化計画を慎重に立てたことで，ビルは早い段階で明らかに安定していった。銃を弟に預け，AAの集会に参加し始め，元の雇主を訪ねていったところ，その人は大いに助けてくれた。安定していったことに加えて，ビルが述べた自殺の危険を引き起こす2つの問題にCAMS中間治療で焦点を当てた。2つの問題とは，破綻しつつある結婚と圧倒されるような絶望感であった。ビルの妻は私の提案を受け入れ，夫婦療法へ紹介された。しかし，3度目の夫婦セッションで，新たな自殺の危機が生じた。ビルが20年前に同僚と不倫関係にあって，今では19歳になる娘がいることが明らかになった。何年も前に関係は終わっていたが，今でもかなりの額の経済的援助を娘のために元の同僚に送っていた。母子はカナダに移住していて，ビルがその元同僚と連絡をとるのは，毎月の送金時だけだった。ビルは娘に会ったことがなかったし，不倫（そして娘もいること）が発覚すると，離婚になると怖れて，妻には事実をひた隠しにしていた。

この深刻な裏切り行為が突然明らかにされたことで，CAMSケアの初期に新たな自殺の危機が生じた。ビルが市販薬の致死量をインターネットで検索していることに妻が気づいた時には，あやうく入院となりそうだった。ビルはなんとか結婚を続けたいと思っていたが，妻の怒りも理解できて，彼女の信頼を取り戻すことはできないと信じていた。幸い，経験豊富な夫婦療法家が，妻の信頼を取り戻すために系統的に計画された厳密な行動契約をビルと結んで，しばらく時間を稼いだ。その契約は，よりよいコミュニケーション，禁酒，妻が家計に今までよりも直接的に関わること（ビルが娘を支えるためにこっそり送金していたことについて妻はとくに困惑していた）が含まれていた。神父の協力を得て，精神的な方向性を探り，過去において不倫を働き，経済的な裏切り行為をしていたという道徳的失敗について深く理解し，悔い改めることにも，ビルは同意した。振り返ってみると，夫婦療法家が計画した6カ月間の行動契約は，ビルの結婚も，そして彼の命も救った。ビルの問題#2「破綻しかかっている結婚」はCAMSの第4セッションで「妻への裏切りと信頼の問題」に変わり，自殺に追いやられる問題にさらに焦点が当てられた。

ビルの問題#3「絶望感」については，この特定の自殺の衝動がもたらす衝撃は，不安定な結婚のさまざまな浮沈と密接に関連し，不倫や家庭外に娘を設けていたという裏切りやその発覚のために危機が生じていた。しかし，私たちはある中間セッションで，仮想の希望キットを作った。ビルのスマートフォンに彼の子ども達の写真やいつも使っているさまざまな注意を他に逸らす活動を組み入れていった（Bush et al., 2015）。私たちは個別に家族セッションも開いて，成人した子ども達も招いた。ビルは『自殺予防の認知療法（Choosing to Live: How to Defeat Suicide through Cognitive Therapy）』を詳しく読んでいたので（Ellis & Newman, 1996）[1]，中間セッションは活発になっていった。さらに，かなりの時間を割いて洞察指向の治療を行い，ビルの生活史を検討していった。とくに父親との関係に主に焦点を当てたが，父親も抑うつ的で，秘密主義であり，飲酒の問題もあり，結婚生活においてもいくつもの不倫の問題があったようだ。

ビルのCAMS安定化計画はきわめて有効であり，彼は対処戦略を忠実に実行に移し，対処に成功したさまざまな努力に基づいて文書は定期的に改訂された。セッション6までに，完全に新たな安定化計画を立て，対処法を増していこうとするビルの努力をあらためて再検討した。ビルは胸のポケットに安定化計画を入れてつねに持ち歩き，その努力についてセッション中に話す時には，それを手で叩いて示していた。

以上をまとめると，ビルは中間治療で，20年間にわたって秘密にしておいた不倫の事実を明らかにしたために，結婚は非常に深刻な危機に陥った。酒量は増し，抑うつは深まり，落ちこみはひどくなり，自殺の危険は増していったが，それは彼の絶望感と，結婚が破綻するという思いこみと密接に関連していた。中間治療で明らかになった点として，莫大な額の生命保険に加入していて，自殺することで妻の重荷を減らし，妻は経済的にも潤うだろうと，ビルが信じていたことだった。自殺の場合，保険金の支払いは加入から2年間は拒否できるという期間が過ぎるのを，ビルは単に待っていたのだ。私が彼とのCAMSを始めて1週間後がその期限だったとわかった。ビルのCAMSの全経過については，付録Hを参照されたい。

まとめと結論

CAMS中間治療とは，自殺の危険評価と患者主体の治療を現在進行形でモニターしていくことである。CAMSの第1セッション後に，各中間セッションの最初にSSFの主要評価として自殺の「バイタルサイン」をチェックする。すべてのCAMS中間セッションの治療の焦点は，患者の自殺の問題や衝動を治療し，管理し，働きかけていくことである。各中間セッションは，CAMS治療計画を

[1] Ellis, T.E. & Newman, C.F (1996) Choosing to Live: How to Defeat Suicide through Cognitive Therapy. Oakland, CA: New Harbinger.（高橋祥友訳（2005）自殺予防の認知療法．日本評論社．）

改訂することで終わり，安定化計画の効果を再確認したり，衝動を修正する必要性や，CAMS治療の進展に伴って関連の介入を修正する必要性を再検討していく。3回連続したセッションで，自殺の危険の高い思考，気分，行動が十分に管理されていることが確認されたら，CAMS中間治療は，最後の結果とその後の計画の決定の段階へと進んでいく。

第7章
CAMS臨床結果と治療後計画
人生からの教訓と
自殺の危機後の人生

ビルの治療は8回のセッションで画期的な進展を見た。過去の不倫が明らかにされた時には，入院の可能性まで検討された。しかし，妻のキャシーは直ちに離婚を考えなかったので，比較的速やかにビルの状態を安定させることができた。キャシーが夫にもう一度チャンスを与えようとしたことが大きかったし，夫婦療法家は巧みに時間を稼ぎ，迫りつつある自殺の危機を心理的に回避してくれた。ビルの不貞にもかかわらず，夫婦療法で計画された行動契約は，前進のための重要な枠組みとなった。CAMSのセッション6までに，ビルのSSFの主要評価の評点は明らかな減少を示し，全般的危険の評点は2となり，残存する自殺の思考や気分をなんとか管理できて，自殺行動を示す兆候もなくなり，徐々に妻との関係修復についても希望を持ち始めた。セッション7では，ビルは一日を始めるにあたって毎朝妻と「チェックイン」するという行動契約について語った。そのチェックインが活発な議論になってしまい，ビルもキャシーも仕事に遅れることが何度かあったと，ビルは笑って話した。夫婦療法家とのセッションを何回か受けた後，週末に外出して，夕食をとって映画に行くことを提案して，それが妻から予想外に大喜びで受け入れられたことが，ビルは嬉しかった（それは彼が避け続けていた「晩にデートする」という課題であった）。結婚生活に緊張が走る瞬間もまだあったし，キャシーが渋るのも理解できたが，ビルが必死になって禁酒を守り（AAの指導者がビルの回復の主な旗振り役であった），行動契約を実行し，妻に償おうとする努力を，妻も受け入れた。とくに夫婦療法がふたりを繋ぎ止めておくことに役立ったようで，情緒的・身体的親密さも徐々に改善していった。CAMSの終了基準を一貫して満たし始めたので，セッション7の終わり頃には，私はビルの治療を終了する可能性について考えた。全般的危険が低いままで，彼が残存する自殺の危険の高い思考，気分，行動を次のセッションでも管理できるのであれば，CAMSケアを正式に終了できるはずだった。おそらく自殺との関係でいえば，いわば大きな曲がり角に来ているという私の観察に対して，ビルは驚くとともに，興味も示した。次のセッションでCAMSが終了になるとわかって，ビルは自殺を拒絶し，人生に全面的に関わっていくことに対して，感謝の微笑を浮かべた。

CAMSの結果とCAMS終了後計画についての概説

すでに述べたように，CAMSアプローチには，開始（最初の評価と治療計画の第1セッション），中間（SSFの主要評価，自殺の衝動の治療への集中，治療計画の更新からなる中間セッション），終了（CAMSの最後のセッションで，SSF結果と治療後計画に記入する）からなる。この章では，

CAMSケアの結果と治療後計画について詳しく解説する。これまでの章と同様に，まずCAMSの臨床的結果と治療後計画の概念的側面を解説してから，CAMSを最適な形で終了するための具体的な手続きについて取り上げることにする。

私たちが実施してきた臨床研究では，SSFとCAMSを用いた患者は一様に改善を認めた（Comtois et al., 2011; Ellis, Green, et al., 2012; Ellis et al., 2015; Jobes et al., 1997, 2005）。追試のデータも，CAMSでは全般的症状の苦悩の改善，自殺念慮の急速な減少，治療経過中の自殺の認知の変化が認められた（Jobes, 2012）。私たちの研究の患者の多数は6～12セッションで自殺の危険が改善している。さらに，さまざまな最初のSSFの質的・量的データを用いて，治療結果の異なる側面を予測することができる（Brancu et al., 2015; Corona & Jobes, 2013; Fratto et al., 2004; Jobes & Flemming, 2004）。CAMSがプライマリケアや救急部への受診を減らし（Jobes et al., 2005），自殺未遂や自傷行動に影響を及ぼすかもしれないという期待できるデータもある（Andreasson et al., 2016）。CAMSで治療に成功した患者にとって，どの点がその後の自分のケアに役立つのかということについても理解が進んでいる。CAMSで治療に成功した患者50人に関する研究で，患者が書いた反応を妥当に分類した（Schembari, Jobes, & Horgan: 2016）。患者は「あなたが受けた治療のどのような側面がとくにあなたにとって役立ちましたか？」と質問された。この研究の患者はCAMSケアの次のような側面が役立ったと答えた。「治療的側面」，「行動中心の技法」，「心理に焦点を当てた技法」，「臨床家」，「支持的な援助源」，「承認」，「CBT/DBT技法」。これらの結果のデータを追試して，確認する必要があり，CAMSケアの中で起きる変化の機序についてさらに焦点を当てた検討が今後も必要である。

最適な臨床結果

CAMSケアについて私が「最適な」臨床結果と言うのは，自殺に焦点を当てた治療で，次のような点が達成されたことを指している。(1) 既遂自殺が起きなかった。(2) 自殺未遂が起きなかった。(3) 自殺念慮が消失した。(4) 全般的症状の苦悩に意味ある減少を認めた。(5) 他の対処法を発展させていき，自力でそれが使えるようになった。(6) 生きる理由を探し出し，将来について考える能力が改善し，実存的な目標と意味を見出した。しかし，これらの望ましい自殺予防の結果を超えて，治療経過中に起こり得る全範囲の臨床結果についても検討する必要がある。

CAMS後の継続治療

CAMSケア後の重要な治療の場のひとつの可能性として，CAMSを実施して自殺の危機が去った後も相互の合意のもとに心理療法を続けることがある。長年にわたり，私は多くの患者（そして，臨床家）がCAMSケアの成功をさらに増大させたいと考えるのをこの目で見てきた。生か死かの必死の闘いに打ち勝った患者の多くが，引き続き心理療法を受けたいと熱心に考える。このような場合には，CAMSが終了した後に，患者と臨床家は切れ目なく現在進行中の心理療法へと移行できるかもしれない。このような臨床家と患者は，当初CAMSケアで同定された直接的な衝動と間接的な衝動を引き続き取り上げていく。当初の仕事はCAMSによって始まったのだが，自殺の危険が去ると，当然，他の問題が姿を現してくるかもしれない。

他の治療への紹介

CAMSが成功した後に，適切な治療の専門家に紹介することは，望ましい臨床的結果である場合が多い。自殺の危険を効果的に克服したら，患者が他の臨床家からさらに治療を受けたり，あるいはより専門的な治療を受けたりする機会がある。たとえば，私たちのシアトルでのRCTでは，CAMSを用いて，早期に，効果的に安定化したが，被験者の中に境界性パーソナリティ障害の基準を満たす一群の自殺の危険の高い患者がいて，引き続き，弁証法的行動療法に紹介された（Comtois et al., 2011）。これは私たちの最適な結果が得られた症例の一例である。患者が「見捨てられた」と感じることなく，慎重に評価され，準備万端に，可能な限り最高の治療に紹介されたと理解できるような，適切な紹介をする最適な方法がある。一般的に，効果的な紹介をするということは，専門家の技能としてはそれほど高く評価されていない。適切な紹介をするには，すばらしくて，適切な紹介をすることに伴う利益について十分な情報を与えられたうえで合意に達する必要がある。

相互の合意に基づいた治療の終了

もうひとつの肯定的な結果とは，CAMSが終了に近づいた際に，相互の合意に基づいて心理療法を終了することである。私たちのさまざまな研究では，自殺の危険が去ったら，CAMS患者の約20～50%は追加の心理療法は必要ないと判断している（これはとくに軍人を対象とした研究で顕著であった）。私の経験では，ある種の患者にとって，短期間の治療経過でよい結果が現れて，患者の望む時間枠で終了できて，もしも必要ならば，後のある時点で治療を再開するというのが，最高の方法であるだろう。この種の結果は，治療からの脱落を防ぐために理論化されている（そして，実証的にもある程度支持されている）（Ogrodniczuk, Joyce, & Piper, 2005）。私の経験では，多くの臨床家がより多くの心理療法が望ましいと思いこんでいる。しかし，私が治療してきた患者は自分のことを「セラピー向き」の人間ではないと見ている人が多かった。このような患者が短期の治療で成功すると，とくに生か死かの自殺との闘いに成功すると，私は治療の終了の可能性を話題にして，永遠に続くような心理療法に囚われるように感じる必要はないと伝える。同じような意味で，治療の終了について検討するために，私はしばしば臨床的な「チューンアップ」とか「ブースター」のセッションを提案する。私がこのようなアプローチをとる理由は，経験上，支配と自律はしばしば自殺の危険の高い心理にとって非常に重要な関心事であるからなのだ。そこで，私は患者のこのような気持ちを尊重することにとくに敏感であり，自殺の危険の治療について，自己決定の理論や動機づけ面接の支持者と同意見である（Britton, Patrick, Wenzel, & Williams, 2011; Britton, Williams, & conner, 2008）。一般に，私はあまり強制するよりは，患者の主体性に任せるほうを選び，CAMSケアの場合には，これは安定化計画を立てて，苦痛や苦悩に対処する他の方法を探ることを意味する。振り返ってみると，患者の人生で自殺の果たす役割を系統的な方法で過去のものにすることができると，非常に深遠なことが起きる場合がある。そして，それで十分であることもある。

他の臨床的結果

脱落

おそらくもっとも心配で，望ましくない臨床的結果は，脱落（ドロップアウト）と呼ばれている一方的な治療の中断である。私たちの研究では，脱落は7%（Comtois et al., 2011）からほぼ20%であった（Jobes et al., 1997）。臨床的な脱落は自殺の危険の高い患者の下位群ととらえることもできる。彼らは実際に治療を求めてきて，ある程度の自殺念慮を認め，結局，治療を自ら止めてしまい，治療を再開するようにと促す電話，手紙，電子メールに答えない。このような結果は，患者との連絡がとれないため，患者を治療に繋ぎ止めることができずに，臨床家はしばしば敗者のように感じる。繰り返しになるが，このような心配から，患者が最初から最後まで臨床的評価や治療計画に協働的に参加していくというCAMS哲学の核心が生まれた。幸い，CAMSは従来の治療に比べて脱落が少なく，治療に留まる率が高いという実証的なエビデンスがある（Comtois et al, 2011）。

CAMS患者の自殺の危険の高さを考えるならば，脱落例について「通常の，一般的な対応」を行うことが望ましい。最低でも，最後に診察した際の自殺の危険について記録し，患者に連絡して，少なくとももう1回セッションを受けるか，治療を最後まで受けるようにと働きかけたことについても記録しておく。私が実践しているのは，一般に，フォローアップの電子メールを送ったり，電話をかけたりして，その事実を記録に残す。治療を再開するか，他に紹介する可能性を示唆する書留郵便を送り，特定の日までに返事が来なければ，治療終了と見なす旨を伝える。私はかつて非常に自殺の危険の高い患者が治療から脱落した事例について，同僚からコンサルテーションを依頼されたが，なんとか治療を再開させようという努力を6回試みたことを完全に記録に残した。不幸なことに，この患者は自殺してしまい，遺族の弁護士が医療過誤の訴訟を起こそうとしたものの，結局，断念した。というのも，臨床家はCAMSを実施していて，患者との間で治療再開のための努力をしていたことについて詳細な記録が残されていたからである（この点については第8章で詳述する）。読者の臨床実践と手続きのすべて（例：一方的な治療の中止の場合に，臨床家が実施すること）が治療開始時の通常のインフォームドコンセントとして開示されていることが理想的である。

入院

CAMSは元来，患者を入院させずに治療することを目的として創られたものであるので，精神科入院治療は一般には望ましい結果とは見なさない。もちろん，この外来治療を強調する哲学の例外は，入院の場でCAMSが使われる場合である（Ellis et al., 2010, 2015; Ellis, Daza, & Allen, 2012; Ellis, Green, et al., 2012; Jobes, 2012）。CAMSを入院の場で使用するのは，自殺の危険の高い患者を安定化させて，退院に備えて，自殺に焦点を当てた外来治療の準備をするためである。断っておくが，私は精神科入院治療に対する既存の偏った意見に賛同しているわけではない。実際のところ，初期の研究や現在進行中の研究は自殺の危険の高い患者に対する入院治療が対象であった。しかし，自殺に焦点を当てた治療が驚くほど少ないという，現代の精神科入院治療の限界を私は認識している（第1章のこの問題についての解説を参照）。このような事情があるにしても，私は多くの自殺の危険の高い患者にとって現代の一般的な入院治療が救済をもたらしているとは思えず，毎年，数百人もの患者が精神科の閉鎖病棟内で自ら命を絶っているという事実に，おぞましさすら感じる（The Joint Commission, 2013, 2016）。

臨床経験と研究結果に基づいて，自殺の危険の高い患者のほとんどは外来の場でもっともよく対処できると，私は感じている。しかし，ほとんどの精神科医療従事者が今でも精神科入院治療こそが最適の介入であると信じているというのが，私の印象である。問題なのは，入院治療から退院となった直後，とくに退院後数週以内に，自殺の危険の可能性が高まることを研究結果が明らかにしている点である（Bostwick & Pankratz, 2000; Meehan et al., 2006; Qin & Nordentoft, 2005）。自殺を予防する目的の現代の精神科入院治療には実証的な裏付けがなく，多くの症例にとって実際に有害ですらあると，説得力に富む主張をしている者もいる（Linehan, 2015）。

私が入院病棟で働いていた日々を振り返ると，たしかに命を救う仕事をしていたような気がする。そして，もしも（とくに患者が精神病の状態で）入院が患者の命を救う唯一の方法だとしたら，自殺による時期尚早の死を防ぐために私たちができるいかなる臨床的介入も支持できると，私は今も信じている。しかし，自殺に焦点を当てた真に信頼に足るケアが典型的な入院中に実施できて，患者が退院前に自殺に焦点を当てた効果的な介入を受けて，危険が減るのであれば，私の感じ方は少し変わるだろう。この点で，入院後認知療法（postadmission cognitive therapy: PACT）と呼ばれている自殺予防の認知療法（cognitive therapy for suicide prevention: CT-SP）の入院患者版についてのマリアン・ハロウェー（Marjan Holloway）の仕事を，私は強く支持する（Ghahramanlou-Holloway, Cox, & Greene, 2012; ）。もちろん，CAMS-Mとしても知られている，メニンガークリニックにおけるトム・エリス（Tom Ellis）らによるCAMSの入院患者のための革新的な応用も，私は支持する（Ellis, Daza, et al., 2012; Ellis, Green, et al., 2012, Ellis et al., 2015）。

自殺の危険の高い人を外来の場で安全に見守る（そうすることで患者を家族，友達，職場，学校の近くに置く）ことができれば当然望ましい。私たちの文化でしばしば起きるのは，入院治療のために，その人が「気がふれてしまった」といった不幸な偏見がすぐに生じてしまうかもしれないことである。そこで，「自殺未遂に及んだものの生き残った」経験のある人々から，精神科入院の経験がいかに否定的で，恥や，医原性の問題や，罰さえももたらすかをありありと力強く，直接証言されることが今では増えてきている（Yanez, 2015）。精神科入院治療が今後も引き続き必要であるだろうが，この30年間に起きた治療の変化は劇的であった。現在は医療改革の時代であり，自殺に関連した精神科治療の共通目標は，今後ますます拘束が減り，エビデンスに基づき，費用対効果が高いものとなるだろう（Jobes, 2013a; Jobes & Bowers, 2015）。したがって，今では可能な限り，自殺の危険の高い患者を入院治療ではない方法で治療することに多くの明白で，説得力のある理由があるのだ。

自殺の危険が高い慢性の状態

本書の第1版で，自殺の危険が高い慢性の状態，とくに境界性パーソナリティ障害（borderline personality disorder: BPD）に関連した状態には，CAMSはあまり向いていないかもしれないと，私は明言した。さらに，マーシャ・リネハン（Marsha Linehan）の弁証法的行動療法（dialectical behavior therapy: DBT）こそが，境界性パーソナリティ障害で自己破壊行動を呈する患者に適した治療法であり，数多くの実証研究により支持されているとも，私は述べた（Linehan, 1993a, 1993b, 2005, 2014; Linehan et al., 2006, 2015; Linehan, Armstrong, Suarez, Allmon, & Heard, 1991; Neacsiu, Rizvi, & Linehan, 2010; Stoffers et al., 2012）。DBTが自殺の危険の高いBPD患者にとっての最適な治療選択であると主張しながらも，（前述したシアトルにおけるRCTのように）私は慢性のBPD患者を対象としてCAMSを試みたことがある。実際に，何人かの治療者が近年，私に語ってくれたところによると，自己破壊の衝動がCAMSの中間セッションで詳しく，忠実にモニターされるため，CAMSケアで治療されている慢性的に自殺の危険の高い患者は行動化が減り，自殺の脅迫や自殺行動によって感情的な苦悩を訴えることが減ってきたという。

臨床的な個別の事例を超えて，今では，CAMSはある種の自殺の危険が高い慢性の状態やBPD特性を示す患者に効果的であるかもしれないというエビデンスが増えてきている（Andreasson et al.,

2014, 2015, 2016)。この点に関して，連続・多課題・無作為化試験（sequential, multiple assignment, randomized trial: SMART）を用いて，自殺の危険の高い大学生を対象とした研究を，私たちは現在実施し（Collins, Murphy, & Stecher, 2007），CAMSとDBT，CAMSまたはDBTを，連続使用または代替使用するRCTを行っている（Pistorello & Jobes, 2014）。近年，非常に熱心にDBTを実践している人々の多くが，このような患者は再発も多く，非常に自殺の危険が高い状態になるので，CAMSとDBTを統合して治療する価値に気づき始めたと，私は耳にしている。この点に関しては，DBTが慢性の，パーソナリティ障害に起因する自殺の危険が高い状態に最適のアプローチであることはエビデンスからも明らかであるのだが，DBTを熟知していない治療者にとってはCAMSの使用に期待できる。近い将来，私たちはこれらのエビデンスに基づいた治療の異なる使用について調査し，RCTによってさまざまな自殺の危険に対して適切な治療法を発見できれば理想的である。

自殺未遂

私たちは誰もが，患者が自殺未遂に及ぶかもしれないという点に関して何の保証もないことを承知している。すべての臨床家や自殺の危険の高い患者に有効な臨床的アプローチや治療法などはあり得ない。しかし，そうは言っても，自殺の危険を単なる症状と理解して，精神障害の治療に焦点を当てるよりは，とくに自殺に焦点を当てた臨床的評価と治療のほうが効果的であると，私はやはり主張する。既遂自殺や自殺未遂に焦点を当てない治療が，このような致死的行動の可能性を見落とす危険が非常に高いことは自明であるだろう。自殺行動は全体を見るときわめて低率な出来事であるので，たとえ非常に良心的な臨床家やアプローチでさえも，私たちの影響や制御の範囲を超える，未遂行動を防ぐことはできないかもしれない。やる気をそぐことになるかもしれないが，自殺未遂はかならずしも治療が無駄であるという意味ではない。むしろ，治療には効果があり，治療努力を倍にして，正しく行うべき時だという意味である。

私たちの研究が進展していくにつれて，もちろん，CAMS患者の中にも，自殺未遂に及んだ人もいた。私たちのシアトルのRCTでCAMSケアに導入されて数週しか経っていない，とくに悲しい症例があった。この患者は慢性のアルコール依存症で，皮肉なことにAAのミーティングに行く途中で，酒を飲んでしまった。とくに大変な一日を過ごし，「たった一杯」だけ飲むつもりだった。言うまでもないが，一杯では止まらずに，何杯も飲んでしまい，患者は腕を切り，10日間入院することになった。患者がおずおずとCAMSケアに戻ってきた時に，臨床家は自分が研修を受けたマーシャ・リネハンがよく言っていた臨床の諺をそのまま繰り返した。「患者が治療に失敗することはない。ただ治療が患者に失敗するだけだ」。安定化計画に従うことができなかったことで，患者はセラピストと目を合わすことができなかったが，臨床家はリネハンの諺を思い出しながら，患者の抱いている恥ずかしさと困惑を巧みに洗い流していった。臨床家が次のように語りかけると，患者の目には感謝の涙があふれた。「私たちは一緒に治療を進めています。あなたにそのことをわかってほしいのです。私たちは安定化計画をよりよいものにして，あなたがふたたび暗闇に戻る必要がないようにしましょう」。このように患者をサポートし，受け入れていくことで，この患者は本研究で最高の結果を示した患者のひとりになった。たとえ熟練した臨床家が治療していたとしても，自殺未遂は起こり，とても怖ろしいものである。しかし，定義上，自殺未遂者はまだ生きている人間であり，教訓を学ぶことができ，最終的に命を救うことができるだろう（「教えることのできる瞬間」介入については，「O'Connor et al., 2015」を参照）。

既遂自殺

最終的で悲劇的な結果は，既遂自殺である。米国では毎日110人以上が自殺し（Drapeau & Mcintosh, 2014），そのうちの約35%がそれまでに精神科治療を受けていた（Cavanagh, Carson, Sharpe, & Lawrie, 2003）。端的に言えば，精神保健の専門家は誰もこの悲劇から逃れることはできない。どれほどの専門家であろうとも，どれほど真摯に命を救おうと努力したとしても，自殺がけっして起きないなどと患者や家族に保証することはできない。私はとくに自殺の危険の高い患者の治療で，個人として，専門家としての倫理的な葛藤について詳述したことがある（Jobes, 2011）。さらに，精神保健の専門家は，どれほど努力しても，いつか患者を自殺で喪うという現実に直面し，その過程を受け入れていかなければならないと述べた。深刻な自殺の危険を治療していくことに伴う重さに対処していくという私自身の闘いで，私はごく妥当な方法を探り当てて，患者の自殺に直面したとしても，呆然と立ち尽くして，麻痺してしまわないようにすべきであると考えた。読者が私の解決法は何だったのかと疑問に感じているならば，今まさにそれについて読んでいることになる。

自殺に対する治療や介入で完全なものなどない。しかし，少なくとも，CAMSを用いることで，このケアを受けた大多数の自殺の危険の高い患者に有効であったという点は保証できる（Jobes, 2012）。私は患者や家族に対して，CAMSが効果を発揮して，患者の命を絶対に救うことができるなどと愚かに約束したりはしない。しかし，必死に努力をした結果の臨床的知恵と大規模な臨床研究に基づいたアプローチを用いて，自殺の危険に可能な限り最適な可能性のあるケアを提供できる。これは私が提供できる最善のケアであり，私がコントロールすることができないとわかっていること（すなわち，究極的な他者の生か死か）に耐えるのにも役立つ。この点についてはさらに詳しく第8章で解説する。

CAMS自殺の危険のフォローアップ：手続きで配慮すべき点

結果とその後の計画に関するCAMSの具体的な手続きには，臨床的結果を考慮すべき次の主な2領域がある。(1) CAMSによる決定事項，(2) さまざまな未解決の臨床的結果とその後の計画についてである。臨床結果のこれらの結果のそれぞれについてここで解説するのだが，CAMSに関連した手続きをとくに強調する。

CAMSの終了

第6章で述べたように，CAMSの終了を決定するには，患者の自殺の危険が明らかに減ったことが3セッション連続で確認されなければならない。本書の第1版では，3セッション連続で，自殺の危険を示す思考，気分，行動がまったく認められないという基準であった。しかし，自殺の危険の高い兵士を対象とした大規模なRCTを実施したところ，この基準があまりにも厳しすぎることがわかった。多くの例では，自殺の危険のいかなる兆候も完全に消失させるというのは極端すぎた。意味のあるCAMS終了基準として，患者に比較的中等度の自殺念慮や気分が残っていたとしても，(自殺行動を伴わず）自殺に関連する思考や気分を効果的に管理する能力が妥当に期待できるというもので十分であると考えた。そこで，改訂されたCAMS終了基準としては，3セッション連続で，SSFの主要評価の全般的危険の評点が1か2で，患者が自殺の危険を示す思考や気分を管理することができて，過去1週間に自殺行動を認めないこととした。これらの修正した基準は私たちの最近のRCT

でも十分に機能し，（自殺の危険を完全に除去することに比べると）より現実的なCAMS終了の基準となっている。

具体的に踏むべき手順を見ていくと，終了の1回前のセッション（基準が3回連続で満たされれば，終了となるのだが，その2回目のセッション）で，終了の基準が次回も引き続いて満たされれば，SSFの結果とその後の計画を用いて，CAMSケアが終了することを患者に明らかにしておく。次の連続3回目のセッションで，患者の全般的危険が1か2で，自殺の危険を示す思考や気分を管理でき，自殺行動を伴わない場合には，臨床家がこれを確認できれば，正式に治療を終了させることができる。コンサルテーションを受けたうえで，臨床家が患者にさらに1～2週間のCAMSを続けて，状態の安定が維持されているかを確認するように助言した例も，私たちの臨床試験では時々あった。CAMSを受け入れている患者は，自分が回復の過程にあり，その目標を達成することに熱心であることが一般的である。あるいは，2回連続で状態の改善を確認していたのに，3回目で突然後退し，全般的危険が高まったり，自殺の危険を示す思考や気分を管理する能力に問題が生じたりする患者もいる。このようなことが起きても，慌ててはならない。臨床家と患者は単にCAMSの患者主体治療をもう一度試み，終了に向けた準備を繰り返すだけである。自殺への囚われを克服することが恐ろしくて，難しいという一群の患者もいる。そのような患者に対しても，私たちはCAMSの臨床的終了に向けて，忍耐強く，理解を示し，支持的に働きかけていく。私たちは自分の最高の能力で患者に働きかけていけばよいのであって，自分の必要性のために時期尚早に治療を終了するように急いだり，患者にプレッシャーをかけたりしてはならない。

治療の終了：セクションA

CAMS終了の可能性を検討するために前述した点を検討して，臨床家はCAMS終了が妥当かどうかを患者に確認していく必要がある。もしもすべてが順調であると思われるならば，臨床家はCAMSのSSF-4「結果とその後の計画」（最終セッション）を患者に渡して，それに記入するように依頼する。この時までに，セクションAのSSFの主要評価に点数をつけることに，患者は慣れているだろう。一般的に言って，私は中間セッションでは隣り合って座ることを勧めるが，結果とその後の計画に関しては協働的な作業の側面が強いので，最終の終了セッションではかならず隣り合って座るようにする。

全中間セッションと同様に，連続3回目のセッションでもSSFの主要評価項目で終了の基準（そして，とくにSSFの結果とその後の計画のセクションB）が満たされていることを確認する。CAMS終了セッションでは，患者と臨床家が一緒に，これまでの中間セッションのSSF，とくに最初のSSFと比較して，治療経過中の評価点の変化を見ていくことが役立つ。患者が最後のSSFの主要評価に点数を付け終えたら，セクションAの最後に2つの自由回答式の質問がある。最初の質問は，治療のどの側面が患者にとって役立ったかというものである。第二の質問は，将来，自殺の危険が再び生じた場合に，どのような点を自力で活用できるようになったかを問う。この2つの質問は国立精神保健研究所が実施したうつ病についての有名な共同研究から借用したものであり（Elkin et al., 1989），治療で何が達成されて，自分でも実施できるものとなり，将来，自殺の危険の再発を防ぐことができるかという点について，臨床家と患者がさらに話し合う（再発防止についての質問に対する患者の反応に関する研究の詳細は「Schembari, Jobes, & Horgan, 2016」を参照）。

結果とその後の計画をモニターする用紙：セクションB

（これまでと同様に）結果とその後の計画のセクションAは患者が記入する。一方，セクションBは臨床家が記入して，その最初に，終了の3回目のセッションが達成されたことを確認する。臨床家は次に，終了セッションを進めるうえで，結果とその後の計画について患者と一般的な話し合いをしなければならないが，セクションBを用いて，CAMS関連の結果とその後の計画について，正式に議論して，SSFに記入する。終了する事例では，その後の計画として，次のような4つがある。(1) 心理療法の継続，(2) 患者と臨床家の双方の合意の上での治療終了，(3) 患者からの一方的な治療終了，(4) 他の専門家への紹介。このうちのどれに決定した場合でも，私は私の専門家としての最善の判断を下して，標準的な臨床実践をする。すでに述べたように，私は患者が治療を終了したいという欲求を一般には支持する。しかし，私が治療の終了が患者にとっての最善の利益とはならないと判断するならば，私は自分の意見をはっきりと伝えるが，患者がどうしても一方的に治療を止めたいというのであれば，患者の希望を最終的には尊重する。賢明ではない，患者からの一方的な治療の中断については，手紙，電子メール，フォローアップの電話などといった実証的に支持されている押しつけがましくない，相手を思いやるような接触を検討する価値があるだろう（Luxton, June, & Comtois, 2013; Motto, 1976; Motto & Bostrom, 2001）。

CAMSケア後の計画がどのようなものであれ，私はCAMSを最後まで受けることができた患者をいつも褒め称えている。CAMS終了セッションは，命を救う可能性のある治療を祝い，これを達成できたのはとても重要であると患者に伝える絶好の機会となる。SSFとCAMSを使って自殺の危険の治療についての研究を25年以上にわたって続けてきたのだが，私は今でもこの達成の持つ重要性に身が震える思いがする。

結果とその後の計画についての追跡用紙：セクションC

CAMSケアのこれまでの段階と同様に，終了セッションに引き続いて，最後の「HIPAAページ」に記入する（セクションC)。終了セッション後にこのSSFの最後の書類に記入するのがとくに関連しているのは，正式にケアが終了し，CAMSケアの非常に徹底的な医療記録を残すことになるからである。前に述べたように，もしも患者が自殺して，遺族が過失死として訴訟を起こそうとした場合には，CAMSの徹底的な記録は適切な介入の証拠となり，医療過誤訴訟の危険を著しく減らすことに役立つはずである。

自殺の危険の再発

もちろん，一旦は自殺の問題が解決した患者であったとしても，ふたたび自殺の危険が高まることもあるだろう。私の臨床例でも，私たちの臨床研究においてもこのようなことが実際に起きた。一度は自殺の危険が去った患者がふたたび急性に自殺の危険が高まった場合には，臨床家の判断に基づいて，ただちに中間セッションを再開し，患者主体の治療に焦点を当てなおす。なお，SSFの最初のセッションの評価と治療計画からもう一度やり直すことが効果的な患者もいる。臨床家と患者がCAMSの全過程をやり直すことの意味が感じられない場合には，単に患者を「慢性的」に自殺の危険が高いとみなすのではなく，自殺の危険の高い状態が間欠的であるととらえるほうがよいと，私は考える。今は自殺の危険の高い患者も（たとえ間欠的ではあれ）一度はよくなったと考えることが重要であり，この態度は事態がけっして改善しない（これは慢性の自殺の危険が高い状態の指標であり，治療の成功は覚束ないと決めつけることになる）という態度とは対照的である。

未解決の臨床的結果

CAMSの終了に際して，完全で，HIPAAに準じた医療記録を残すうえで，他にも多くの臨床的結果がある。したがって，SSFの結果とその後の計画を使って，CAMSの臨床家との関係が絶たれることに一般に関連する結果について記録しておく。たとえば，(1) 入院，(2)（たとえCAMSの終了基準に満たない場合でも）双方の合意に基づく治療の終了，(3) 患者からの一方的な治療の終了（例：治療からの脱落，あるいは臨床家の意見に反する治療の終了），(4) 臨床家による他の治療あるいは治療者への紹介，(5) 不幸なことに既遂自殺が生じたことなどを，「その他」の項目に記入する。このような結果について本章では解説してきた。重要なのは，臨床家は治療に関して他の専門家から最善の助言を得るために，コンサルテーションを求めることを強く勧める。このようなコンサルテーションはセクションB（「紹介」あるいは「その他」の項目）か，SSFの最終ページのHIPAAの「症例についての注釈」に徹底的に記録しておくべきである。

自殺の危険後の人生：生きることの教訓

CAMSに関するRCTを実施する過程で，臨床家が深刻な自殺の危険の高い患者に懸命にCAMSを実施している数百時間を見て，私はあることに気づいた。多くの場合，自殺の危険の可能性が非常に高い患者がCAMSに驚くほど反応し，それも非常に少ないセッション（たとえば，4〜6セッション）で回復することがあるのを，私は目撃してきた。長期にわたって自殺行動を認め，自殺念慮も強かった患者が，自殺は自分の状況に対処するのに最善の方法ではないかもしれないと考えるようになることにも，私たちは気づいた。このような気づきによって，自殺への囚われから自己を解放し，生を掴み，希望の光を受け入れる真の可能性が出てくる。しかし，興味深いことに，これらの多くの患者の人生は混乱に満ちたままである。たとえば，ある兵士には4人の子どもがあり，さまざまな女性たちと結婚や離婚を繰り返し，深刻な経済問題を抱え，戦闘関連のトラウマがあった。ある若い大学生は，高校生の頃から，無謀な性行為を繰り返し，しばしば身体を傷つけ，酒やドラッグを使用し，たびたび過量服薬に及んだ。ある中年の主婦は5人の子どもを育てたが，今は「空の巣」生活で苦しみ，肥満と不安に悩み，銃を頭に突きつけて，危うく死にかけたところを，夫に止められた。CAMSによって状態が安定し，自殺を諦めると，このような患者は，自殺の危険をもたらした現実をどのように超えていくのかについてほとんど何の考えもないようなのだ。このような患者が，自殺について考えると，何らかの「安心感」を覚えると言うことがある。自殺を自己制御と安全感をもたらす「魔法の杖」のようにとらえているのかもしれない。ある患者は，彼女と自殺との「関係」はまるで，死神との恋愛のようだと，私に語った。このような症例に出会って，解決や自己の救済の可能性として自殺をとらえ，深刻に自殺に囚われてきた，こういった多くの人々にとって，自殺の危険を超えたところにどのような可能性があるのだろうかと，私は立ち止まって考えた。こういった人にとって自殺の危険を乗り越えた後の人生とは実際にどのようなものなのだろうか？

本書の第1版を出版した後の10年間を振り返ると，CAMSの最初の部分は活発に研究され，2006年の時点では十分な内容になっていたが，後半の部分（すなわち，CAMSの結果とその後の計画）

についてはというと，それほど練り上げられたものではなかった。それから10年経ち，この介入が十分に発展し，成熟してきたと感じ，CAMS中間セッションの過程で患者の定義した衝動の治療についても多くを学習してきたと思う。実際に，タッカーらは自殺の衝動という概念は，自殺の危険についての概念的で臨床的な思考に関する重大な新機軸であったと述べている（Tucker et al., 2015）。これまでに自殺学の領域で数百の心理社会的「危険因子」が指摘されてきたが，過去数十年間に自殺学の華々しい進化があったと，マリスらも述べている（Maris et al., 2000）。さらに，自殺の「警戒兆候」の概念において，危険を示すより近接した時間的指標が持つ有用性について議論されるようになってきた（Rudd, 2008; Rudd, Berman, et al., 2006）。タッカーらは現在，「個人的な警戒兆候」，すなわち，急性の自殺の危険を生じさせる患者自身が定義した問題としての自殺の衝動について論証している。とくに患者が定義する自殺の衝動に焦点を当てて，治療することに関連して，CAMS中間セッションで自殺の危険の高い患者を治療することを，私たちは今では理解している。しかし，CAMSケアの後半部分の発展がもっとも遅れていることは明らかである。そこで，本章の最後に，自殺の危険後の人生の明らかな意味合いを念頭に置きながら，CAMSケアの結果とその後の計画について，最近の私が考えていることを述べる。

再発予防

自殺について幅広くとらえたものから自殺にとくに焦点を当てたものまで，エビデンスに基づく治療に関する論文では，「再発予防」を強調していることはよく理解できる（Apil, Hoencamp, Judith Haffmans, & Spinhoven, 2012; Brown & Chapman, 2007; Dimidjian, et al., 2014; Gleeson et al., 2011; Huijbers et al., 2012; Piet & Hougaard, 2011）。実際に，非常に効果的な自殺予防の認知療法（cognitive therapy for suicide prevention: CT-SP）では，治療的介入の重要な特徴として，最終セッションにおいて，臨床家の指導の下で想像上の再発予防プロトコルを実施する（Wenzel et al., 2009）。この段階的治療アプローチでは，自殺の危険を初期段階で認識することを強調する。重要な対処法がCT-SPでは組み入れられていて，将来のいかなる時点でも，自殺の危険が生じたら，患者がこれまでとは異なる方法で対処する準備をするのを手助けする。しかし，この手法の斬新な点は，最終セッションで，臨床家の指導の下で，自殺の危険が生じた場面に患者を想像上で暴露させて，これまでに身につけた対処法を練習させることである。これはすばらしい技法であり，この結果，自殺未遂行動が有意に減少していることをデータが示している（Brown, Have, et al., 2005; Rudd et al., 2015）。

そして，とくに自殺と関連して，私は再発予防がきわめて重要であることを理解するようになってきた。CAMSについてすでに述べた通り，SSFの結果とその後の計画のセクションAの2つの自由回答式の質問が再発予防の精神を強調している。すなわち，「治療のどの部分がとくにあなたに役立ちましたか？」と「将来また自殺の危険が高まったとしたら，それに対処するのに，今回の治療から何を学びましたか？」という質問であり，私たちはこれらの質問から重要な情報を収集し始めている（Schembari et al., 2016）。自殺に囚われていた以前のやり方に舞い戻ってしまわないことが重要であるのは明らかだが，私は最近では，前に進むことの重要性に強い関心を払うようになってきた。CAMSを受けた患者が自殺を過去のものと考えるようになり，人生を価値あるものとしてとらえ，自殺の危険が過ぎた後の人生をどのように送っていくことができるのだろうか？　私たちは精神保健の専門家として，このような患者が目的と意味のある人生を送ることをどのように手助けできるのだろうか？

生きていることの教訓

私がこれまでに繰り返し考えてきた概念とは，かつて自殺の危険が高かった患者がこれまでの自分の対処法を振り返って，「生きていることの教訓」を得る過程についてである。私の言っている「生きていることの教訓」とは，最善の形で人生を前に進めていくという基本的な手引きを示すような，根本的に超理論的な考えである。かつては自殺の危険が高かった人が，人生は生きる価値があると信じられるような確固たる基礎を築くのに役立つ，一種の治療的な跳躍台を提供することは重要である。この点について，私が重要で，直感的に説得力があると思うのは，心理的なバランスを取ることの重要性を強調する理論である。ボナーノらは心理的「代理（agency）」と「交流（communion）」のバランスを取ることの重要性について興味深い論文を発表した（Bonanno & Castonguay, 1994）。代理とは，自己の内界，業績，達成，目的の感覚（例：「何かをする」）に主に焦点を当てる。交流とは，他者とのコミュニケーション，絆，相互関係，存在への感謝といった，対人的な人生に主に焦点を当てる。自己に焦点を当てた意味ある内的世界と他者との絆に焦点を当てた意味ある対人関係という，代理と交流のバランスを育むことによって，心の健康を築くことができるというボナーノらの主張には説得力がある。

カール・ロジャーズ（Carl Rogers）はかなり前になるが，「一致（congruence）」という有名で，明快な概念を提唱した（Rogers, 1957）。最近では，同様の「自己不一致（self-discrepancy）」理論についても議論されている（Higgins, 1999; Higgins, Roney, Crowe, & Hymes, 1994）。基本的な概念は，自分が望む存在と現実の存在の間の心理的一致についてである。両者がまずまず一致していれば，その人物はおそらく人生で十分な機能を果たしているだろう。自分が望む存在と現実の存在に明らかな溝があれば，自分の望みに達していないということで，当然，苦痛や苦悩が生じることになる。

最後にこの点に関して，時間という視点からとらえたジンバルドーの心理的指向性の概念を，私は高く評価している（Zimbardo & Boyd, 1999）。（おそらく過去のトラウマに囚われきっていたり，高校や大学といった，人生の特定の時代に強い絆を感じていたりして）過去に心理的に深く根をおろしている人がいることを，私たちは皆よく知っている。一方，過去をあれこれ思い悩んだり，知りようのない未来をあれこれと心配したりして時間を浪費するのではなく，今ここに存在する現在に焦点を当てることを個人的な信条として，現在を生きている人もいる。さらに，未来に心理的な根を下ろし，適切な教育，職業，配偶者，友達，家庭，人生の状況を手に入れようと努力している人もいる。自分の人生の過去，現在，未来を心理的に認識できている人こそが，まずまずの心の健康を保つことができると，ジンバルドーは主張する。過去から教訓を得て，現在に感謝し，未来の計画を立てることができれば，目的と意味のある人生を送るための妥当な方法となるように思える。

私はこのような件について少し深入りしすぎたことを認めざるを得ないが，私が人生の意味について特別な洞察があるという振りをしている訳ではない。しかし，30年以上にわたって自殺の危険の高い人について研究してきたので，何らかの興味深い視点を示したり，少し立ち止まって，目標，意味，その他の崇高な事柄について考えたりすることもできる。しかし，自殺の危険を乗り越えて前に進んでいく基礎となるような単純な考えを超えた理論を発展させていくことはきわめて重要であるが，自殺学の文献の中でこの種の話題を取り上げたものは驚くほど少ない。この種の考えは「ポジティブ心理学」の領域に認められるとか，マーズロー（Maslow），ロジャーズ（Rogers），フランクル（Frankl），メイ（May）が1960年代に提唱した人間主義的な運動そのものであると反論されるかもしれない。しかし，これらの理論が自殺の危険の高い人にとくに応用されてきたわけではないので，当然，臨床的な検討や実証的な研究を実施する価値がある。おそらく本書の次の版では，SSFの第1セッションの最初のページに「生きている状態のための用紙」といった書類が付け加えられることになるかもしれない。こういった用紙は，CAMSケアに成功したものの，生きていくうえでの明快な教訓を得るという次の段階に進んでいくために必要な助言，あるいは跳躍台を与えることができるだろう。このような用紙を用いて，患者は自殺の危険が去った後の人生で，どのようにして存在の目標や意味を探っていくかの手助けを得られる。このような思考法は，行動活性化（Martell et al., 2013），アクセプタンス＆コミットメント療法（Hayes et al., 2011），動機づけ面接（Britton, conner, & Maisto, 2012; Britton et al., 2011）などの，価値指向療法と同類である。

まとめと結論

本章では，結果を評価し，その後の計画を検討するというCAMSケアの最終段階について取り上げてきた。自殺の危険の高い患者の治療が成功し，自殺の危険を克服した基準が満たされて，CAMSの終了となるのが理想的である。もちろん，本章でも取り上げたように，この最適な筋書き以外の臨床結果もあり得る。最善の場合には，CAMSの終了によって重要な治療的達成がもたらされて，患者は自殺に対する囚われといった危険な状態を克服し，自殺の危険を徹底的に理解できるようになる。自殺の危険をこのように理解できると，安定化や患者の定義した自殺の衝動をCAMSに基づく治療によって，患者の人生から自殺の可能性を系統的に除去することができる。たとえ私たちが望む最高の結果が得られなかったとしても，CAMSとSSFは，ほとんどの精神保健従事者にとって，従来の標準的治療よりもはるかに優れた，自殺に焦点を当てて臨床的実践を反映させた重要な記録を残すことになり，幅広い臨床結果をもたらす治療的過程である。最後に，再発防止と自殺の危険が去った後の人生の追求という視点から，CAMSがどのように終了するかという点についても簡潔に取り上げた。生きることの教訓は，自殺の危険が高かった人がその危険を過去のものとして，自分が目指す人生に向かって前進していくことに役立つだろう。

第8章
医療過誤訴訟の危険を減らす手段としてのCAMS

患者の自殺を完全に防ぐことができる臨床評価や治療はない。私たちは可能なことは実行できるが，不可能なことは実行できない。しかし，現実的な問題として，「患者は可能な限り最高のエビデンスに基づく評価と自殺に焦点を当てた治療を受けていただろうか？」という疑問がある。これはまさに私たちが追い求めるべき点であり，可能な限り最高の治療というのは，エビデンスに基づいた，自殺に焦点を当てた治療のことである。患者，そしてその家族は，このような治療を期待して当然である。

残念ながら，患者（そして，その家族）は，臨床家がその能力以上のことができるという大きな期待を抱いている。その結果，もしも臨床家が彼らの期待に応えられないと，とくに患者の自殺が生じると，事態は混沌として，医療過誤の訴訟が起こされることになりかねない。患者の自殺が生じると，医療過誤による「不当な死」ということで訴訟が起こされるのではないかという不安は（少なくとも米国で，そして他の国々でも増えてきているのだが），多くの臨床家にとって大きな関心事になってきた。このような不安が現実のものであることを示す調査結果もある。ピーターソンらによると，治療中に愛する人を自殺で喪った遺族の多数は，自殺が起きた時点で弁護士に相談しようと考え，なんと25％が実際に相談したという（Peterson, Luoma, & Dunne, 2002）。

本章で解説するこの問題を詳述するために，具体的な2症例について考えてみよう。

中西部の大きな大学の経済学部3年生の20歳の女子大学生が，寝室のクローゼットの中でフックにベルトを掛けて，縊死しているのを，ルームメートが発見した。シカゴ出身の離婚した，裕福な不動産業者である母親は娘の死に驚き，怒りに震えた。娘が大学のカウンセリングセンターで治療を受けていたことを知り，母親は娘の葬式の直後に，センターの所長とCAMSケアを23セッション行っていた臨床ソーシャルワーカーに会う約束を取りつけた。大学1年生から3年生まで，その学生は自殺念慮を抱くことが時々あったが，CAMSを一貫して受けていて，その治療も成功し，入院したことはなかった。しかし，3年生の夏期休暇明けに，キャンパスに戻ってきても，その学生は（相互の約束に反して）臨床家に連絡してこなかった。臨床家は，2回は電話で，2回は電子メールで，計4回にわたって治療を再開するようにと，学生に連絡を取ろうとしていたとの記録があった。母親が所長と臨床家に会いに来た時には，弁護士も一緒だった。弁護士はその会合で，カウンセリングセンターに訴訟を起こす準備をしていた。所長は穏やかな態度で患者のファイルを弁護士に渡したのだが，ファイルにはSSFの書類が詰まっていて，患者に治療を再開するように働きかけた明らかな証拠もあった。母親は怒り心頭に達していたが，弁護士は「治療に怠慢は認められない」と言って，その事例を担当することを断った。悲しみに打ちひしがれた母親は3人の弁護士に相談したが，全員がこの事例では医療過誤と判断するいかなる理由も認められないという点で一致した。

東海岸の研究所に勤務する25歳の経済学者は個人開業の臨床心理士から治療を受けていた。この青年は，長年にわたるうつ病と不安障害の既往歴があり，以前に10日間入院したことをひどく惨めな経験だったと述べていた。ある研究プロジェクトに関して，彼は上司と激しい口論になり，出勤停止を命じられた。さらに，最近，長期間交際していた恋人と別れたことも，激しい落ちこみに拍車をかけた。患者はCAMSセッションを計6回受けていた。自殺の手段として銃を手に入れることについてしばしば話し合ったが，CAMS安定化計画の一環として，銃を手に入れることを諦めるのに同意した。しかし，残念ながら，SSFの最後のセッションの2日後，彼は銃で自殺した。その死から約10カ月後に，臨床家はカリフォルニア州に住む患者の兄から電子メールが届き，その後，電話がかかってきた。兄が弟の遺品を整理していたところ，「メンタルヘルス」と題されたファイルを見つけた。兄は弟が綴じていたSSFの書類の束を見て，驚くとともに，興味を抱いた。臨床家と兄は，患者とCAMSの使用について90分間電話で話し合った。患者が自殺に使った銃はCAMSの最初のセッションの2週間前に購入された物で，その領収書を見つけたと，兄は電話で打ち明けた。臨床家はこの話に驚いて，銃の購入について話し合ったことを示す多くの書類があることを指摘した。患者が再入院にとても耐えられないので，嘘をついたのだろうと，兄は語った。兄は臨床家に次のように言って，感謝して，会話は終わった。「弟の治療を最後に担当してくださった先生が，自殺について弟に必死で働きかけてくださったことに，私は少なくとも心が安らぐ思いをしています。弟が自殺をそれほど固く決意していたことは，先生にとっても，私にとっても残念なことです」

以上は難しい事例であるが，悲痛な出来事であるとともに，私たちの目の前にある重大な問題でもある。遺族や他の人々が愛する人の死に反応して，自殺が起きる前に治療を担当していた臨床家に説明をもとめてくる状況を，ありありと描写している。

本章では，患者の自殺が生じた後に起きる医療過誤の訴訟のさまざまな側面を取り上げていく。したがって，自殺の危険の高い患者にCAMSを使うことが，臨床的怠慢に関わるさまざまな不安を和らげ，医療過誤の訴訟の可能性を減らすことについて検討する。この話題のために，臨床的に命を救うという唯一の意義から目を背けて，保護的かつ防衛的な臨床実践へと安易に舵を切る危険についても，私は十分に認識している。しかし，私たちは本章の本質的な課題について十分に探り，検討する努力をしなければならない。というのも，これこそが患者に十分な情報を提供したうえで，同意を得て，有効な臨床実践を行うためには不可欠であり，それこそが実際に命を救うことに役立つからである（Roberts, Monferrari, & Yeager, 2008; Smith et al., 2008)。

医療過誤についての概説

医療過誤に関する法律は州によって異なる。実際のところ，医療過誤による不当な死に関する判決に，患者の治療過程で臨床家が実際に行ったことによって定められるというよりは，むしろ，訴訟に関与した専門家の信憑性や，原告側弁護士が専門家ではない陪審員や判事の感情や同情にどれほど影響を及ぼしたかによって決まる。したがって，関連の法律がさまざまであり，専門家や弁護士の相対的な影響力が予測できないのだが，この領域で明白なことは，患者の治療について責任ある，系統的な，十分な記録があることがまず，原告側の弁護士が医療過誤の訴訟を起こそうとするのを止めるのに役立つ（Bender, 2014）。

バーマンらが述べているように，自殺が生じた後に起こされる医療過誤による不当な死に関する訴訟とは，原告（一般には遺族）が被告である臨床家に対して起こす訴訟である（Berman, Jobes, & Silverman; 2006)。原告は一般に民事訴訟を起こし，被告である臨床家が行った治療について，臨床的な怠慢の数多くの証拠を提示する。この不愉快な筋書きでは，臨床家の側に申し立てられた臨床上の失敗（実施した行為や実施を怠った行為）が，死や重症の外傷の直接的，あるいは間接的な原因と見なされる。証拠を証明するのは原告の責任となる。

臨床家が医療過誤のために有罪であるか否かは，「標準的な治療（standard of care)」という尺度に沿って判決が下される。この基準は，合理的で慎重な臨床家が，同じような状況で，同じような患者に対して行うことが期待される治療と定義される（Melonas, 2011; Michaelsen & Shankar, 2014)。注目すべき点は，標準的な治療とは，専門家である臨床家が行うことを期待されているというのではなく，むしろ，妥当に慎重で，一般的に有能な臨床家が行うであろう治療である。訴訟の過程は，法廷の命令（召喚状）によって，事例に関連したすべての証拠となる書面を提出することから始まり，この過程は証拠開示と呼ばれる。訴訟が進んでいくと，被告と原告の両者が法医学の専門家に依頼して，書面記録の検討やさまざまな人々への面接を実施し，臨床家が行ったことが専門家として標準的治療の基準を満たしていたか否かを，後方視的に判定する（Hashmi & kapoor, 2010)。

私自身の経験や司法自殺学の専門家の同僚との議論から考えると，この種の事例の大多数は実際の裁判ではこのようには進まない。これはこの種の訴訟が抱える特質と主に関連している。原告の弁護士は非常に多くの時間を使って医療過誤のために不当な死が生じたことを証明しようとするのだが，このような事例は突然依頼されることが一般的である。訴訟費用は原告が負担するが，訴訟に費やした非常に多くの時間に対する弁護士の報酬は裁判の結果次第である（すなわち，望んでいた判決が出たり，有罪の判決から金銭的な報酬が期待できたりする場合には，弁護士報酬は大きくなる)。換言すると，裁判に使った多くの時間について支払いを要求できるのだが，平均的な裁判の報酬は4万ドルから5万ドルであるので，原告の弁護士はこの種の裁判を徹底的に関わることに慎重になる（Wise et al., 2005)。したがって，打ちひしがれた遺族によって起こされた裁判の多くが期待されたようには進まないのは，原告側の弁護士が十分に報酬を見こめない裁判にあまりにも多くの時間を注ぐことを躊躇するからである。要するに，弁護士にとって魅力ある仕事ではないのだ。臨床家が医療過誤の訴訟に恐怖や不安を覚えるのは理解できるし，現実に先入観もあるのだが，医療過誤による不当な死に関する訴訟は法廷の中では実際には比較的少数しか起こされていないのだ（Berman et al., 2006; Ellis & Patel, 2012)。

率直に言って，裁判所に出かけて，自分の専門家の人生を賭けて闘うというのは怖ろしい経験でである。しかし，裁判を起こされなかったとしても，医療過誤の誹《そし》りを受けるという経験は臨床家の専門家としての名声や個人的な評判を傷つけることになる。ヘンディンらが述べたように，患者の自殺は臨床家の人生における破局的な出来事として経験されて，臨床家に非常に深刻な苦悩に満ちた感情を引き起こす（Hendin, Haas, Maltsberger, Szanto, & Rabinowicz, 2004）。医療過誤による不当な死という訴訟の可能性が当然もたらす悲嘆に加えて，臨床家は手酷く惨めな経験をして，患者を自殺で喪うという出来事は臨床家にとってさらに難しい経験となる。

医療過誤の訴訟がもたらす嫌悪すべき性質について明らかになったので，次に，法律の視点から，自殺の危険の高い患者の治療を実施する臨床家には何を期待されているのかを十分に理解しておくことが重要である。バーマンらが述べているように，自殺が起きた後に，原告が医療過誤による不当な死を証明するには，訴訟の過程で以下の4点を明らかにする必要がある（Berman et al., 2006; Sher, 2015）。

1. 精神保健の臨床家には治療の義務があったという証拠を示す必要がある（これは，専門家であるので，一般には自明である）。
2. 臨床家がその責任を実行するうえで怠慢があった証拠を示す必要がある。
3. 損害が生じた証拠を示す必要がある（すなわち，将来得られたはずの収入を失った，苦痛や苦悩，親しい関係を失ったなど）。
4. 詳細な規定は州によって異なるのだが，これらの損害が臨床家の義務の履行の怠慢によって引き起こされたことを証明することが重要である。

私とバーマンは適切な治療を実施することによって医療過誤の訴訟を減らすことに焦点を当てた論文を発表した（Jobes & Berman, 1993; Melonas, 2011; Roberts et al., 2008）。これらの論文で，自殺の危険の高い患者に対する適切な治療とは，次の3点の重要な原則を強調する治療であると定義した。すなわち，(1) 予見性（評価），(2) 治療計画（理想的には，自殺に焦点を当てた治療計画），(3) 臨床的なフォローアップ（コンサルテーションの重要性と適切な記録）である（Simpson & Stacy, 2004）。この医療過誤の訴訟を減らすことに焦点を当てた考えは，CAMSの主要な特徴をまさに築き上げた。そこでこれらの各原則がとくにCAMSの主要な特徴と明らかに関連しているので，各原則を次に解説していくことにしよう。

予見性の重要性

予見性の概念とは，臨床家が自殺の危険を予測して，適切かつ完全な自殺の危険評価を行うことである。しかし，医療過誤の事例ではしばしば，評価をどの程度完全に行ったかが重要な問題となる。たとえば，素行障害の既往歴があり，以前に自殺念慮や自殺行動を認めた14歳の少年に対して，臨床家が「今は自殺したいと思いますか？」と質問して，その答えが「いいえ」であったとする。これだけで妥当な危険評価と言えるだろうか？　当然，被告側は「自殺念慮についての質問をして，患者はそれに答えた」と抗弁するだろう。原告の弁護士は「たしかにそうですね。しかし，既往歴を考えると，この少年の『はい』か『いいえ』の答えを額面通り受け止めることができますか？」とかならず反論してくるはずである。どちらの側の状況であったとしても，この種の議論の双方に私に反論してきた。いずれにしても，医療記録に反映されている内容次第であるのだ。「はい」とだけ答えた事例について述べるならば，少なくとも，14歳の少年に自殺について質問し，その事実を医療記録に残しておいたことはよかった。率直に言って，ほとんどの臨床家はこれさえ行っていない（Coombs et al., 1992）。しかし，これだけで，臨床家が標準的治療の基準を満たすような，適切な自殺の危険評価を行っていたと，判事や陪審員を納得させることができるだろうか？　この質問に決まりきった答えなどはない。どの事例にもそれぞれ独特な要素や状況がある。しかし，いずれにしても，あなたは危険を冒したいと本当に考えるだろうか？　あなたの専門家としての運命を賭けて法医学の専門家と対決することを避ける最善の方法とは，自殺の危険を完全に評価して，それを医療記録として適切に残しておくことしかない（Bender, 2014; Smith et al., 2008）。この目的で，CAMSのSSFの自殺の危険に関する初期および中間評価は，完全で，一貫していて，適切に記録を残すことができる。

最初の危険評価だけでなく，治療経過中もつねに自殺の危険を評価し，危険に関する全般的定式化を記録しておくことは非常に重要である。CAMSケアでは，自殺の危険に関する全般的定式化は，「患者の自殺の全般的危険」セクションの各「HIPAAページ」に記録することになっている（危険の3段階を記録して，その判断の理由を書面に記録する）。さらに，自殺の危険に関しては，「明白で緊急の危険」という医学的・法律的問題についてもはっきりと記録し，入院の必要性の有無についても言及しておく必要がある。SSF-4では，第1セッションの治療計画セクションでまさにこれを行う点に注目してほしい。そして，入院の必要性についての現時点での見込みを，CAMSの全中間セッションでSSFの「患者の状態」（セクションB）に臨床的選択肢として記録する。最後に，SSFの最終的な結果とその後の計画の書面にも，入院の選択肢について記録する。患者にとっての最高の利益と福祉に基づいた臨床的判断によって，入院の適用の有無を記録しておくことが，一般的に重要である。

何年も前に，私は非常に自殺の危険の高い青年の難治例を担当した。彼はティーンエイジャーの頃に3年連続して夏に入院していた。患者によると，彼が入院している間に，両親は休暇に出かけていたという。入院中に，この患者は精神科病棟スタッフ2人から残虐な性的虐待を繰り返し受けた。このようなトラウマ経験があるので，私は成人となった彼が自殺の危険が高いとしても，再入院は彼の最高の利益には程遠いと考えた。幸い，初期の版のCAMSを使って，この患者の深刻な自殺の危険のエピソードを治療することに成功した。患者にはこのような特殊な過去の状況があったので，入院させないことに関する私の記録はとくに詳細かつ完全なものとしたし，患者にとっての最高の利益は実際には何かという点に関して私の専門家としての根拠をとくに詳しく記述しておいた。

このように，医療過誤の訴訟という問題では，記録が非常に重要である。原告の弁護士が言うように，「記録がなければ，何もしていなかった」とみなされる。私が知っている臨床家や，私が研修を担当した臨床家の中には，徹底的な記録を，面倒で，過度の負担となる要求ととらえる者がしばしばいる。しかし，医療過誤による不当な死という状況では，不十分な記録のために，老練な原告の弁護士から被告である臨床家が徹底的に糾弾されることになる。後知恵でもって，原告の弁護士はあなたがしたこと，しなかったことに何の信憑性もないと厳しく指弾してくる。臨床家のあやふやな記憶や自己弁護の言葉は，患者の死亡という事実を前にしてはまったく不利になり，患者が臨床家の誤った治療の「犠牲」になったことは明らかであるとされてしまう。原告側の弁護士は攻撃の戦略に長けていて，被告の臨床家に不利な点ばかりを浴びせかけてくる。老獪な弁護士は，患者が死亡したという現実を示して，「金持で，冷血な」治療者（これはしばしば事実でなくて，不当な決めつけである）が患者の治療を誤ったのだと指摘して，悲嘆にくれる遺族に，陪審員の同情を巧みに集めることができる。弁護士の心の中で，医療過誤の訴訟に勝つことができるかどうかは80～90％は，主に書面の医療記録の質によって決まるという（Simpson & Stacy, 2004; Wise et al., 2005)。医療過誤の訴訟においては，治療に関する徹底的で，適切な記録以上に臨床家を守ってくれるものはない。

本書の第1章から指摘してきたように，臨床的な出会いで可能な限り早い段階で現在の自殺の危険を同定し，その危険を徹底的に評価するという考えこそが，CAMSに基づく臨床ケアの特徴である。これがとくに当てはまるのは，臨床家がつねにある種の標準化された症状に基づく評価ツールを用いて，最初に，単純な自記式評価法によってスクリーニングを行い，潜在的な危険を同定することである。現在の自殺の危険が迅速に同定されて，その結果，CAMSが使用されるようになると，後から振り返って，臨床家が自殺の危険の可能性に気づくことができずに，ただちにそれに対処できなかったという指摘は当たらない。これは予見性に問題があったという弁護士の指摘の基本的な内容である。ルーチンとして，自殺の危険を現在進行形で評価するというのはCAMSケアの中心的課題であり，これに対して後から振り返って批判するのは難しいだろう。単純に言い換えるならば，原告の弁護士が完全な後知恵でもって何と指摘してこようとも，精神保健の臨床家は，将来や人間の行動をつねに予測できるわけではない。しかし，臨床家が自殺の危険の可能性を検知することや，徹底的に評価するのを怠っていたことが，多くの医療過誤の訴訟では争点となる。自殺の危険の高い患者に対して適切にCAMSとSSFを使うことによって，とくに医療過誤に関する不安を本質的に取り除くことができるだろう。

治療計画の重要性

医療過誤の第二の主要な争点として，患者の死をもたらした近接の原因として，臨床家の側に怠慢があったと原告の弁護士が主張するのだが，それを避けるためには治療計画が重要な役割を果たす。本書の第1版では，私はこの問題について概略をとらえるに留めた。それから約10年経ち，私はこの件についてより具体的に書くことができる。最近の研究文献によると，自殺の危険に対する治療が成功するには，自殺にとくに焦点を当てた治療を実施すべきである。実際に，この点は，DBT（Linehan et al., 2006; Neacsiu et al., 2010; Stoffers et al., 2012），自殺予防の認知行動療法（Brown, Have, et al., 2005; Rudd et al., 2015; Wenzel et al., 2009），CAMS（Andreasson et al., 2016; Comtois et al., 2011）のRCTで明らかにされてきた。第2章で解説したように，精神障害の治療によって自殺念慮や自殺行動が減少したというエビデンスはほとんどなく，自殺を単なる精神症状の問題ととらえてしまうことは，自殺予防の視点からは重要な問題を見落とすことになる。しかし，この領域における私の経験からは，ほとんどの臨床家が，自殺の危険を減らす最高の方法だと考えて，精神障害の治療を未だに行っている。自殺に焦点を当てていないこのような治療が現代の「標準的治療」であるのだが，実証的な知見が増えてきている中で，この種の治療的アプローチはますます支持されなくなってきた。CAMSケアが自殺の危険の治療に効果があるというエビデンスが増えてきて，これこそが一般的な臨床ケアの標準を上回っている（Jobes, 2012)。

本書を通じて指摘しているように，自殺に対する「患者主体」のアプローチがCAMSの中でこの

10年間にもっとも発展してきた側面であり，この点については第6章で詳述した。CAMS治療計画が徹底的に自殺に焦点を当てているばかりでなく，自殺に特化した臨床的ケアの直接的・間接的意味合いを念頭に置きながら，自殺の危険の病因について考慮して，まったく新しいモデルを創りあげた（Jobes et al., 2011, 2016; Tucker et al., 2015）。したがって，自殺に焦点を当てるというCAMS治療計画の特徴は，医療過誤による怠慢といった後知恵の批判に対して十分に保護的な役割を果たす。このような一般的な配慮以外にも，CAMSとSSFの具体的な内容についてもう少し詳しく検討することが重要である。

治療計画の問題

第1セッションから始まり，その後のCAMSの全中間セッション，そして最後の結果とその後の計画に至るまで，CAMS治療計画を基本的に定義するうえでの主な問題（問題#1「自傷の可能性」）に関して曖昧な点はない。CAMSケアにおいてこの問題の管理以上に重要な焦点はない。主にこの点について検討することは，可能な限り，自殺の危険の高い患者を入院させないで治療していくという努力とも関連する。この基本的な治療の焦点以外にも，CAMS治療計画のバランスをすでに解説した問題#2と問題#3に集中させるのだが，この点については第6章で詳述した。

治療の目標と目的

適切な治療計画では，治療の目標と目的が明確にされていなければならない。さらに，計画に短期目標と長期目標が明確に定められていれば理想的である。自殺の危険に関しては，外来患者の安定を効果的に管理するために短期的な目標と戦略が必要である（すなわち，この戦略によって患者が急性の自殺の危険を伴う「暗黒の瞬間」を克服することを助力する）。CAMSでは，CAMS安定化計画を適切に進めることによって，目標と目的を達成させることができる。短期的な安定化をただちに達成する必要に加えて，治療の成功の中心となるいくつかの目標を結びつける，徹底的な治療計画は長期的なものとしておく必要もある。CAMSケアでは，問題#2と問題#3の患者の定義した自殺の衝動を同定し，徹底的に分析することによって，この点に配慮していく。CAMSにおける自殺の衝動のほとんどにはより大きくて，広い問題が伴い，それを中間セッションで効率的に取り上げて，治療し，最終的に克服するには一般に長期間かかる。

治療介入

第6章で解説したように，CAMSケアの中核的な特徴とは，患者の定義した自殺の衝動に効果的に焦点を当てて，治療する介入法を一般に幅広く受け入れるという点である。CAMSはある特定の治療アプローチや特定の介入法に拘らない。むしろ，臨床的に効果があるものはいかなる介入であってもCAMSケアの枠組みに組み入れていくことができる。そこで，CAMSには，さまざまな治療法，さまざまなタイプの心理療法技法，ケースマネジメント，薬物療法，職業カウンセリングなどを含むことができる。私はかつてネイティブアメリカンの精神保健従事者の研修を行ったことがあるが，彼らは自分たちの伝統医学や霊性を，自殺の危険の高い若者に対するCAMSの使用に統合していくという考え方に強い関心を示した。

医療過誤の訴訟では，推奨されるすべての適切で必要とされる治療の実施を臨床家が怠ったという申し立てがしばしばされる。繰り返しになるが，原告の専門家が結果論であれこれ申し立てるのは，結局，死という結果であったのだから，あれもこれも治療を行うべきであったという批判になりがちである。たとえば，重要な精神症状を呈していた患者なのに，薬物療法のコンサルテーションを受けなかったのは，結果論から見て，深刻な臨床的怠慢であったととらえられるかもしれない。たとえ臨床家がある症例について薬物療法の価値に懐疑的であるにしても，その同じ臨床家がそれにもかかわらず，薬物療法のコンサルテーションを依頼しなかったと非難されるかもしれない。薬物療法のコンサルテーションを依頼することは専門家としての標準的な治療であるというのが，ほとんどの司法精神医学の専門家の現在の見解である。したがって，この種のコンサルテーションを依頼していないことは，医療過誤の深刻な意味合いを持つ可能性がある。しかし，患者がコンサルテーションを受け入れるか否かはまったく別問題であり，申し立てられている臨床家の責任とは関係がないかもしれない。

治療の怠慢の問題以外にも，臨床家が全範囲の治療への紹介を検討し，それを利用していたかという点は，一般に，治療に対する幅広い包括的なアプローチを示している。結果論から判断すると，そのようなアプローチは，たったひとつの治療に頼ったアプローチよりも効果的であるように思われる（とくに他への紹介や他の治療のほうが効果的であるというエビデンスがある場合には，このようにとらえられる）。たとえば，自殺の危険の高い思春期患者の場合，物質乱用について別の専門家に評価してもらうことを怠った場合には，結果論から見て，原告の弁護士は深刻な過ちであると申し立てるかもしれない。これがとくに当てはまるのは，物質乱用が自殺の危険の重要な原因であることが明らかであった場合である。入院していた患者に対して，退院後の計画を立てなかった場合も，臨床家の責任が問われる可能性がある（Bender, 2014; Hashmi & Kapoor, 2010）。

治療経過中にルーチンとして，患者の治療計画を再検討し，改訂していくことが重要である。治療効果が現れないような時には，治療計画を全面的に改訂する必要がある（Jobes, 2011）。これが指摘しているのは，つねに最善の治療を保ち，決まりきった形の治療をいつまでも続けないことが重要であるということだ。この種の決まりきった形のアプローチは，原告の司法精神医学の専門家が結果論から振り返って申し立てることに対して弱い。実施されていた治療計画が古臭くて，不適切で，患者の問題を治療するのに適切な形で修正を加えられていなかったために，結局，臨床家の不注意な治療で患者が死亡したとの意見を，証言に立った専門家は述べるだろう。自分が実施した治療が創造的で，患者の変化する問題に対処できていたと示すことができる臨床家は，医療過誤の訴えに対して十分に抗弁できる。

治療期間

自殺の危険の高い患者は期間を設定した治療を受けるべきであり，期間設定がないままだらだらと治療を続けるべきではない。時間は，一般に，治療に重大な影響力を持つのだが，これはとくに自殺の危険の場合に当てはまる。合理的な時間枠の中でこそ，動機づけや期待を高めて，意味のある救済がもたらされる。このためには自殺の衝動に対する特定の治療プロトコルとして10セッションがひとつの目安と知っておくべきである。治療期間がそれほど具体的ではない場合でも，CAMSの最初のセッションで，効果的なCAMS治療を実施するための妥当な時間枠として3カ月の治療期間を，私は提案する。ほとんどの患者が（永遠ではない）12セッション以内に治療に反応することを研究結果が明らかにしている。自殺への対処が実際には永遠に続くかもしれないが，このようにとらえることは，圧倒的な他の選択肢となるだろう。

コンサルテーション

記録の重要性についてしばしば指摘されているが，それ以外にも，しばしば専門家にコンサルテーションを依頼する必要がある（もちろん，その内容を慎重に記録しておく）。専門家へのコンサルテーションはきわめて重要である。専門家へのコンサルテーションが不可欠であるのは，これが良質な臨床的判断や援助源に基づいていることを示すからである。これはまた，臨床家が患者に対してまるで「一匹狼」のように振る舞っているわけではないことも明示している。SSF-4では，コンサルテーションの内容をHIPAAページに記録できる。介入について一般的に考慮すべき最後の点は，患者に関連の情報を求め，家族や患者の人生で重要な絆のある人々からサポートを得ることが重要である。たとえば，私たちが実施した軍を対象とする研究では，部隊における職業上の問題や対人関係の問題の解決のために，上官の関与を求めたことが，肯定的な影響をもたらした例をしばしば目撃した。同様に，自殺の危険の高いティーンエイジャーの場合には，親や兄弟姉妹を関与させて，患者の周りに支持的で安全なネットワークを作るのが不可欠である。もしもとくに「危機援助計画」介入に含めることができれば，配偶者も同様に大きな影響力を及ぼす可能性がある（Bryan et al., 2011）。例外はあるものの，適切で標準的な治療の一環として，関連の情報や支持を求めることの重要性について検討すべきである。

フォローアップの重要性

適切な臨床実践に関する最後の概念は，医療過誤の責任を問われる可能性を減らすという明らかな意味合いもあるフォローアップの重要性についてである。臨床家は患者の最高の利益を考慮しながら，計画した通りに治療を実施し，フォローアップする（これを書面で記録しておく）。医療過誤の訴訟における，明白で重要な司法医学的質問とは，後に振り返って，治療が実際に計画通りに実施されたかを見きわめることである。私は司法医学の専門家証人として，医療記録にある治療計画が該当の症例に対して適切で十分なアプローチであったかについていくつかの裁判で証言を求められたことがある。しかし，現実に実施された治療はかならずしも計画に沿ったものではなかった。治療計画に厳密に沿うことに失敗すると，それが患者の死亡の直接の原因とみなされたり，結果論から判断して，臨床家の側の怠慢や過失ととらえられたりしかねない。

医療過誤の事例できまって申し立てられるもうひとつの重要な批判として，患者の全般的な治療に関与していた他の治療者達と十分な連携を怠ったというものがある（Bender, 2014）。それと関連して，患者の医療記録を十分に検討していなかったり，自傷の既往について以前の治療者から記録を得ていなかったりすると，医療過誤の責任を問われかねない（Melonas, 2011）。したがって，患者の以前の治療者に連絡して，情報や治療関連の記録を求めることは最低でもすべきである。もちろん，このような努力は完全に記録しておく。心理療法家と薬物療法を実施し，それをモニターしている臨床家との間のコミュニケーション不足はよく起きる問題である。両者が協力することについて患者の承認を得ておいて，適切な情報交換が円滑にできるようにしておくことも大切である。さらに，緊急時に対応する治療者についても医療記録に記載しておく。緊急の対応策や危機の可能性について配慮していることが適切に記録してあると，標準的な治療という意味で，専門家としての意識，良心，臨床的能力を示すことができる。

他の精神保健の専門家に患者を紹介する場合には，紹介に至った理由やそれまでの経過について慎重に伝える必要がある。当然，（とくに自殺の危険が関連する場合には）患者が臨床家から見捨てられたととらえかねないような倫理的問題について慎重に検討し，対処すべきである。この問題がとくに当てはまるのは，患者が他の臨床家への紹介に乗り気でない場合である。他の臨床家に紹介することが患者にとって最高の利益になると判断したのであれば，紹介の根拠を明確に記録しておく。（患者が紹介を受け入れたかを含めて）紹介の結果についての記録も，医療記録に含めるべき重要な情報である。

州法の条項に，治療進展記録とは別に何らかの記録を残すことが求められて，いつでもその記録を取り出せるようにしておくことを指示している管轄区もある。そこで，HIPAAの条項や州法において，臨床家が秘密の「心理療法記録」を別に保持することが許されているかという点について，管轄区の条項を確認しておくことが重要である。もしも臨床家がそのような記録を残すことが許されているのであれば，その行為について十分に検討しておくべきである。というのも，このような記録には一般的に治療に関する詳細な情報が含まれていて，後に，治療の集中度や完全さを証明するのに用いられる可能性があり，それが一般的な治療進展記録には反映されていないかもしれないからである。しかし，臨床家は心理療法の記録についての関連法規や州の規定に従わなければならない。たとえば，このような記録は完全に別個のファイルで管理すべきである（すなわち，患者の医療記録とは別の場所に管理すべきである）。この種の記録は，一般の医療記録の進展記録よりは，ナラティブで，詳細で，主観的な情報を含んでいるし，症例とその治療について客観的な事実に焦点を当てている。

当然，CAMSケアにおいても，臨床的なフォローアップの概念は同様に重要である。実際に，CAMSでは自殺の危険が早期に具体的に同定され，それは中間セッションでモニターされ，治療され，CAMSの結果とその後の計画においても徹底的に検討されるので，CAMSでは自殺の問題が臨床的ケアの陥穽に陥ることはあり得ない。換言すると，SSFが治療計画の完遂のために基本的に機能する。もしも臨床家と患者が最初にSSFの各セクションを忠実に終えるならば，両者は中間セッションへと進んでいき，CAMSの最後にもルーチンとして自殺の危険を徹底的に評価し，自殺に焦点を当てた治療計画を立て，適切な紹介やコンサルテーションを実施する。つねにSSFを使うということは，臨床家の医療記録は完全にHIPAAに沿ったものであり，CAMSを用いることによって，自殺に焦点を当てた完全で，徹底的な医療記録となり，それは一段と優れた記録になる。しかし，さらに重要な点は，これこそがこの試みのもっとも重要な点であるのだが，私たちの研究が実際に有効であることを明らかにしたエビデンスに基づく優れた治療を，臨床家が自殺の危険の高い患者に対して実施していることを示している。

まとめと結論

本章で指摘してきたように，患者の最高の利益を考えて適切な治療を行うことと，医療過誤の訴訟の可能性に留意することは，相互に排除する概念ではない。臨床家が徹底的に自殺の危険を評価し，その危険に焦点を当てた治療計画を立て，一貫した治療を行うのであれば，「標準的治療」よりもはるかに優れた治療を実施することになる。「標準的な治療」とは，医療過誤の訴訟の過程で，治療中に何が起きていたのかを検証する基準とされる。臨床家がCAMSを使用するならば，自殺に焦点を当てた適切な治療が，SSFに基づいた医療記録にしっかりと記録されることになる。元来，CAMS

は臨床家と患者が協力して追求すべき，信頼性の高いエビデンスに基づいた行動の過程を示している。自殺にとくに焦点を当てたこの治療は，自殺の衝動を修正するとともに，苦しむ患者を安定化させて，患者の人生に大きな変化をもたらす。このような治療がかならずしも命を救うことを完全に保証できないかもしれないが，エビデンスに基づき，自殺に焦点を当てた，可能な限り最高の治療を保証する基礎を提供する。これこそが精神保健の専門家である私たち全員が努力すべきことである。そして，これは医療過誤の訴訟を起こされるかもしれないという不安感に対する防御となる最善の選択肢である。さらに重要な点は，これが患者の命を救うことを手助けするために私たちが努力するための数少ないアプローチのひとつであるということなのだ。

第9章
CAMSの適用の拡大と将来の発展

この最後の章で，CAMSのさまざまな適用の拡大と，幅広い臨床の場や形式でのCAMSの使用法について検討していく。さらに，本章を終えるにあたって，CAMS臨床的ケアが将来どのように発展していくかについても考えてみよう。すでに述べたように，SSFの発展とCAMSの枠組みの中におけるSSFの究極的な使用法は，さまざまな現実世界の臨床的ニーズから生まれてきた。初期におけるニーズは，大学のカウンセリングセンターで自殺の危険の高い大学生を外来治療している臨床家の自殺の危険の評価と管理を改善することであった（Jobes, 1995b; Jobes et al., 1997)。その後，SSFは米空軍の現役兵士を外来クリニックで治療している精神保健従事者にも使われるようになった（Jobes, Wong, et al., 2005)。このようにSSFは最初は中規模の使用に留まっていたが，徐々に大規模な臨床研究となり，本書で解説されているように現在進行中のCAMSへと発展してきた。今日では，CAMSは今まさに活用されて，発展中の介入であり，これが世界中で利用されている臨床の場はますます広がり，非常に多くの自殺の危険の高い患者の治療に使われている。CAMSは専門家の領域，理論的指向性，臨床的技法の幅広い分野で用いられている。現在進行中の臨床研究，とくに米国の内外で実施されている精神科治療の驚くほどの変化と関連して，CAMSはますます発展を続けていくと，私は期待している。

CAMSの枠組みの適用の拡大

誕生して以来，私はCAMSもSSFも幅広い臨床の場や自殺の危険の高い患者に合うように，柔軟で，適用範囲の広いものにしてきた（Jobes, 2000)。本章で解説するように，CAMSはさまざまな専門分野の有資格の精神保健従事者が主として外来治療の場で活用することに主眼を置いている。しかし，本書の第1版を出版して以後，CAMSについて多くの興味深い適用の拡大があった。この理由として，私たちは自殺の危険を治療するための新たな心理療法を開発しようというのではなく，むしろ，CAMSを治療の哲学であるとともに，自殺に焦点を当てた柔軟な治療的枠組みとして発展させようと努力してきたからである（Jobes et al., 2011, 2016)。そこで，CAMSが幅広い臨床の場や形式で適用の拡大を認めてきたことについて検討する価値がある。

さまざまな治療の場で活用されるCAMS

次に，幅広くさまざまな場で活用されているCAMSの実例と他の治療法や適用の拡大について挙げていくことにしよう。

一般の外来治療

SSFは元来，外来治療のために開発されているので，CAMSの使用やその後の発展は，当然のことながら一般の外来治療の場に向いている。この点で，CAMSは自殺の危険の高い患者の治療に不安を感じるような状況にとくに向いている。たとえば，経験の乏しい臨床家が指導者のもとで研修を受けながら患者の治療にあたるような場合には，CAMSを活用することによって，貴重な枠組みを備えることができて，患者と新人の臨床家の双方は大きなサポートを得られる。さらに，臨床家は現在進行中の自殺の危険を中間セッションでつねにモニターすることによって，自殺の危険に対して注意を払い，その症例の最新の状態を把握しておくことができる。CAMSが活用されている多くの状況では，自殺の危険が高まる不安のある患者が適切に同定され，評価され，管理され，第8章で解説したように自殺に焦点を当てた方法で治療されていて，たとえ自殺が生じたとしても，一貫してCAMSを使用していることから，医療過誤の訴訟の危険は有意に減少し，機関の責任者は不必要な心配をしなくて済む。

大学のカウンセリングセンター

今では，米国や海外において，多くの大学のカウンセリングセンターでCAMSが使われている。大学生ではないコホートと比べると，大学生のほうが自殺の危険が低いことを疫学研究が明らかにしている（Schwartz, 2011）。典型的な大学の環境が持つ多くの独特な特徴のために，CAMSの使用がさらに効果的になっている。たとえば，寮監（そして適切な状況ではルームメートさえ）が学生寮といった場で，自殺の危険の高い大学生をサポートし，友情をはぐくむように慎重に働きかけることができる。カウンセリングセンターの精神科治療と保健サービスを協調させる（例：摂食障害に対する薬物療法や医学的モニターを協調させる）ことは比較的容易である。当然，他にも大学のさまざまな援助源がある。たとえば，読字や学習スキル向上サービス，大学の聖職者，数多くのクラブ，機関，学生自身によって運営されている組織などがあり，自殺の危険の高い学生を治療的に関与させて，行動の活性化を手助けできる。高等教育の場で活動する精神保健従事者がアクセスできる多くの援助源を示して，長年にわたり，私たちは大学におけるCAMSとSSFの使用について何編もの論文を発表してきた（Jobes et al., 1997, 2004; Jobes & Jennings, 2011; Jobes & Mann, 1999）。

地域精神保健センター

私は数十年にわたり，いくつかの地域精神保健センターで研修やコンサルテーションを実施してきた。これらの専門家達との交流を通じて，私はこのような治療の場が抱える独特なニーズと問題に気づき，地域精神保健の場でCAMSを使用する価値があることを知った。しかし，地域精神保健の専門家からあがる問題として，重度の精神障害者や知的発達の遅れた患者に働きかけていくには，CAMSは複雑すぎるかもしれないというものがある。この不安は十分に理解できるのだが，たとえ重度の精神障害者が対象であるとしても，臨床家はSSFを貴重な治療指針として使用することができると，私は主張している。しかし，重度の精神障害者にCAMSを有効に使うには，臨床家は十分な時間をかけて，積極的に，どちらかと言えばある程度指示的に関わる必要があるだろう。私の場合，妄想のある精神病患者に対してもCAMSを使って，効果があったが，十分な忍耐，時間，徹底的な関わりが必要であった。認知に障害のある患者や識字に問題のある患者に対してもこのアプローチを用いることができるが，臨床家はSSFの各要素について積極的に患者を支えたり，患者に代わって用紙に書きこんだりする必要がある。多くの臨床家がこのような患者に対してSSFやCAMSを実施するのに必要な十分な時間がないことも，私は理解している。これはとくに，地域精神保健センターで非常に重症の驚くほど多くの患者を抱えている臨床家に当てはまることだろう。しかし，このような治療の場の臨床上の特徴が加味されて，地域精神保健センターでますますCAMSが使用されるようになってきた（Comtois et al., 2011; Corona et al., 2013）。本章の後半で解説するように，集団CAMSは，多くの自殺の危険の高い患者を治療する際に，限られた援助源を最大限に活用する見込みのある方法である。

個人開業

CAMS，そして本書は，個人開業の状況で活動している臨床家にとくに合っていると，私は確信している。個人開業の臨床家は自殺の危険の高い患者の治療に強い不安を抱いているということを研修の経験から，私は承知している。治療の特徴や範囲にもよるのだが，多くの臨床家は自分がとても孤独だと感じているようだ。このような臨床家には，援助源，構造，専門家のサポートを差し出してくれるような，さまざまなサービス，同僚，上司が手に入らない。新たに自殺の危険の高い患者が受診してきたり，これまで治療にあたってきた患者の自殺の危険が高まったりすると，個人開業の臨床家はすっかり途方に暮れてしまい，何をしたらよいのか圧倒されたように感じるだろう。善意から患者を誠心誠意助けようとしていたとしても，自殺の危険の高い患者に圧倒されてしまい，「自殺の脅迫」（第3章参照）にとくに脆弱になる。

このような状況でCAMSが意味ある対処法を提供できるのは，これが明確な手続きや適切な臨床記録を維持する方法を示し，非常に重要な点としては，自殺の危険の高い患者の治療に成功するための有用な枠組みとなるからである。CAMSによって治療に変化がもたらされ，自殺の危険の高い患者を治療していく自信が湧いたという感謝の電子メールを，私は毎年個人開業の臨床家から受け取る。

従業員支援プログラム

さまざまな従業員支援プログラム（employee assistance program: EAP）が自殺の危険の高い従業員に対してCAMSを有効に使っている。EAPは基本的に短期的で，評価が主体となる特徴があるのだが，CAMSを用いて安定化計画を立てることは，EAPの活動に適している。EAPの臨床家は従業員の患者と1～4セッションしか会えないことがしばしばであるが，患者が自殺衝動の治療が受けられるように効果的な紹介ができるのであればとくに，CAMSの初期使用は安定化と有効な治療への入口となる。倫理的な視点からすると，初期のインフォームドコンセントの段階で，EAPの患者となる可能性のある人に対して，雇主が「クライアント」であって，従業員がクライアントではないことを率直に伝えることが重要である。

法医学

数年前に，ある州の精神科治療の監督にあたる心理学者が，28の矯正施設に収容されている大人数の若年犯罪者の中の自殺の危険の高い犯罪者に対してCAMSを使用することに関して私に問い合わせてきた。彼が監督している精神科治療体制の多数の若年犯罪者は，収容中のある時点で「自殺の危険が高まる」状態に陥ると語った。そこで，私たちはこのような場において，CAMSの修正版を使い始めた（Cardeli, 2015; Holmes, Saghafi, Monahan, Cardeli, & Jobes, 2014; Mohahan, Saghafi, Holmes, Cardeli, & Jobes, 2014; Saghafi, Monahan, Holmes, Cardeli, & Jobes, 2014）。当然のことながら，この試みで私たちがすぐに直面した問題のひとつは，「自殺の危険」が，実際に死の危険が高まっている，すなわち死の指向性のある行動であるとともに，リストカット，火傷，ひっかき傷，頭を打ちつけるなどといった非自殺的な自傷行為（nonsuicidal self-injury: NSSI）も意味しているということであった。実際に，この人口では，多くの自己破壊行動はNSSIもあれば，「純粋に」自殺の危険が高いものあった。さらに，このような場では，自殺の脅迫による「二次的利得」や，詐病が何らかの利益をもたらすために，自傷行為に及ぶこともある。

当然，法医学の場では自殺の危険に関する問題は非常に複雑である。一方で，拘置所であろうと，刑務所であろうと，収監されることは，既遂自殺の統計学的な危険を客観的に高める（Maris et al., 2000）。しかし，他方で，独房から一般房へ，あるいは居心地のよい医療刑務所病棟に移る手段として，自殺の脅迫が使われることもある。そこで，このような場で活動している臨床家は，「純粋な」自殺の危険と「自己の目的のために他者を操る」ための自殺の危険を識別しなければならない（Cardeli, 2015; Mohahan et al., 2014）。もしも患者の自殺が生じると，矯正施設における精神科治療の難しさと，医療過誤訴訟の問題が複雑に組み合わさり，想像し得るもっとも困難な状況に置かれることになる。

非常に多くの問題があるものの，若年の囚人に対して私たちがCAMSを使用した経験はとても肯定的であった（Cardeli, 2015）。このような人口に対してCAMSを使用する可能性について次の4つの重要な理由がある。(1) 時間の制限が少ないために，何らかの進歩が認められるまで，臨床家は時間をあまり気にしないでCAMSを継続できる。(2) CAMSでSSFを使って完全な危険評価が実施できるので，純粋な自殺の危険と，作為的な自殺の危険を識別するのに役立つ。(3) 医療過誤の訴訟の観点からは，CAMSの記録は一般に有用である。(4) おそらくもっとも重要な点は，収監は自殺の危険を高めるので，エビデンスに基づいた，自殺に焦点を当てた治療は，この独特な集団に適している。しかし，最近，成人の囚人に対してCAMSの使用が試みられているが，その結果は成否が混合している。その理由としては，協働に不快感を覚えたり，重大犯罪に共感を覚えることができないといったこともあるかもしれない。刑務所のある種の文化については理解できる。囚人に対してより権威的かつ父権的な態度をとる臨床家もいれば，ある種の囚人に対してはこのアプローチをうまく使える臨床家もいるだろう。CAMSが合わない場もあれば，CAMSが合わない臨床家もいるだろうし，その場合には，他のエビデンスに基づいた自殺の危険に対する治療を行えばよいというのが，私の単純な見解である。

救急部

バーバラ・スタンリー（Barbara Stanley）とグレッグ・ブラウン（Greg Brown）らのチームが1回限りの，自殺に焦点を当てた，安全計画と電話でのフォローアップ「SAFE-VET」を実施したことに刺激されて（Knox et al., 2012），ここ数年，CAMS短期介入（CAMS Brief Intervention: CAMS-BI）を開発し，研究を進めてきた。CAMS-BIは，CAMSの最初のセッションの手続きを踏み，それ以上の継続治療を行わない，1回限りのセッションからなる。ここで患者は自分の自殺の危険について基本的な情報について学び，臨床家とともにCAMS安定化計画を立てる。SAFE-VETと同様に，患者が同意すれば，電話などでのフォローアップを行う（すなわち，相手の様子をうかがう電話，電子メール，手紙，ツイッター，フェイスブックなどを利用したフォローアップである）。さらに，患者がCAMS-BIに関心を持てば，「対処のためのパック」を与えられ，それにはさまざまな役立つパンフレット，緊急相談の電話番号，援助機関，エリスとニューマンが自殺の危険の高い人のために書いた『自殺予防の認知療法』という本などが入った封筒か小さな箱である。SAFE-VETや他のフォローアップに焦点を当てた介入と同様に（ジェローム・モットーの「相手を心配する手紙」介入については「Motto & Bostrom, 2001」を参照），CAMS-BIは自殺の危険の高い人を対象としているが，患者が継続的な精神科治療を望まず，救急部，精神科入院治療から退院する時，身体医学の精神科コンサルテーション・リエゾン・サービスだけで使用することができる。

救急部では患者の評価に，医師や研修医は10～20分間しか割くことができず，時間が十分にないという問題は当然，非常に重要な問題である。しかし，私のスイス人の共同研究者は，患者と隣りあわせに座りCAMSを利用して，救急部で自殺の危険の高い患者を約10～20分間で評価している。彼の意見では，最初に時間がかかったとしても，患者の協力が得られて，患者の関わりが増すために，結局，全体としては時間の節約になるという。救急部の臨床家は主として評価とその後の治療の場に焦点を当てているので，セクションAとBを使って簡易版のCAMS評価を行い，潜在的な衝動の問題（問題#2と#3）を同定し，それはその後の入院治療や外来治療と関連させられるかもしれない。当然，安定化計画とその後の治療の場の決定は，救急部に受診したものの，入院とはならない自殺の危険の高い患者にとってきわめて重要である。このような場において，適切な治療への紹介は非常に重要であり，救急部の臨床家が確固たる安定化計画を立てて，適切な外来の治療者に「翌日受診する予約」をとることができれば，高価で，偏見を生みがちな入院を避けることができるかもしれない（Comtois et al., 2011; Jobes, 2016）。

精神科入院

長年にわたってメイヨクリニックの入院病棟ではSSFの修正版を用いて，自殺の危険を効果的に評価してきた（Conrad et al., 2009; Kraft et al., 2010; O'Connor, Jobes, Comtois, et al., 2012; O'Connor, Jobes, Lineberry, & Bostwick, 2010; O'Connor, Jobes, Yeargin, et al., 2012）。多くの場合，病棟看護師がSSFの評価の部分を実施して，データは入院中の治療計画や退院後計画に有効に活用されている（Lineberry et al., 2006）。最近では，SSFは電子評価に統合されて，メイヨクリニックでは入院時に全患者に対してルーチン検査として実施されている（Romanowicz, O'Connor, Schak, Swintak, & Lineberry, 2013）。

評価にSSFを使用する以外にも，CAMSがさまざまな入院の場で用いられきた。たとえば，10年以上も前のことだが，スイスの入院病棟の治療者のチームが，ドイツ語に翻訳されたSSFとCAMSの入院患者版を用いて，自殺の危険の高い患者45人を治療した（Schilling et al., 2006）。その結果，10日間の入院治療で全般的症状の苦悩と自殺の危険が劇的に改善した。

入院患者に対する集中的CAMSケア

入院後の認知療法（postadmission cognitive therapy: PACT）と呼ぶ，自殺に焦点を当てた入院患者に対する集中的な治療法を開発したマリアン・ハロウェー（Marjan Holloway）の仕事に刺激を受けて（Ghahramanlou-Holloway et al., 2012），私たちは現在，米国のいくつかの入院治療の場で集中的CAMS入院患者版を使う可能性を探っている。この「入院患者に対する集中的CAMSケア（CAMS intensive inpatient care: CAMS-IIC)」は3〜6日間の入院での使用のために開発された。CAMSがこのように集中的治療に合うように圧縮されて，自殺の危険の高い患者は標準のCAMSの最初のセッション，次に少なくとも1回の中間セッション，そして最後に集中的CAMSケアの退院と退院後の計画についてのセッションを受ける。この介入の目標は比較的控えめなものである。自殺の危険を徹底的に評価し，患者の定義する自殺の衝動を同定し，退院とその後の計画を立てることによって，退院前に確固たる安定化計画を用意して，その安定化を維持するのを助けるような外来の治療者に紹介し，患者の自殺衝動の治療を目指すことである。少なくとも，CAMS-IICを受けることによって，CAMS安定化計画で自殺に焦点を当てた対処法を身につけ，自殺に焦点を当てた課題は，退院後の外来治療に引き継ぐのに役立つはずである。

CAMSのメニンガー版

本書の第1版の出版後に，テキサス州ヒューストンのメニンガークリニックでCAMSの入院患者応用版（CAMS-M）を用いて，大きな成功がおさめられた。CAMS-Mは入院患者に適用するためにCAMSに修正を加えたものであるが，大きな成功をおさめて，いくつもの論文が発表された（Ellis et al., 2010; Ellis, Daza, & Allen, 2012; Ellis, Green., et al., 2012, 2015; Lento, Ellis, Hinnant, & Jobes, 2013）。CAMS-Mでは，トム・エリス（Tom Ellis）は50〜60日間の入院期間中に自殺の危険が非常に高い患者に対してCAMSを週2回実施した。これは一般の入院期間よりも長いため，メニンガーにおけるCAMSの使用は独特な方法で進化を遂げた。たとえば，安定化計画は経験豊富な看護スタッフが立て，CAMSの研修を受けたセラピストが患者の自殺衝動を集中的に治療していく。メニンガーの入院期間はむしろ例外的ではあるのだが，（これまでに何回も入院歴のあるような）重症で慢性的に自殺の危険の高い患者に対しては長期間の入院治療も必要であるだろう。ただしこれは，とくに患者にとって最後の入院であり，患者と自殺の関係が基本的に変化し，この変化が退院後に自殺が生じないという結果を生むのであればという条件付きである（Ellis & Rufino, 2015）。

CAMSのさまざまな修正と適用

CAMSは治療哲学であるとともに自殺に焦点を当てた柔軟な治療的枠組みでもあるため，さまざまな治療においてCAMSの使用法が興味深い発展を遂げてきた。このようなCAMSの新たな適用のいくつかについて解説する価値があるだろう。

集団CAMS

これまでのところ，自殺に焦点を当てた集団療法は比較的稀であった。しかし，本書の前の版が出版されて以来，グループを対象としたCAMSの新たな使用の試みが現れてきて，現在，私たちのチームは積極的にそれについて研究している。集団療法の形式にCAMSを応用した最初の「集団CAMS（CAMS-Group: CAMS-G）」はワシントンDCの復員軍人病院の外来部分治療プログラムで重症の精神障害のために自殺の危険が高まっている患者を対象として実施された（Jennings, 2012）。このグループに対するアプローチでは，CAMS-G参加前に，自殺の危険の高い患者は標準的な個人CAMSの最初のセッションを受けなければならなかった。グループのメンバーは重症の精神障害者であったため，この独特なCAMS-Gはより構造化され，教育的であるという特徴があったが，やはりCAMS哲学とSSFの枠組みを活用し，グループのメンバーを自殺に焦点を当てた治療へと導入した。

CAMSの集団療法アプローチは，ルイビルの復員軍人病院で自殺の危険の高い復員兵を対象に開発されて，成功をおさめた（Johnson, 2012; Johnson et al., 2014）。この版では，自殺の危険の高い入院患者は退院前に標準のSSFに基づくCAMS評価を受けてから，外来の集団療法へと引き継がれた。自殺の危険の高い復員兵は同じような形で退院し，集団療法に参加するのだが，各集団セッションは中間SSF評価で始まり，自殺に焦点を当てた集団療法を形成し，それを維持するのに役立った。これらの初期のCAMS-Gの2つの版は標準的なCAMS-Gの様式へと統合され，現在，実行可能性試験を実施しており，最終的にはRCTを行う予定である。集団療法の形式が持つ明らかな利点は，費用対効果の高い治療形式で，より多くの患者に対して，自殺に焦点を当てた治療を実施できるということである（Johnson et al., 2014）。さらに，入院後の退院計画の選択肢として用いるのであれば，退院後の移行を円滑に行うことによって，退院後に生じる自殺の危険を効果的に和らげることができる。集団療法の形式に独特な治療としての可能性もある。たとえば，「他者の重荷」になっているという感覚を直接取り上げたり，同じような考え方をする自殺の危険の高い患者同士が，自殺の衝動に対して効果的な安定化技法や治療についての情報を共有したりできる。CAMS-Gは費用対効果も治療効果も高いケアである新たな試みであると証明されるだろう。だからこそ，私たちは臨床研究やRCTによってCAMS-Gの効果を検証しようと努力している。

小児や思春期患者に対するCAMS

多くの臨床家が私に小児や思春期患者に対するCAMSについて質問してくる。自殺学の領域における最大の弱点のひとつとして，12歳未満の自殺に関する文献が圧倒的少ないということである（Anderson, Keyes, & Jobes, 2016）。これはまるで潜伏期の小児は自殺念慮を抱いたり，自殺行動に及んだりすることはないと言っているようなものだが，もちろん事実ではない。米国では，5～11歳の小児の自殺が年平均33例生じている（Bridge, Asti, et al., 2015）。比較的最近になるまで，私は12歳未満の小児にCAMSを用いることを推奨してこなかった。しかし，新たな革新的な研究によって，私の考えは今では変わった。年少の子どもたち（5～11歳）に改良版のCAMSを実施したところ，治療に反応した（Anderson et al., 2016）。この先駆的な研究には望みがあり，慎重に計画された実証研究を行って，CAMSを自殺の危険の高い幼い子どもに実施することの価値（あるいは不安）についてさらに理解していく必要がある。

本章ですでに述べたように，自殺の危険の高いティーンエイジャーの入院患者にSSFが効果的であり（Romanowicz et al., 2013），矯正施設に収容されている若年者にCAMSの使用が効果的であった（Cardeli, 2015）。一般的に言って，多くの自殺の危険の高い思春期以後のティーンエイジャーに対してCAMSの使用が有効であることが明らかになってきている。読者はすでに理解しているだろうが，CAMSでは，患者が自分自身の経験についての専門家になる必要がある。そして，私が知っている，私が治療してきたティーンエイジャーのほとんどが，すべてのことについて，とくに自分自身について誰よりもよく知っている！　したがって，自殺の危険の高いティーンエイジャーに対してCAMSが適切に使われるならば，彼らはしばしばCAMS哲学の重要な特徴に熱狂的に飛びついてくる。このように若年者は一般に，CAMSケアの構造に関心を抱く。そこでは，自分の自殺との闘いについて話し，説明し，自分が語った自殺衝動の治療法について説明を受ける。これは多くの若年者にとってこれまでに経験したことのない出来事であることが一般的である。

SSFが小児や思春期患者にはあまりにも複雑で，とらえどころがないと感じる臨床家もいる。現在までのところ，この不安について研究してきたが，これが正しいとの証明はできていない（O'Connor, Brausch, Anderson, & Jobes, 2014; Romanowicz et al., 2013）。しかし，このアプローチを少しゆっくり進める必要はあるかもしれない。すなわち，CAMSで創られた評価用紙を「教育的機会」として活用し，治療者は自殺の危険の高いティーンエイジャーにSSFに関連する要素を説明し，理解を助けるようにする。どのように，何を感じるべきかとばかり言う大人（例：親，教師，コーチ）に慣れているので，自殺の危険について詳しく語るのを助けてくれようとする大人の臨床家を最初は信用しないティーンエイジャーもいるだろう。しかし，彼らの自殺との闘いに関して私たちがCAMSで何をしようとしているのか，ティーンエイジャーが理解するようになると，CAMSの過程と臨床家に対する信頼はしばしば劇的に増してくる。

未成年の治療に関わる際にまず考えておかなければならないのは，親を治療過程に巧みに加えていくことができるかである。これは未成年の治療一般に言えることだが，自殺の危険の高いティーンエイジャーを治療していくうえでとくに当てはまる。率直に言えば，親はしばしば自殺の危険の高いティーンエイジャーの問題の核心部分であるので，親を治療過程に含めるのはなかなか難しいのだが，治療的である可能性もあれば，悲惨な結果をもたらすこともある。私たちの社会では，親が特権を有していて，その子どものケアに関する情報や決断についての法的な権利がある。一般的な問題と同様に，最初の出会いには関係者全員（子どもと親，理想的には両親や主な養育者）を含めて，全員でコミュニケーションの問題や治療計画を協力して支えていくことについて話し合う（O'Connor, Brausch, et al., 2014）。治療が進んでいくにつれて，親も治療過程に組みこんでいき，全般的ケアの中で，親の治療的役割を最大限にするように巧みに働きかけていく。親にCAMSについて少し教育し，自殺の衝動の治療について理解してもらうことは，親が子どもの自殺の危険に対する理解を増すのに役立つ。過度に恐怖を煽るつもりはけっしてないのだが，私は親に対して，自殺の危険に伴う生か死かの側面について率直に話し，けっして状況をごまかそうとはしない。多くの親は恐れ，うろたえ，否認して，子どもの自殺の危険を思春期独特の大袈裟な振る舞いだと否定しがちである。私は自殺の危険を実際よりも深刻ではないなどとけっして言わず，自殺は米国で（そして世界中で）若年者の第1位の死因であることをはっきりと伝える。

文化的な配慮について一言

本書全体で指摘しているように，CAMSは自殺の危険の高い患者に対して世界中で幅広く使用されている。とくに私たちが実施した地域調査研究では，さまざまな文化で幅広く用いられて，効果的であることが明らかになった（Comtois et al., 2011; Corona et al., 2013）。実際に，私たちは現在，自殺の危険の高い患者に対するCAMSとSSFの使用について，米国，アイルランド，デンマーク，スイス，中国で研究している（Schembari & Jobes, 2015）。私は過去20年間に，CAMSが実際にすべての人種や宗教の患者に使われて，効果があったという散発的な報告を得ている。隣りあわせに座ることの意味が文化によって異なるという多くの意見についても，私は承知している。たとえば，CAMSの使用法についてコペンハーゲンでの研修で私のビデオを見せたところ，私があまりにも患者の近くに座っているというのが，参加者の率直な感想だった。彼らも隣りあって座ることはあるが，臨床家と患者の間にはもう少し距離を置くというのだ。他の興味深い文化に関する意見としては，ある文化では臨床家が優越した立場（すなわち，専門家で，権威的な「ドクター」の役割）をとるほうが実際には好まれるという。私は臨床家がより対等で，協力的な関係を編み出すように努力すべきであると，標準的なCAMSケアでは一般的に強調しているのとは，正反対である。

最近，私たちはSSFをスペイン語に翻訳して，科学的に実証しようと努力してきた（Bamatter, Barrueco, Oquendo, & Jobes, 2015）。確立された翻訳・再翻訳技法を用いてスペイン語版を作るだけでなく，この研究では，専門家と地域の人々からのフィードバックを参考にして，文化特異的なガイドラインも作成しようとした。この過程を通じて，次のような見出しを強調するSSFのスペイン語版への付録が出来上がった。すなわち，文化的有用性，文化価値と文化適用，苦悩の文化的表現である（Suarez-Balcazar et al., 2011）。この種の異文化に敏感な研究によって，SSFやCAMSの既存の特徴を十分に利用できるようにするとともに，ある種の人口に対してこの介入の効果を統合し，さらに効果を増すことができる。

CAMSは柔軟に使用できるように開発されているので，文化を超えて効果的に使うことができると，エビデンスや臨床研究が明らかにしていることを，私は確信する。このような異文化への適用を歓迎する。しかし，CAMSが単に，すべての状況，すべての場，すべての文化，すべての自殺の危険の高い患者に効果があるというわけではないことも，私は認める。自殺の危険のような複雑な現象に対してたったひとつのアプローチがすべての状況で有効であるなどとは信じ難いし，これはCAMSについても同様である。

カップルや強い絆のある他者を対象としたCAMS

ある意味で，配偶者や強い絆のある人がいる場面で，CAMSのある側面が非常に効果を発揮することを，私は目にしてきた。私たちの臨床試験ではつねに「危機対処サポート計画」を用いて，配偶者，強い絆のある他者，友達，家族と話し合って，治療をサポートしてくれる役割と共通の期待を作り上げることにしている（Bryan et al., 2011）。私は軍を対象とした臨床試験で出会ったある患者についてよく覚えている。重症のうつ病の兵士で，深刻な戦闘関連のPTSDと慢性疼痛も合併していた。私たちはSSFを検討するセッションに彼の妻も定期的に同席してもらい，自殺の衝動が増していることを示し，彼女にそれを説明した。非常に感動的で強力なセッションとなり，妻は彼を傷つけない方法について理解し，安定化計画や自殺の衝動の治療に対して非常に重要なサポートの役割を果たすことを学んだ。このようにして，私たちはこの構造化アプローチで支持的な他者が戦略的に関与することに重要な価値があり，（ことにそれが患者の最高の利益となる方法であるように思われる時に）CAMSケアを支える貴重な方法をさらに強化することを理解した。

CAMSと遠隔医療

遠隔医療でCAMSを使用することについて述べるのは奇妙に響くかもしれない。しかし，軍の工程改善の試みの一環として臨床心理士が遠隔医療でCAMSを用いて，成功した例がある。この場合，兵士の患者は軍の医療施設から数時間も離れた場所で勤務していて，SSFのコピーを渡されているのだが，病院に勤務する治療者もSSFを手にして，患者に指示を与える。両者はスクリーン上で互いの姿を目にすることができ，CAMSセッションの手引きとしてSSFを使う。治療者が患者の代わりにSSFに記入し，患者の発言通りに，評価と治療計画セクションに書きこんでいく。患者はこのやり取りをとても「楽しく」感じ，患者の意味する内容通りに書きこまないと，それを正すのを楽しんでいるように見えたと，臨床家は私たちに述べた。もちろん彼らは隣りあわせに座ることもできなければ，従来の方式のように直接面と向かって会うこともできないのだが，遠隔医療はCAMS

を用いる有効な方法になり得ると，この創意工夫に富んだ臨床心理士は確信した。私たちは現在進行中の軍の工程改善のコンサルテーションの一部として遠隔医療でCAMSの実行可能性について調査し，今後の臨床治療研究の経過においてCAMSの使用を診察室以外でもできるように発展させていく計画がある。

パラメディカルスタッフによるCAMSやSSFの使用

自殺に焦点を当てた臨床的介入として，CAMSは当初，有資格の精神保健従事者による使用を考えて開発された。しかし，パラメディカルスタッフがCAMSの評価の側面を使用して，成功をおさめる例が増えてきた。

心理助手

米軍や復員軍人施設で実施された工程改善のためのコンサルテーションや研修において，CAMSが専門家やパラメディカルスタッフによってさまざまに使用されてきた。たとえば，いくつかの軍の精神科外来クリニックでは，主にSSFを用いたCAMS評価の第1セッションを心理助手を対象に研修して，成功をおさめた。軍のある医療施設では，有資格の精神保健従事者が非常に多くの新兵の患者のインテイクをとらなければならない（そして，それに数時間かかることもある)。疲労困憊した，そのクリニックの責任者は，CAMSケアの第1セッションでSSFのセクションAとBを実施することについて心理助手を研修してもらえないだろうかと，私たちに依頼してきた。

ところで，米軍では，ほとんどの心理助手は少なくとも高校卒業の教育水準があるが（時にはそれ以上)，精神科治療やその環境についての研修や経験はごく限られたものである。多くの場合，心理助手の役割というのは管理的なものに限られていて，書類の整理や患者の予約を担当している。しかし，戦闘地域への派遣といった環境では，彼らは「先生」と呼ばれ，有資格の精神保健従事者よりも，兵士から頼りにされる。このような点を考慮すると，クリニックの責任者の考えでは，有資格の臨床家があまりにも多くのインテイクに手一杯であるので，十分な研修を受けた心理助手が，適切な指導のもとで，自殺に焦点を当てたSSFによる協働評価を実施することができるのではないかというのだ。このような修正を加えて，まず心理助手がCAMSの第1セッションの評価を行い，引き続き，有資格の治療者がCAMS安定化計画と患者主体の治療計画（セクションC）を立てるのだが，セッションのこの部分では心理助手も同席する。患者は両者とこのような関係を打ち立てて，有資格の治療者が中間セッションを実施し，その事例をよく知っている心理助手は進行中のケアとフォローアップの補助者として機能する。この意味で，（安定化のために必要であるならば）心理助手は患者との接触を増すために活用することができるし，あるいは，CAMSの患者主体治療計画の目的で，適切な指導を受けたうえでの介入（例：患者に与えられた治療の課題を見守る）を実施することができる。繰り返しになるが，心理助手がこの混合モデルについて熟知すると，彼らは自殺の危険の評価と治療について貴重な経験をしたことになり，その後，戦闘地域に派遣されると，現場で「先生」として機能するようになる。

危機センターと電話相談

本書の第1版で述べたように，危機センターや電話相談で自殺の危険を評価する方法として，CAMSの枠組みの中でSSFを使用する可能性について，私は長年検討してきた（Jobes, 2004a）。遠隔医療への応用と同様に，CAMSやSSFを危機センターの活動で使用するには同じような修正が必要である。しかし，電話相談員が自殺の危険を評価する手引きとしてSSFを使用することには価値がある可能性が高いので，これはごく自然な流れであり，このツールの修正は容易である。さらに，物理的に同じ場所にいないにしても，CAMSの哲学を拡大し，自殺の危険の高い相談者に効果的に応用することができる。私の経験では，多くのボランティアの電話相談員には，自殺に焦点を当てた評価とカウンセリング能力があり，しばしば，それは，大学院，医学，看護学の研修過程で自殺に焦点を当てた研修を受けてこなかった精神保健の専門家よりも優れていることがある（Bongar, 2002）。電話相談員はしばしば自殺の危険と出会い，心の準備ができているので，自分達が自殺に焦点を当てた訓練を受けているはずだと承知している。

さまざまな有資格の治療者によるCAMSの使用

軍のある治療施設で，たまたま受診してきた患者に対して，有資格の臨床ソーシャルワーカーが効果的にCAMSを使用するのを，私たちは目撃した。この施設では，受診してきた兵士が予定の心理療法の番が来るのを待っている期間，ソーシャルワーカーがまず数セッション担当する。この状況で，新たな心理療法家による予定されたセラピーに引き継がれるまでに，自殺の危険の高い兵士はソーシャルワーカーからCAMSの２〜３セッションを受けて，十分に安定化される（Archuleta et al., 2014）。CAMSに熱心に関わり，それまでのSSFの検討と分析を示しながら，はじめて出会うセラピストに自信と達成感をもって自分の状態を示した兵士のいくつかの例について，私たちは聞いたことがある。それに応えて，CAMSケアの専門家である新たなセラピストは，ソーシャルワーカーとともに行ったそれまでの安定化の活動を十分に認識して，患者主体のCAMS治療を引き続きうまくやっていく準備が整っていると感じた。私はこのようなアプローチがすべての場合にうまくいくとは思わない。たとえば，トラウマ経験のある患者は，新たなセラピストとまた改めて治療を続けるのに躊躇することもあるだろう。

私たちが実施した臨床研究で，ケースマネージャーと有資格の精神保健従事者が協力して治療をする可能性について調査した。とくに，重症の精神障害に罹患し，心理社会的な問題も抱えている複雑な，自殺の危険の高い患者を対象とした。実際に，自殺予防の認知療法（cognitive therapy for suicide prevention: CT-SP）アプローチが自殺の危険の高い患者の複雑な症例に大きな衝撃をもたらした（Brown, Have, et al., 2005）。さらに，ハーバービュー病院で私たちが実施した自殺の危険の高い外来患者を対象としたRCTでは，ケースマネジメントの効果を確認し，たとえ担当の臨床家が休暇中や病休中でもあっても，CAMSの研修を受けた治療者が十分にカバーして，患者の治療を続けられることが明らかになった。CAMSの臨床家は全員がこのモデルの理解を共有できるので，別の治療者が担当したとしても，それまでの治療者が困惑するといった懸念される事態は生じない。実際に，患者が自信をもって自分のことを新たな治療者に説明し，その治療者もCAMSモデルを理解しているので，臨時の役を十分に果たすことができる。

最後に，この方向に沿って，軍の大病院でCAMSが奏功した例を挙げておく。ウォルター・リード陸軍病院で，私たちは複数年にわたる工程改善プロジェクトに携わって，この米軍の全部隊の基幹病院の全部門でCAMSの応用試用について研修し，それを支持した。このために，私たちは広範囲の専門からなる精神保健従事者（例：外来治療者，入院治療者，部分日中治療者，精神科コンサルテーション・リエゾン治療者など）を対象に研修を実施した。この試みが目指したのは，自殺の危険の高い患者が最初に受診するさまざまな場（例：外来治療，入院病棟，救急部，内科や外科病棟）から，適切な治療の場へと円滑に引き継ぐことである。たとえば，患者が外来に受診したものの，外来CAMSで対処するにはあまりにも不安定であって，入院治療が必要になるかもしれない。しかし，外来における最初のSSFセッションのデータが引き継がれて，入院後も，5日間の入院中に患者の自殺の衝動が検討される。退院に際しても，この同じ患者が集中的外来部分プログラムでさらにCAMSを用いて，戦闘関連PTSDや不倫によって引き起こされた自殺の衝動などを効果的に治療していく。最終的に，この患者は最初の外来CAMS治療者に戻されて，自殺に焦点を当てた一連の治療が終わる。このように同一のメディカルセンター内で異なる治療サービスが実施され，その間で効果的に連携できる。率直に言って，さまざまなサービス間でCAMSを協調させて，一貫性を保って使用するということを実際に成し遂げるのは大きな挑戦であった。このような試みには，さまざまなサービス間のいくつもの階層における工程改善の努力の一環として強いリーダーシップを保つ必要があった。しかし，私たちは今後も検討を続ける必要がある。

CAMSの将来の発展

本書の第2版をまとめるにあたって驚いたことは，本を改訂するというよりは，むしろまったく新しい本を書くに等しいということに気づいた点であった。私は第1版の形式を忠実にたどろうとしたのだが，この10年間にCAMSの使用について起きた多くの進歩，変化，革新のために，本の内容をほとんど完全に書き換える必要があった。これまでのCAMSのニーズや大きな進歩を考えると，私はCAMSが今後とも新たな，望ましい方向にさらに進歩していくと確信している。以下に挙げるのは，CAMSの発展の次の段階について私が期待し，予想するものである。

テクノロジーの応用

これは容易である。テクノロジーの新たな発展は私たちの専門家として，個人としての生活の至る所で起きている。したがって，技術的な発展はさらに期待することができて，CAMSの使用が一層進展し，統合し，この介入が自殺予防の新たな予期せぬ領域へとかならず進んでいくと確信できる。たとえば，最近開発された「仮想の希望の箱（virtual hope box）」の効果である。これは急性の自殺のエピソードにある人をサポートするためのスマートフォンのアプリケーションである（Bush et al., 2015）。ベックらが開発したCT-SP介入にヒントを得て（Wenzel et al., 2009），仮想の希望の箱のアプリケーションは創られたのだが，技術的応用のすばらしい進歩の一例であり，自殺の危険に対する標準的な臨床介入をサポートし，あるいはそれにとって代わるかもしれない。

この方向に沿って，私たちはSSFの電子版を開発し，4つの研究を行ってきた。たとえば，神経科学的研究から，手で書くこととタイプすることは異なることが明らかになったので（Longcamp et al., 2008; Longcamp, Boucard, Gilhodes, & Velay, 2006），開発したSSFの電子版を実際に広く使用する前に，それについて慎重に研究し，理解しなければならないと考えている。SSFやCAMSのコンピュータ，タブレット，スマートフォンのアプリケーションを，あまり遠くない将来に開発すべきであるし，それが実現すると思う。紙版のSSFに記入されたデータを電子記録に移し替えるという必要性は避けて通れないものであるが，その方向に急ぐ前に，SSFとCAMSを電子的に実施したら一体何が起きるだろうかという点について実証的な研究から多くを学ぶ必要がある。

現時点では，テクノロジーやコンピュータの進歩によって，近い将来，自殺行動を理解し，予測し，予防する能力が改善できるようになることにほとんど疑いはない。マシュー・ノック（Matthew Nock）の潜在的連合テスト（Implicit Associations Test: IAT）を用いて，自殺の危険を間接的に評価できるようになるだろう（Nock et al., 2010）。この検査はコンピュータでティーンエイジャーを対象に実施するのだが，対象者が将来の自殺行動の危険を評価されていると気づくことはない。他にも，自殺の危険に関連して治療的な目的でテクノロジーが応用されている例がある（Nock & Dinakar, 2015）。ある初期の実行可能性研究では，治療的な仮想のアバター（像）が医療の場で非常に役立った。たとえば，仮想の病棟看護師「ルイーズ」がコンピュータ上に現れて，退院の近づいた患者に退院後の情報を巧みに紹介する（Berkowitz et al., 2013）。それならば，仮想の臨床家のアバターはどのような意義があるだろうか？　臨床家のアバターは自殺の危険に恐れを抱いたりしないように設計できるし，自殺の危険の高い患者を一方的に判断したり，患者を辱めるような言動もしないだろう。しかし，このようなテクノロジーで，命を救うような有効な治療が実施できるかどうか，慎重で，積極的な臨床研究が必要である。生か死かの意味合いがあり，社会的な期待や要求が高く，医療費が高騰しているといった実状を考えると，命を救うための評価や治療に今後ますますテクノロジーに頼るようになることは避けられないと思われる。現在，国立精神保健研究所の「小規模ビジネス革新研究」の助成を受けて，私たちは救急部を受診してきた自殺の危険の高い患者に対するCAMSの応用版を用いて，「概念の根拠」アバターや「渉外係」アバターを開発中である（Jobes, 2016）。

CAMSに基づくSSF評価の改良

数多くの臨床試験が現在進行中であるが，従来の研究が小規模で限界があった点を改善しようとして，興味深い評価研究を進めている。たとえば，第1章で解説したように，私たちは以前，階層的直線モデル（hierarchical linear modeling: HlM）を使って自殺の危険の高い大学生60人について研究を実施したが，それを用いて，最初のセッションのSSF反応に基づいて自殺念慮の4タイプの要素を予測した（Jobes, Kahn-Greene, et al., 2009）。対象数は少なかったものの，最初のSSFセッション1回で，予測妥当性を得られるという重要な結果が得られた。これらのデータの持つ可能性を考えて，SSFのベースラインの評点（そしてSSFの他の評価データ）をより大きな臨床対象に，CAMSのRCTで用いることには重要な意味がある可能性があり，近い将来に，価値ある評価の基礎となる知見が得られるはずである。

これに関連して，最初のSSFセッションで得られた，紙に書かれた反応を，テクノロジーを用いて分析するのは非常に興味深い。たとえば，私たちは内容分析コンピュータソフトウェアプログラムを使って，自殺の危険の高い大学生144人を対象としたCAMS第1セッションで得られたSSFの量的反応を分析した（Brancu et al., 2015）。ソフトウェアを用いて，繰り返し測定されたSSFの量的反応内の「自己」対「他者」に関する単語を分析し，単語数を計測し，カウンセリングセンターでの治療中に自殺念慮や自殺行動が改善することを，このような要素で予測できるかという点について検討された。この方法論を用いて明らかになったのは，より自己に焦点を当てた単語数の多い自殺の危険の高い患者に比べて（17～18セッション），他者との関係に焦点を当てた単語数の多い患者は比較的速やかに自殺の危険が去った（6～7セッション）。とくに大規模データを言語学的分析にかけて，評価データの中から独特なパターンを探す際には，この種のテクノロジーを活用することによって，量的データをまったく新しい方法で分析するのに役立つ（Pennebaker, Chung, Ireland, Gonzales, & Booth, 2007）。

もうひとつの主要な評価の試みとして，自殺の危険のサブタイプを現在探求しようとしている。第3章で解説したように，自殺の危険の高い患者を次の3つの明らかなタイプに信頼度の高い方法で分類できる。すなわち，①自殺の危険は高いが生に執着している人，②生と死の間を揺れ動いていて，自殺について両価的な人，③自殺の危険が高く死に執着している人である。これはけっして意義の低い研究方向というわけではない。自殺の危険の高い患者を動機に沿って信頼度の高い方法で3分類できるとわかったことは，治療結果に関連した私たちの予備研究にとって有用かつ意義深いものである（Jennings et al., 2012; O'Connor, Jobes, Yeargin, et al., 2012）。これは自殺の危険をさらに洗練された分類へと進めていく重要な第一歩でもある。自殺の危険の高い人というのはさまざまであり，均一でないことは，私たちは直感的に承知している。しかし，数多くの自殺の危険の高い人の中で，自殺の危険の状態に明らかに異なるパターンがあることについてより深く理解するのが重要であるのは，治療的意味合いが大きいからである。自殺の危険の高い状態のタイプを特定し，それに見合った治療法や技法，その強度，量を妥当に定められる日がいつかくるだろう。これは私が20年間心に描いてきた将来のあるべき治療の姿である（Jobes, 1995a）。治療のマッチングというのはけっして新たな概念ではないことに注目することが重要である。実際に，コバックスとベックはWTLとWTDのスペクトル上で異なる所に位置する患者には治療の焦点も異なることを主張している（すなわち，WTLタイプの患者には問題解決を重視し，WTDタイプの患者には生きる意味を積極的に築き上げるような働きかけが必要となる）（Kovacs & Beck, 1977）。

CAMS治療についての研究

第2章で述べたように，本書をまとめている時点で，4つのRCTが進行中であり，これらの研究から多くのデータに基づいてCAMSがさらに改良されることが期待できる（Jobes, 2015, 2016; Jobes et al., 2016）。たとえば，CAMS評価尺度（CAMS Rating Scale: CRS）と呼ばれる，CAMS治療者のための患者の治療応諾度尺度を開発してきた（付録FのCRS-3参照）。CRSには妥当性と信頼性が高く，CAMSを忠実に受けることとRCTに忠実にとどまることの双方を効果的に予測できる（Corona, 2015）。RCTによって科学的かつ積極的にCAMSの価値の妥当性が証明されれば，次の段階としては，CAMSの効果をもたらすのがどのような変化のメカニズムによるのかを分析して，同定することとなるだろう。

治療に関して期待できるもうひとつの先端研究は，さまざまな治療法を統合する可能性についてである。たとえば，多くの治療者が当然のこととしてCAMSとDBTを統合させようとしている。私たちのシアトルにおける研究についてすでに述べたように，DBTケアのフォローアップのためにCAMSが使われて，効果が出ている（Comtois et al., 2011）。すでに述べたように，SMARTを用いた自殺の危険の高い大学生のRCTでは，CAMSとDBTを用いることの効果について積極的に調査している（Pistorello & Jobes, 2014）。このような研究が目指しているのは，さまざまな自殺の危険にマッチさせた治療法とその強度を探って，効果的で費用対効果の高い治療法を見出すことである。

第2章で述べたように，アフターケアに焦点を当てた研究においてハーバービュー病院で実施した初期の研究（n＝200）を大規模に追試しようとしている。この研究は米国自殺予防財団の助成によるもので，入院治療や救急部での治療を終えた患者の退院後の危険が高まる状態について調査することを目的としている（Jobes, 2016）。このような「移行期」に関する治療研究は，臨床自殺学の領域における重要な新たな焦点である。再入院を減らすことについても関心が増している。

CAMS研修についての研究

数年前のサバティカル休暇中に，私は8つの復員軍人病院のネットワークを訪問し，合計165人の精神保健従事者にCAMSの使用法について，講義，パワーポイントのスライド，ビデオなどを用いて研修した（Jobes, 2011）。これらの一日の教育研修はどれも高い研修後評価を受けたが，実際に1年後にCAMS実施していた治療者は10人に満たなかった。この経験を通して考えてみると，実際にCAMSを使おうとする人が少なかったのは，組織からのサポートが不十分であったことや，教育的研修だけではほとんどの治療者がその治療態度を実際に変化させるには十分ではないという現実があるためと思われた（Jobes, 2015, 2016; Pisani et al., 2011）。

臨床家が態度を変化させる障害となっている組織レベルの問題に関してだが，エビデンスに基づく臨床実践の多くが行われていない理由は，そうすることにインセンティブがほとんどないからである。実際に，エビデンスに基づく方法の多くは比較的労力も時間も必要である。たとえば，持続曝露療法は通常の40～50分の臨床セッションにぴたりと当てはまらないため，一般の週の勤務時間が40時間とすると，少ない数の患者しか治療できないことになる。その結果，エビデンスに基づく治療の使用を提唱する政治的な声が大きくなってきているにもかかわらず，臨床家だけに変化の責任を負わせると，実際にそれを使用する機会はほとんどないことになる（Jobes, Comtois, Brown, & Sung, 2015）。むしろ，治療の体制自体を変化させて，臨床家がエビデンスに基づく治療を実行する（少なくとも試みることができる）ようなインセンティブを設ける必要がある。この問題を認識して，自殺の危険に関連した臨床ケアの水準を高めるために，私たちのチームは組織の工程改善プロジェクトを進める必要を感じた（Archuleta et al., 2014）。

組織のレベルの問題以外にも，第1章で取り上げたように，CAMSのようなエビデンスに基づいた治療を一貫して行うために臨床家が態度を変化させるには，数多くの障害が他にもある。私には長年にわたり専門家を研修してきた経験があるが，（とくに私と同年代の経験豊富な臨床家にとって）臨床実践の態度を変化させることは非常に大きな挑戦となる。臨床家は一般に慣れ親しんだ方法を続けようとして，何か新しいことを試みるのに躊躇する。このような点や，実践科学の文献が指摘している点が事実であるにしても，私たちは今ではCAMS研修にまったく異なるモデルを採用することになった。現在のところ，エビデンスに基づく治療についての専門家研修に関する文献が指摘しているのは，単なる教育的研修だけでは，臨床家がその治療態度を変化させるのには十分ではないかもしれないという点である（Barlow, Bullis, Comer, & Ametaj, 2013; Beidas et al., 2012; Karlin et al., 2010）。実践科学において注目を集めている領域で強調されているのは，「統合」あるいは「混合」研修である。すなわち，主要な内容についての講義，関連の内容についての読書，ロールプレイ，症例のコンサルテーションを統合していく。そこで，私のチームは今ではCAMS研修にまったく新たなモデルを採用した（そしてその実証的研究を行っている）。この統合研修は以下のような連続的な段階を経ることになる。

1. 臨床家はCAMSの基本的内容について基礎研修を受ける。
2. 実際のロールプレイ訓練に参加する。
3. 症例についてのCAMSコンサルテーションを受ける。

CAMSの基礎研修では，本書を読んだり，CAMSの専門家の実際の，あるいはウェブ上の研修を受けたりする。さらなるCAMS研修（実際のロールプレイや症例コンサルテーションを含む）は（CAMS研修の資格のある）専門家が実施する（www.cams-care.com 参照）。今後，この統合研修モデルが一貫したCAMS使用に対して，効果的で，費用対効果が高いことを検証する予定である。私はすべてのCAMS研修がこのような方式で実施されなければならないと主張しているわけではない。本書の第1版が出版されて以来，多くの勇敢な臨床家が本書を読み，SSFをコピーして，本介入を実施して，成功をおさめてきた。しかし，私の経験では，そのような臨床家はごく例外的であり，ほとんどの治療者はより多くの研修，ロールプレイによる練習，症例のコンサルテーションによるサポートが必要であるだろう。

まとめと結論

今後も新たな応用と発展が期待できるだろうという意味で，CAMSに関与していくにはとても心躍る日々である。25年間にわたり懸命に努力してきて，この自殺に焦点を当てた評価と介入は自然と成長してきた（このモデルの進化の側面については，付録G「しばしば尋ねられる質問」を参照）。今では，CAMSはさまざまな治療の場で熱心に使われ，他の異なる治療法にも合うように修正されている。テクノロジーの応用，SSF関連の評価の発展，RCTに基づく新たな知見などによって，CAMSは今後も進化し続けるだろう。さらに，CAMS研修を改善することが，新たな統合・混合研修モデルの関心事になっていて，大規模なCAMS研修へと発展させていく研究が懸命に実施されている。最後に，第1章で述べたように，流動的かつ力動的な現代の，そして将来の医療について考えると，CAMSの新たな使用や応用が必要となるだろう。CAMSは，幅広い領域の自殺の危険の高い患者の命を救うための，自殺に焦点を当てた，エビデンスに基づく，拘束の少ない，費用対効果の可能性が高い方法である。CAMSの成熟により，このアプローチは評価法として広範囲に実証的に支持されてきた。さらに，現在実施中の臨床研究により，CAMSが患者主体の新たな臨床的介入であり，自殺の危険の効果的な治療結果が繰り返し確認されることが明らかになるだろう。

おわりに

人間の自殺はどの時代でも起きていたのだが，中世では「気がふれた」人間が自殺するととらえられていた。そのような人は常軌を逸していると考えられた。最悪の場合は，悪魔や悪霊にとりつかれたとさえ思われた。いずれにしても，自殺に追いこまれるほどの苦悩が共感されることや，まして治療の対象であるなどとは考えられなかった。しかし，刑務所に収容したり悪魔祓いではこのような人の苦悩を救うことにはならなかった。

その後，自殺の危険の高い人に対するとらえかたに文明的な進歩がみられた。重要な点は，自殺の危険の高い狂人が徐々に，悪霊にとりつかれた人としてでなく，患者と考えられるようになっていき，実際には精神疾患に罹患しているのだから，共感的な治療が必要であると理解されるようになっていった。しかし，啓蒙主義の時代とはいえ，16世紀や17世紀の精神病院を共感的で治療的な環境と考えることはけっしてできない。自殺の危険の高い精神障害患者は倉庫のような場所に押しこまれ，手足を縛られて，野蛮な方法で「治療」されるのがつねであった。20世紀になっても，患者は冷たいシーツです巻きにされて，インシュリンショック療法で精神病を治療され（Kohen, 2004; Sakel, 1935; Tohen, Waternaux, & Oepen, 1994），（麻酔や筋弛緩剤が使われるようになる前は）電気けいれん療法が広く用いられて，顎の骨を折ったり，死亡事故が起きたりすることさえあった（Lebensohn, 1999）。長年にわたり，ロボトミーや帯状回切開術といった急進的な外科手術が広く実施されて，精神障害者を劇的に，そして，非可逆的に変化させてしまった（Mashour, Walker, & Martuza, 2005; Valenstein, 1986）。

私が本書を書いているのは2016年であるが，もちろん，（自殺の危険の高い患者への明らかな配慮を伴った）精神障害についての病因学的理解，診断，治療に大きな進歩があったことを認めざるを得ない。実証研究やテクノロジーの発展を利用して脳や関連の障害への理解が深まってきた。神経科学，遺伝学，磁気画像，その他の新たな研究手法は，脳や中枢神経系の神秘を解明する手助けとなった。現代はすばらしい科学的発見の時代であり，自殺の危険について新たな評価や治療が次々に現れて，成長と進化を享受している（Jobes, 2011, 2014, 2016）。

しかし，他方では，精神障害に対する現代の実際の治療，とくに自殺の危険に対する治療について言えば，私たちが考えているほどにはおそらく進歩してはいない。あまりにも多くの精神疾患患者が幻覚を呈し，その心の中だけに出現する声に反応しながら，急性の精神病状態で街をさまよっているのは，中世と不気味なほど似かよっている。さらに，米国では男女ともに精神障害の有病率は地域のコホートでは高いままであり（Fazel & Seewald, 2012），精神疾患のある人は精神科治療を受ける代わりに，司法の場への「回転ドア」の危険が増している（Baillargeon, Binswanger, Penn, Williams, & Murray, 2009; Fazel & Yu, 2011; Kinsler & Saxman, 2007）。

このような現状を考えると，米国自殺学会が2014年に「自殺未遂に及んだものの生き延びた実際の経験」がある人々の部門を新設し，学会の門戸を開いたことはきわめて重要である。このような会員は，自殺の危険を実体験し，自殺未遂に及んだという経験を率直に認め，自殺予防の話題にまったく新たな視点を示してくれる。この流れを見ていると，私は1970年代に，愛する人の自殺後に遺された人々が自殺予防の分野に入ってきて，その後，この領域を根本的に変化させたことを思い出す（Jobes, Luoma, Hustead, & Mann, 2000）。

この新たな声は力強い。このような実体験のある会員は，自殺の危険の高い思考や行動が現代社会でどのような苦悩をもたらし，一般的な現代の治療ではどのような「助け」が得られるのか，長年にわたって無視され，偏見に悩まされた自らの経験について，確信と同情をもって語っている。この新たな声は，現代の精神科治療や自殺の危険に関する困難な真実を語り，その主張に耳を傾けることを要求している。共感に満ちた効果的な精神科治療の例も数多くあるのだが，このグループはまったく別の視点から，治療が共感的でもなければ，効果的でもなかったことを指摘している。実際のところ，彼らの多くは，強制的，支配的，侮辱的で，罰を与えられるような「治療」であったと述べている。彼らは，病院，機関，クリニック，（臨床心理士，カウンセラー，精神科医，ソーシャルワーカーの）診察室といった全範囲の精神科治療の場で受けた否定的で医原的な治療経験について大声で訴えている。

とくに苦痛に満ちた一例として，自殺の考えに悩まされ，何度も自殺を図ったものの生き延びた人の辛い話を聞いた時に，私は自分の職業を恥ずかしく感じたほどである（Yanez, 2015）。この勇敢な女性が何度も専門家から精神科治療を受けようとしていたという話は感動的である。自殺の悪夢を乗り越えるためにさまざまな専門家に治療を求めたのだが，ただ繰り返し入院させられ，薬物の調整以外にとくに治療といったものは受けられなかった。彼女は，ある専門家が入院病棟で面接中に一度も目を合わせようとしなかったことを述べた。とても熱心で，共感的な外来のセラピストは「支持的療法」を実施したのだが，自殺の危険を話題にすることを恐れて，一切口にしなかった。この態度から，この話題を取り上げるのは禁じられているのだと感じ，彼女はひどく恥ずかしい思いをした。何年も苦悩し，治療も失敗したのだが，DBTによって最終的に回復した。DBTは自殺の危険に対して有効であることが証明されている治療法であるが，彼女のような苦悩に陥っている人に，現代の精神科医療でこの治療法が使われることはきわめて稀である。

自殺の危険を取り上げる科学的努力が最近盛んになってきたことは喜ばしいが，自殺の問題を臨床的立場から「解決」できたと信じるのは大きな誤りである。私は自殺の危険に対する治療の現状維持は受け入れられず，画期的な変化が必要であると考えている。深刻に命を絶とうと考えている人の個々の必要性に合わせた人間的な，そして患者に十分な情報を与えた治療を実施したならば救えたはずの，あまりにも多くの命が失われている。第1章で指摘したように，本書を書いている時点で，米国医療の政策方針として「あらゆる場における自殺念慮の発見と治療」が大胆に主張された（The Joint Commission, 2016）。これは臨床自殺予防の歴史における大躍進であり，非常に深い意味合いがあり，この政策方針が将来どのように発展していくかについて興味深い。

25年が経ち，CAMSはいわば思春期を過ぎ，今では若年成人期を迎えたと言ってもよいだろう。私たちはまだ完全にRCTを完了させたわけではないが，CAMSの効果を実証するのは本質的な課題であり，今後も続けていく必要がある。CAMSは，自殺の危険に対する有効な治療的アプローチとして今では世界中で使われている。これは柔軟なアプローチであり，広範囲の臨床場面や治療様式に修正し，応用でき，さまざまな自殺の危険の高い状態に効果的な治療である。ただし，これが唯一の効果的な方法であるとか，すべての患者に有効であるというわけではない。しかし，CAMSは，患者中心の方針で，共感に満ちた，非強制的な，治療アプローチを提供することによって，精神科医療への厳しい批判に対して意味のある形で応える可能性がある。CAMSがすべての命を救うわけではないが，私はCAMSによって多くの命を救ってきたことを知っている。そして，臨床的に命を救えるとするならば，それは絶望の淵で希望を，恥ではなく共感を差し伸べることができたからである。人間の置かれた状況の中でもっとも過酷な闘いに対して，協力して立ち向かう機会を与えるということは，おそらく私たちが苦悩する魂に差し出すことのできる最善のことであるだろう。そして，そのようにすることによって，人生という旅で，一緒に歩んでいる仲間の旅人に正しいことをしたことになる。

＊　＊　＊

私はビルとの治療を終えて数年が経つ。彼が最初に受診してきた時にCAMSを使った（ビルのSSFの全例については，付録H参照）。ビルは私の25年間の臨床で治療を実施した多くの患者のひとりであった。治療が進むにつれて，私たちは彼の人生と必死の闘いの中で非常に危険な時期に彼の命を救おうとした。相互の同意のもとで治療を終了してから4年後のことだが，私はある早朝オフィスに着くと，ビルからメールが届いていた。

親愛なるデイヴへ

ご無沙汰しています。すべてが順調であることをお伝えしたいと思いました。キャシーも私も元気でやっていますし，私たちは数年後に定年退職することを楽しみにしています。今では3人のすばらしい孫もいますし，子ども達もうまくやっています。私の人生は完全ではありませんが，まずまず順調です。先生と私が協力して取り組んだ治療について振り返ってみると，私の人生は天から与えられた恵であり，先生は私の人生の深刻な時期にその天恵を失わないようにする手伝いをしてくださいました。私の妻には夫がいて，私の子ども達には父親がいて，私の孫達には祖父がいます。今は生きていて本当によかったと感じています。私の命を救う手助けをしてくださった先生に感謝します。

ビルより

付録A

自殺状態評価票
（Suicide Status Form:SSF）
第4版
（SSF-4）

第1セッション，
中間セッション（モニター・更新），
最終セッション（結果とその後の計画）

SSF-4 第1セッション

患者：＿＿＿＿＿＿＿＿　臨床家：＿＿＿＿＿＿＿＿　日付：＿＿＿＿＿　時間：＿＿＿＿＿

セクションA（患者用）

順位　あなたが現在どのように感じているかについて考えて，各項目に記入してください。左の欄に1～5で点数をつけてください（1：もっとも重要，5：もっとも重要でない）

＿＿＿	1）心理的苦痛を評価してください（あなたの心の中の傷，苦痛，惨めさであって，身体の痛みでは**ない**） **わずか：　1　2　3　4　5　：非常に強い** 私にとってもっとも苦痛であるのは：＿＿＿＿＿＿＿＿
＿＿＿	2）ストレスを評価してください（プレッシャーや圧倒されているというあなたの全般的な感じ） **わずか：　1　2　3　4　5　：非常に強い** 私にとってもっともストレスであるのは：＿＿＿＿＿＿＿＿
＿＿＿	3）焦燥感を評価してください（感情的に追いつめられていて，何かをすぐにしなければならないという感じであって，煩わしさではない） **わずか：　1　2　3　4　5　：非常に強い** 私にとってもっとも行動をとるべき状況は：＿＿＿＿＿＿＿＿
＿＿＿	4）絶望感を評価してください（何を試みても，事態が改善するはずはないという思い） **わずか：　1　2　3　4　5　：非常に強い** 私がもっとも絶望しているのは：＿＿＿＿＿＿＿＿
＿＿＿	5）自己嫌悪を評価してください（自分を嫌う，自己肯定感がない，自分を誇りに思えないといったあなたの全般的な感じ） **わずか：　1　2　3　4　5　：非常に強い** 私がもっとも自己嫌悪しているのは：＿＿＿＿＿＿＿＿
	6）全般的な自殺の危険を評価してください **非常に低い：　1　2　3　4　5　：非常に高い** **（自殺は起きない）　　　　（自殺が起きる）**

あなた自身の思考や気分に関してどの程度自殺の危険が高いですか？　**まったくない：　1　2　3　4　5　：非常に高い**

他者についての思考や気分に関してどの程度自殺の危険が高いですか？　**まったくない：　1　2　3　4　5　：非常に高い**

あなたの生きる理由と死ぬ理由を書き上げて，それに順位を付けてください。

順位	生きる理由	順位	死ぬ理由

私は次の程度に生きていたい　まったく生きていたくない：　0　1　2　3　4　5　6　7　8　：とても生きていたい

私は次の程度に死にたい　　まったく死にたくない：　0　1　2　3　4　5　6　7　8　：とても死にたい

私が自殺したいと思わなくなる手助けとなるたったひとつのことは：＿＿＿＿＿＿＿＿

セクションB（臨床家用）

はい	いいえ	自殺念慮	記述せよ：＿＿＿＿＿＿＿＿
		・頻度	＿＿＿＿／日　＿＿＿＿／週　＿＿＿＿／月
		・持続	＿＿＿＿時間　＿＿＿＿分間　＿＿＿＿秒間
はい	いいえ	自殺の計画	いつ：＿＿＿＿＿＿＿＿
			どこで：＿＿＿＿＿＿＿＿
			どのようにして：＿＿＿＿　手段が手に入る　はい　いいえ
			どのようにして：＿＿＿＿　手段が手に入る　はい　いいえ
はい	いいえ	自殺の準備	記述せよ：＿＿＿＿＿＿＿＿
はい	いいえ	自殺の予行	記述せよ：＿＿＿＿＿＿＿＿
はい	いいえ	自殺未遂歴	
		・1回	記述せよ：＿＿＿＿＿＿＿＿
		・複数回	記述せよ：＿＿＿＿＿＿＿＿
はい	いいえ	衝動性	記述せよ：＿＿＿＿＿＿＿＿
はい	いいえ	物質乱用	記述せよ：＿＿＿＿＿＿＿＿
はい	いいえ	喪失体験	記述せよ：＿＿＿＿＿＿＿＿
はい	いいえ	対人関係の問題	記述せよ：＿＿＿＿＿＿＿＿
はい	いいえ	他者の重荷	記述せよ：＿＿＿＿＿＿＿＿
はい	いいえ	健康や苦痛の問題	記述せよ：＿＿＿＿＿＿＿＿
はい	いいえ	睡眠の問題	記述せよ：＿＿＿＿＿＿＿＿
はい	いいえ	法的・経済的問題	記述せよ：＿＿＿＿＿＿＿＿
はい	いいえ	恥	記述せよ：＿＿＿＿＿＿＿＿

セクションC（臨床家用）

治療計画

問題 #	問　題	目標と目的	介　入	期　間
1	自傷の可能性	安全と安定化	安定化計画が完成　□	
2				
3				

はい ＿＿＿＿　いいえ ＿＿＿＿　患者は治療計画を理解し，合意しているか？

はい ＿＿＿＿　いいえ ＿＿＿＿　患者には自殺の緊急の危険（入院の適用）があるか？

＿＿＿＿＿＿＿＿＿＿＿＿＿＿＿＿　＿＿＿＿＿＿＿＿＿＿＿＿＿＿＿＿

患者署名　日付　臨床家署名　日付

CAMS安定化計画

危険な手段を手に入れにくくする方法：

1. ________________________________

2. ________________________________

3. ________________________________

自殺の危険が高まった場合に，私がこれまでとは違った方法でできること（危機対処カードについて考えてみる）：

1. ________________________________

2. ________________________________

3. ________________________________

4. ________________________________

5. ________________________________

6. **死の危険が迫った場合の緊急連絡電話番号：**________________

孤立を和らげるために，私が助けを求めることができる人：

1. ________________________________

2. ________________________________

3. ________________________________

治療の計画

予想される障壁：　　　　　　　　　　私が試みる解決策：

1. ________________________________

2. ________________________________

セクションD（臨床家がセッション後に評価）

意識　清明　傾眠　不活発　昏迷

その他：________________

見当識　自身　時間　場所　評価の理由

気分　気分安定　躁的　抑うつ　焦燥　怒り

感情　平坦　鈍磨　狭窄　適切　不安定

思路　明快で一貫　目的指向的　脱線しがち　冗長

その他：________________

思考内容　WNL　強迫　妄想　関係念慮　奇怪　死への囚われ

その他：________________

抽象化　WNL　極端に抽象的

その他：________________

言語　WNL　速い　遅い　不明瞭　滅裂

その他：________________

記憶　ほぼ正常

その他：________________

現実検討力　WNL

その他：________________

行動面に認める顕著な点：________________

診断的印象（DSM/ICD診断）

____

____

____

患者の全般的な自殺の危険（該当する項目にチェックして，理由を書く）

☐ **低（WTL/RFL）**　**説明せよ**

☐ **中（両価的）**　________________

☐ **高（WTD/RFD）**　________________

____

症例についての注釈

____

____

____

____

____

____

次の予約日：________________　治療法：________________

____

臨床家の署名　日付：

SSF-4モニターと更新（中間セッション用）

患者：＿＿＿＿＿＿＿＿　臨床家：＿＿＿＿＿＿＿＿　日付：＿＿＿＿　時間：＿＿＿＿

セクションA（患者用）

1）心理的苦痛を評価してください（あなたの心の中の傷，苦痛，惨めさであって，身体の痛みでは**ない**）
わずか：　1　2　3　4　5　：非常に強い
私にとってもっとも苦痛であるのは：＿＿＿＿＿＿＿＿＿＿＿＿＿＿＿＿

2）ストレスを評価してください（プレッシャーや圧倒されているというあなたの全般的な感じ）
わずか：　1　2　3　4　5　：非常に強い
私にとってもっともストレスであるのは：＿＿＿＿＿＿＿＿＿＿＿＿＿＿＿＿

3）焦燥感を評価してください（感情的に追いつめられていて，何かをすぐにしなければならないという感じであって，煩わしさではない）
わずか：　1　2　3　4　5　：非常に強い
私にとってもっとも行動をとるべき状況は：＿＿＿＿＿＿＿＿＿＿＿＿＿＿＿＿

4）絶望感を評価してください（何を試みても，事態が改善するはずはないという思い）
わずか：　1　2　3　4　5　：非常に強い
私がもっとも絶望しているのは：＿＿＿＿＿＿＿＿＿＿＿＿＿＿＿＿

5）自己嫌悪を評価してください（自分を嫌う，自己肯定感がない，自分を誇りに思えないといったあなたの全般的な感じ）
わずか：　1　2　3　4　5　：非常に強い
私がもっとも自己嫌悪しているのは：＿＿＿＿＿＿＿＿＿＿＿＿＿＿＿＿

6）全般的な自殺の危険を評価してください
非常に低い：　1　2　3　4　5　：非常に高い
（自殺は起きない）　　　　（自殺が起きる）

この1週間のうちに
自殺の危険の高い思考や気分：はい＿＿＿　いいえ＿＿＿　思考や気分が管理できた：はい＿＿＿　いいえ＿＿＿
自殺行動：はい＿＿＿　いいえ＿＿＿

現在の全般的な自殺の危険＜3で，自殺行動を認めず，自殺の危険の高い思考や気分を効果的に管理できたと，□1セッション，□次のセッション，そして連続して3回目のセッションの結果記録表にも記載できた場合に，自殺の危険が去ったと判定される。

セクションB（臨床家用）

治療計画（更新）

患者の状態
□治療中止　□受診せず　□キャンセル　□入院　□紹介／その他：＿＿＿＿＿＿＿＿

問題#	問　題	目標と目的	介　入	期　間
1	自傷の可能性	安全と安定化	安定化計画が完成　□	
2				
3				

＿＿＿＿＿＿＿＿＿＿＿＿＿＿　＿＿＿＿＿＿＿＿＿＿＿＿＿＿
患者署名　日付　臨床家署名　日付

セクションC（臨床家がセッション後に評価）

意識　清明　傾眠　不活発　昏迷

その他：＿＿＿＿＿＿＿＿

見当識　自身　時間　場所　評価の理由

気分　気分安定　躁的　抑うつ　焦燥　怒り

感情　平坦　鈍磨　狭窄　適切　不安定

思路　明快で一貫　目的指向的　脱線しがち　冗長

その他：＿＿＿＿＿＿＿＿

思考内容　WNL　強迫　妄想　関係念慮　奇怪　死への囚われ

その他：＿＿＿＿＿＿＿＿

抽象化　WNL　極端に抽象的

その他：＿＿＿＿＿＿＿＿

言語　WNL　速い　遅い　不明瞭　滅裂

その他：＿＿＿＿＿＿＿＿

記憶　ほぼ正常

その他：＿＿＿＿＿＿＿＿

現実検討力　WNL

その他：＿＿＿＿＿＿＿＿

行動面に認める顕著な点：＿＿＿＿＿＿＿＿

診断的印象（DSM/ICD診断）

＿＿＿＿＿＿＿＿

＿＿＿＿＿＿＿＿

＿＿＿＿＿＿＿＿

患者の全般的な自殺の危険（該当する項目にチェックして，理由を書く）

☐ **低（WTL/RFL）**　**説明せよ**

☐ **中（両価的）**　＿＿＿＿＿＿＿＿

☐ **高（WTD/RFD）**　＿＿＿＿＿＿＿＿

＿＿＿＿＿＿＿＿

症例についての注釈

＿＿＿＿＿＿＿＿

＿＿＿＿＿＿＿＿

＿＿＿＿＿＿＿＿

＿＿＿＿＿＿＿＿

＿＿＿＿＿＿＿＿

＿＿＿＿＿＿＿＿

次の予約日：＿＿＿＿＿＿＿＿　治療法：＿＿＿＿＿＿＿＿

＿＿＿＿＿＿＿＿

臨床家の署名　日付：

SSF-4結果とその後の計画（最終セッション用）

患者：＿＿＿＿＿＿＿＿　臨床家：＿＿＿＿＿＿＿＿　日付：＿＿＿＿＿　時間：＿＿＿＿＿

セクションA（患者用）

1）心理的苦痛を評価してください（あなたの心の中の傷，苦痛，惨めさであって，身体の痛みでは**ない**） **わずか：　1　2　3　4　5　：非常に強い** 私にとってもっとも苦痛であるのは：＿＿＿＿＿＿＿＿
2）ストレスを評価してください（プレッシャーや圧倒されているというあなたの全般的な感じ） **わずか：　1　2　3　4　5　：非常に強い** 私にとってもっともストレスであるのは：＿＿＿＿＿＿＿＿
3）焦燥感を評価してください（感情的に追いつめられていて，何かをすぐにしなければならないという感じであって，煩わしさではない） **わずか：　1　2　3　4　5　：非常に強い** 私にとってもっとも行動をとるべき状況は：＿＿＿＿＿＿＿＿
4）絶望感を評価してください（何を試みても，事態が改善するはずはないという思い） **わずか：　1　2　3　4　5　：非常に強い** 私がもっとも絶望しているのは：＿＿＿＿＿＿＿＿
5）自己嫌悪を評価してください（自分を嫌う，自己肯定感がない，自分を誇りに思えないといったあなたの全般的な感じ） **わずか：　1　2　3　4　5　：非常に強い** 私がもっとも自己嫌悪しているのは：＿＿＿＿＿＿＿＿
6）全般的な自殺の危険を評価してください **非常に低い：　1　2　3　4　5　：非常に高い** **（自殺は起きない）　　　　（自殺が起きる）**

この1週間のうちに

自殺の危険の高い思考や気分：はい＿＿＿　いいえ＿＿＿　思考や気分が管理できた：はい＿＿＿　いいえ＿＿＿

自殺行動：はい＿＿＿　いいえ＿＿＿

治療のどの部分がとくにあなたに役立ちましたか？　具体的に書いてください。

将来また自殺の危険が高まったとしたら，それに対処するのに，今回の治療から何を学びましたか？

＿＿＿＿＿＿＿＿＿＿＿＿＿＿＿＿

セクションB（臨床家用）

3連続セッションで自殺の危険が去った：はい＿＿＿＿＿　いいえ＿＿＿＿＿　（「いいえ」ならば，CAMSのモニターを続ける）

現在の全般的な自殺の危険＜3で，自殺行動を認めず，自殺の危険の高い思考や気分を効果的に管理できたと，3連続セッションで確認できた場合に，自殺の危険が去ったと判定される。

結果とその後の計画（該当するものすべてにチェックする）

＿＿＿＿＿ 引き続き外来での心理療法　　＿＿＿＿＿ 入院治療

＿＿＿＿＿ 相互の同意による治療終了　　＿＿＿＿＿ 患者からの一方的な治療終了

＿＿＿＿＿ 紹介：＿＿＿＿＿＿＿＿

＿＿＿＿＿ その他：＿＿＿＿＿＿＿＿

次回予約（該当するならば）：＿＿＿＿＿＿＿＿

患者署名　　　　日付　　　　臨床家署名　　　　日付

セクションC（臨床家がセッション後に評価）

意識　清明　傾眠　不活発　昏迷

その他：＿＿＿＿

見当識　自身　時間　場所　評価の理由

気分　気分安定　躁的　抑うつ　焦燥　怒り

感情　平坦　鈍磨　狭窄　適切　不安定

思路　明快で一貫　目的指向的　脱線しがち　冗長

その他：＿＿＿＿

思考内容　WNL　強迫　妄想　関係念慮　奇怪　死への囚われ

その他：＿＿＿＿

抽象化　WNL　極端に抽象的

その他：＿＿＿＿

言語　WNL　速い　遅い　不明瞭　滅裂

その他：＿＿＿＿

記憶　ほぼ正常

その他：＿＿＿＿

現実検討力　WNL

その他：＿＿＿＿

行動面に認める顕著な点：＿＿＿＿

診断的印象（DSM/ICD診断）

＿＿＿＿

＿＿＿＿

＿＿＿＿

患者の全般的な自殺の危険（該当する項目にチェックして，理由を書く）

☐ **低（WTL/RFL）**　**説明せよ**

☐ **中（両価的）**　＿＿＿＿

☐ **高（WTD/RFD）**　＿＿＿＿

＿＿＿＿

症例についての注釈

＿＿＿＿

＿＿＿＿

＿＿＿＿

＿＿＿＿

＿＿＿＿

＿＿＿＿

次の予約日：＿＿＿＿　治療法：＿＿＿＿

＿＿＿＿

臨床家の署名　日付：

付録B

SSF主要評価尺度
評点マニュアル

質的評価

SSF評点マニュアル
SSF主要評価量的変数のカテゴリー：
心理的苦痛，ストレス，焦燥感，絶望感，自己嫌悪

概　説

この評点のマニュアルは，自殺状態評価票（Suicide Status Form: SSF）と呼ばれる評価法に基づいて外来患者が自由に回答し，質的な反応を検証する指針となる（Jobes et al., 1997）。SSFは世界中の治療の場で自殺の危険評価法として用いられている。患者の自殺の危険を測定する6つの自己回答項目からなる。具体的には，SSFには，自殺行動の基礎と考えられる，妥当で，信頼性が高く，理論に基づいた5種の項目の変数がある（リッカート尺度で「わずか（1）」から「非常に強い（5）」と評点をつける）（Jobes et al., 1997）。その変数とは，心理的苦痛，ストレス，焦燥感，絶望感，自己嫌悪である。さらに，第6の項目では，患者の全般的な，行動面の自殺の危険を評価する。患者は5項目について，自由な反応を書きこむようにも働きかけられる。以下の評点の手続きは，これらの質的反応にとくに焦点を当て，各SSF主要評価後に患者の反応を5項目に分類する方法を示す。

評点のための一般的手引き

評価者は最初の評価票にある5種の個別の反応を求める。この5項目は次のような評点内容をそれぞれ示している。すなわち，心理的苦痛，ストレス，焦燥感，絶望感，自己嫌悪である。まず，各内容の評価（一度にひとつの内容）を概観して，その反応を適切なカテゴリーへと分類する。5種の主要な内容のそれぞれをまず分類したら，次に，その最初の分類の決定を検討したうえで，それを最終的に決定された分類とする。研究者が決定過程について理解できるように，評点をつける人々はその分類決定の根拠について議論しておく。

各内容のカテゴリーはそれぞれ相互排他的と考えるべきである。したがって，各反応はそれぞれひとつのカテゴリーに分類しなければならない。ある反応に対する最適なカテゴリーを決定しようとする際にいくつかの解釈があるかもしれないが，反応に関わる動機や状況についてあまり深く考えずに，その反応を「額面通りに」受け止める。

各反応について，評価者はどの程度自信を持ってコードを決定したか評点をつけるように依頼される。1は自信が「低」，2は「中」，3は「高」を示している。

評点の具体的な手引き

各カテゴリーに特異的な決定の規則はこのマニュアルに書かれているので，読者は必要に応じて臨機応変にこのマニュアルを使用してほしい。

ひとつの反応に2種類の内容が含まれている場合には，最初の内容をカテゴリーに分類する。たとえば，反応が「私の仕事とうつ病」というものであるならば，最初の「私の仕事」を，反応が「私のうつ病と仕事」であるならば，「私のうつ病」を適切なカテゴリーとして分類する。

内容によってはいくつかの複数のカテゴリーに共通して該当することもある点に注目してほしい。カテゴリーの定義が似ていて，評点の決定に影響する重要な意味があるので，それぞれの内容が合致するカテゴリーを慎重に検討することが大切である。たとえば，複数の内容が「将来」のカテゴリーを指すことがあるが，これらの定義はまったく同じではないので，決定に影響する重要な差を慎重に検討する。

どのようにして評点をつけるか？

SSF主要評価に関する変数に評点をつけることによって，この種の研究に携わる者は，これらの反応が分類される一般的なカテゴリーを同定できる。これらの質的データには理論的，研究的，臨床的な意味合いがあり，研究者や臨床家はある患者の自殺の危険を正確に評価し，患者独自の経験や必要性に応じた治療を計画することができる。

心理的苦痛（精神痛）

SSFにおける心理的苦痛の変数は（Jobes et al., 1997），シュナイドマンの精神痛（psychache）の概念に基づいている（Shneidman, 1993）。シュナイドマンは，自殺のもっとも基本的な内容が精神痛であると考えた。精神痛は本質的に心理的であり，心の傷，苦悩，悲嘆，疼き，心理的な痛みを指す。精神痛は，患者を自殺の危機に追いつめる原動力となる。ある人物にとって精神痛が耐え難い運命にあると思われるようになると，自殺が生じるので，すべてを無にする動きと，耐え難い感情から逃れようとする動きが合体した時に，自殺が起きる。より具体的に述べると，この精神痛のために，重要な心理的欲求（例：関係，養育，理解）が満たされず，この欲求不満が耐えられなくなっていく。そして，自殺は自己の苦痛を終わらせる直接的な方法となる。

精神痛にはどことなくわかりにくく，定義も不明確なところがある（Shneidman, 1993）。精神痛を描写する試みとして，耐え難い感情（intolerable emotions）（Murray, 1938），孤立（aloneness）（Adler & Buie, 1979; Maltsberger, 1988），不安，自己蔑視，怒り（rage）（Maltsberger, 1988），そしてより一般的な苦悩（Derogatis & Savitz, 1999）などの定義が編み出されてきた。これらの術語は精神痛の理解に重要な貢献をしただろうが，シュナイドマンは精神痛の持つ本質的な複雑さや多次元的な性質はとらえていないと主張した（Shneidman, 1993）。そこで，SSFの心理的苦痛の項目に「私にとってもっとも苦痛であるのは＿＿＿＿＿＿＿＿＿＿」という導入句を追加して，自殺の危険の高い人の心理的苦痛が持つ真の現象と特異的な性質について，患者と臨床家が理解しやすいようにした。

コード・カテゴリー（計7カテゴリー）

1. 自己

このカテゴリーはとくに自己に関する反応や，自己を指していることが明らかな反応についてである。自己についての感情や性質について述べた言葉である。必死で耐えていること，苦痛の主な原因，厳しい自己批判，自己に対する外部の評価などの表現が含まれる。

例：
「私は負け犬だ」
「私にはきちんとできることが何もない」
「私は太り過ぎだ」

2. 他者との関係

このカテゴリーは，とくに他者との関係の問題や，子ども，配偶者，親，友人，強い絆のある他者，その他の他者との相互関係の問題を指している。他者から傷つけられたとか，他者を傷つけたといった反応はすべてここに分類される。孤独や孤立を具体的に訴える言葉もここに分類される。

例：
「私の家庭は滅茶滅茶だ」

「孤独」
「友達がひとりもいない」

3. 役割や責任

このカテゴリーは，勤労者，主婦，学生など，成人に一般的に期待される役割に関連した責任や義務を指している。反応は，役割や責任を示す具体的な例であったり，このような役割を十分に果たせていない感情を表現していたりするかもしれない。学業の不安，家計の負担，職業上の悩みといった反応はこのカテゴリーに分類する。自分の仕事の将来などに関する反応もここに分類する。方向性や目的に欠けているといった訴えは，絶望感のカテゴリーに分類する。

例：
「卒業後にどのような仕事に就くべきかまったくわからない」
「私は仕事について決められない」
「私は親に甘えている」
「我が家はすっかり混乱している」

4. 全般的，一般的

このカテゴリーは，すべてを含み，漠然とした，非特異的で幅広い表現を指している。このような反応は，すっかり圧倒されてしまって，対処できないという一般的かつ包括的な感覚である。

例：
「すべてに当てはまるようだ」
「人生一般に」
「世界中が苦痛に満ちている」

5. 絶望感

このカテゴリーは，コントロールできない，罠にはまった，迷ってしまったという感覚をほのめかしたり，はっきりと表現したりすることを指す。方向性を見失った感覚を表現することもこのカテゴリーに含める。将来に対処し，機能し，何かを達成する能力が自分にはないといった全般的な表現もこのカテゴリーに入れる。

例：
「私は何もコントロールできない」
「私は罠にはまった感じがする」
「どんなに努力したところで，私はかならず失敗する」

6. 不快な内的状態

このカテゴリーは，気分のスペクトルにおいて，傷，苦痛，苦悩，心理的苦痛，その他の否定的感情を具体的，個別的に表現することを指す。症状に関連した反応であり，特性というよりはむしろ状態に近い。主観的な自己関連からは自由であり（例：「私はいつも心配しているので，自分が嫌いだ」），全般的（例：「何から何まで私は悲しい」）ではない。

例：
「うつ病」
「私が神経質な点」

「この惨めさ」

7. 不確か，あるいは表現できない

このカテゴリーは，不確かであったり，反応できなかったりする状態を指す。意図的に答えをはぐらかそうとしたり，避けようとしたり，無気力に見せようとする反応が含まれるだろう。

例：
「知らない」
「わからない」
「どうでもよい」

ストレス（圧力）

SSFのストレスの変数（Jobes et al., 1997）は，シュナイドマンの「圧力（press)」の概念に基づいている(Shneidman, 1993)。これはそもそもマレーの圧力に関する研究から発展したものである(Murray, 1938)。圧力とは，個人の感情を揺り動かし，衝撃を与え，動揺させて，心理的な影響を及ぼすような内的かつ外的（あるいは環境的）側面を指している。ストレスあるいは圧力は，とくに複数のストレスを繰り返し経験すると，自殺の危機に向かわせる原動力となり得る。圧力は肯定的なものもあれば，否定的なものもある。たとえば，ベータ圧力と呼ばれるものは，環境のある特定の側面の認識であり，アルファ圧力は，環境の客観的あるいは現実的な側面を認識するものである。ある目標の達成を促す圧力もあれば，妨げる圧力もある。換言すると，ある対象への圧力とは，それ自体への作用，あるいはその人物に対する作用という視点でとらえることができる。圧力について理解することによって，ある人物の動機あるいは方向性の傾向と，環境をどのようにとらえるかを総合できれば，その人物が何を行うだろうか，より多くを知ることができる。そこで，SSFのストレス（圧力）の項目に「私にとってもっともストレスであるのは＿＿＿＿＿＿＿＿＿＿」という導入句を追加して，自殺の危険の高い人のストレスのカテゴリーを同定し，もっとも意味ある形で表現するようにした。

コード・カテゴリー（計8カテゴリー）

1. 他者との関係

このカテゴリーは，子ども，配偶者，パートナー，親，友人，強い絆のある他者，その他の対人関係における特定の問題と関連する反応を指す。他者から傷つけられたり，あるいは他者を傷つけたりすることに関する反応はすべて，このカテゴリーに含める。孤立していることや孤立させられるといった特定の表現もここに含まれる。

例：
「私が就職できて，家族が自慢している」
「ガールフレンドが私から離れようとしている」
「私はここには誰も友達がいなくて，まるでよそ者のように感じる」

2. 自己

このカテゴリーは，とくに自己についての反応や，自分自身についてほのめかしたり，明らかに語ったりすることを指す。自己に関する気分や性質についての表現であることもある。持続的な特性，主要な特徴，厳しすぎる自己批判といった表現や，自己についての他者からの意見を含む場合もある。

例：
「私は善人ではない」
「私は10ポンド減量することができない」
「私は気が弱くて，あまりにも感情的である」

3. 役割や責任

このカテゴリーは，勤労者，主婦，学生など，成人に一般的に期待される役割に関連した責任や義務を指している。反応は，役割や責任を示す具体的な例であったり，このような役割を十分に果たせていない感情を表現してていたりするかもしれない。学業の不安，家計の負担，職業上の悩みといった反応はこのカテゴリーに分類する。自分の仕事の将来などに関する反応もここに分類する。方向性や目的に欠けているといった訴えは，絶望感のカテゴリーに分類する。

例：
「卒業後にどのような職に就くかまったくわからない」
「私は自分の将来についてどう考えたらよいかわからない」
「私は一日中，子どもたちと一緒に家で過ごすことに耐えられない」

4. 不快な内的状態

このカテゴリーは，気分のスペクトルにおいて，傷，苦痛，苦悩，心理的苦痛，その他の否定的感情を具体的，個別に表現することを指す。症状に関連した反応であり，特性というよりはむしろ状態に近い。主観的な自己関連からは自由であり（例：「私はいつも心配しているので，自分が嫌いだ」），全般的（例：「何から何まで私は悲しい」）ではない。

例：
「私はいつも心配ばかりして，神経質だ」
「この痛みはあまりにも強すぎる」
「私はうつ病にほとほとうんざりしている」

5. 全般的，一般的

このカテゴリーは，すべてを含み，漠然とした，非特異的で幅広い表現を指している。このような反応は，すっかり圧倒されてしまって，対処できないという一般的かつ包括的な感覚である。

例：
「私の周囲の世界全部」
「人生」
「すべて」

6. 状況特異性

このカテゴリーは，状況特異的な反応（例：ある特定の場所や時間についての反応）を指す。特定の状況や場面についてや，特定の場所，時間，出来事などにつての言及もある（注：特定の人物についての言及は，「他者との関係」のカテゴリーに入れたほうがよいだろう）。

例：
「私が夜に誰もいないアパートに戻ってくる時」
「私が目覚めるとまず最初に」

「私の大好きなバンドの歌を聞くといつでも」

7. 絶望感

このカテゴリーは，コントロールできない，罠にはまった，迷ってしまったという感覚をほのめかしたり，はっきりと表現したりすることを指す。方向性を見失った感覚を表現することもこのカテゴリーに含める。将来に対処し，機能し，何かを達成する能力が自分にはないといった全般的な表現もこのカテゴリーに入れる（もしも役割や責任（例：「私の仕事」）についての言葉であるならば，「役割や責任」のカテゴリーに分類する）。

例：
「私はどこに進むべきかすっかり道に迷ってしまったような感じだ」
「私はどこに進んでいったらよいのかまったくわからない」
「私は何をしても，たいしたことができない」

8. 不確か，あるいは表現できない

このカテゴリーは，不確かであったり，反応できなかったりする状態を指す。意図的に答えをはぐらかそうとしたり，避けようとしたり，無気力に見せようとする反応が含まれるだろう。

例：
「わからない」
「何も言わない」
「誰にもわからない」

焦燥感

SSFの焦燥感の変数（Jobes et al., 1997）は，シュナイドマンの「心理的動揺（perturbation）」の概念に基づいている（Shneidman, 1993）。心理的動揺とは，シュナイドマンの造語であり，心の不安定な状態や極度の不安を指す一般的な単語である。自殺に関連して言うと，焦燥感とは，(1) 認知の狭窄と (2) 自傷や危険な行為が切迫している状態を意味する。狭窄とは，個人の認識や認知の幅が極端に狭まることを指す。最悪の場合，思考の狭窄，トンネル状視野，わずかな選択肢しか浮かばない状態，精神痛や欲求不満といった問題に対する唯一の解決が死ぬことによる逃走となる。行動化の傾向とは，衝動性や，ただちに事を済ませようとする強い衝動，ストレスに満ちた状況にほとんど我慢できず，耐性が極端に低くなっている状態を指す。最悪の場合には，切迫した衝動的な自己破壊行動が生じる可能性が明らかになる傾向がある。

シュナイドマンがperturbationという単語で示そうとした状態を正確に描写する他の単語は自殺学の文献の中には他にない。不安，混乱，衝動性，イライラ感，不快感といった単語では，perturbationの概念が示す複雑な認知や感情をとらえられない。おそらくこれこそが，臨床家にとっても患者にとってもこの概念がとらえ難く，難しいという理由であるだろう。SSFの概念についてのルオマの研究では，perturbationは大学院生が理解するのにもっとも難しい概念のひとつであり，大学院生はこの概念を理解するのに否定的感情に焦点を当てがちであった（Luoma, 1999）。否定的感情に焦点を当てるあまりに，認知の狭窄および感情的な切迫性や衝動性が無視されるという。このような研究に基づいて，改訂されたSSFの焦燥感の項目は具体的に次のように定義されている。焦燥感とは「切迫している感情，ただちに行動を起こす必要があるという感覚であり，イライラ感や困惑ではない」。繰り返すが，改訂された定義は，促迫した感情だけに言及していて，認知の狭窄自体については述べていない。最後に，SSFで用いられる導入句にも一過性の要素が含めてある。被験者は「私にとってもっとも行動をとるべき状況は ＿＿＿＿＿＿＿＿＿＿ 」と

いう質問に対して答えるように求められるので，自由回答式の反応は状況特異的なものになる傾向がある。

コード・カテゴリー（計9カテゴリー）

1. 行動の切迫性

このカテゴリーは，人生で何かをただちに変化させたいという明らかな願望，今すぐに解決を求める明確な必要性，行動を起こす欲求を指している。変化がまったく起きない（行き詰まった）という認識や何か決定的なことをしなければならないという欲求もこのカテゴリーに分類する。

例：
「私は事態を今すぐ変えたいだけだ」
「私は何もしない」
「私の置かれた状態を終えるために何かをする必要がある」

2. 全般的，一般的

このカテゴリーは，すべてを含み，漠然とした，非特異的で幅広い表現を指している。このような反応は，すっかり圧倒されてしまって，対処できないという一般的かつ包括的な感覚である。

例：
「私は泥沼にはまってしまったような感じだ」
「私には何もかもがうまくいかない」
「頭の中は私がしなければならないことで一杯だ」

3. 絶望感

このカテゴリーは，コントロールできない，迷ってしまった，事態を変化させることができないという感覚をほのめかしたり，はっきりと表現したりすることを指す。方向性を見失ったとか，将来についてわからないといった感覚を表現することもこのカテゴリーに含める。思考の狭窄，選択肢がない，物事のとらえ方の狭窄，その他，将来に対処し，機能し，達成できないといった全般的な表現もこのカテゴリーに入れる。

例：
「事態はまったくコントロールできない状態だ」
「私が改善できることは何もない」
「私には何も選択肢がない。何も変化しない」

4. 不確か，あるいは表現できない

このカテゴリーは，不確かであったり，反応できなかったりする状態を指す。意図的に答えをはぐらかそうとしたり，避けようとしたり，無気力に見せようとする反応が含まれるだろう。

例：
「わからない」
「どうだろうか」
「そんなことを知りたいのか？」

5. 状況特異性

このカテゴリーは，状況特異的な反応（例：ある特定の場所や時間についての反応）を指す。特定の状況や場面についてや，特定の場所，時間，出来事などへの言及もある（注：特定の人物についての言及は，「他者との関係」のカテゴリーに入れたほうがよいだろう）。

例：

「私が夜に誰もいないアパートに戻ってくる時」

「私が目覚めるとまず最初に」

「私の大好きなバンドの歌を聞くといつでも」

6. 不快な内的状態

このカテゴリーは，気分のスペクトルにおいて，傷，苦痛，苦悩，心理的苦痛，その他の否定的感情を具体的，個別に表現することを指す。症状に関連した反応であり，特性というよりはむしろ状態に近い。主観的な自己関連からは自由であり（例：「私はいつも心配しているので，自分が嫌いだ」），全般的（例：「何から何まで私は悲しい」）ではない。

例：

「私は不安だ」

「怒った後は，私は崩れ落ちてしまう」

「私はうつ病に耐えられない」

7. 自己

このカテゴリーは，とくに自己についての反応や，自分自身について明らかにほのめかしたりすることを指す。自己に関する気分や性質についての表現であることもある。持続的な特性，主要な特徴，厳しすぎる自己批判といった表現や，自己についての他者からの意見を含む場合もある。

例：

「私は自分が負け犬とわかっている」

「私はひどく惨めだ」

「私はすっかり混乱していて，誰からも愛されないだろう」

8. 他者との関係

このカテゴリーは，子ども，配偶者，パートナー，親，友人，強い絆のある他者，その他の対人関係における特定の問題と関連する反応を指す。他者から傷つけられたり，あるいは他者を傷つけたりすることに関する反応はすべて，このカテゴリーに含める。孤立していることや孤立させられるといった特定の表現もここに含まれる。

例：

「ジムが私を怒鳴る」

「私を優しく愛してくれる人がいないことばかり考える」

「私は父を失望させた」

9. 役割や責任

このカテゴリーは，勤労者，主婦，学生など，成人に一般的に期待される役割に関連した責任や義務を指している。反応は，役割や責任を示す具体的な例であったり，このような役割を十分に果たせていない感情を表現していたりするかもしれない。学業の不安，家計の負担，職業上の悩みといった反応はこのカテゴリーに分類する。自分の仕事の将来などに関する反応もここに分類する。方向性や目的に欠けているといった訴えは，絶望感のカテゴリーに分類すべきである。

例：
「卒業後にどのような職に就くかまったくわからない」
「私は経済状態について考える」
「私は駄目な親だ」

絶望感

絶望感とは，感情の状態というよりは，むしろ認知のスタイルである。これこそが，絶望感と抑うつの差である。絶望感とは，どのように状況を変えようとしたところで，自分の置かれた状況はけっして改善しないという一連の確信であると，ベックらは定義した（Beck et al., 1979）。この一連の確信は個人の人生のいかなるものにも投げかけられる。状況がけっして改善しないと信じている人は，人生を「諦め」，けっして変えようのない状況に耐える希望を失ってしまう。

絶望感は，自殺の危険の重要な要素であり，とくに治療ではそれに焦点を当てて，修正を図る（Brown, Beck, Steer, & Grisham, 2000）。絶望感は，異なる水準の確信からなると考えられてきた。たとえば，自分の状況が改善しないと漠然と考えている人の自殺の危険は，状況がけっして変化しないと真に確信している人よりは，自殺の危険は低い。

絶望感を測定する方法のほとんどが，この概念の全体的な感覚を評価しようとする傾向がある。しかし，最近の研究は，絶望感の関連の概念や内容について評価し始めている。たとえば，完全癖は自殺の危険に関与する要因であると提案されている。非現実的なほどに高い基準や期待を設けている人は自殺の危険が高いと考えられるのは，その基準があまりにも高すぎて，そもそもそれを達成するのが不可能であるからだ。自分に課せられた個人的，あるいは社会的な期待に応えることができないという理由で，絶望的な態度をとる人がいる。

絶望的な人は将来に対して前向きの考え方ができず，否定的な事ばかりが起きると予測するという他の研究もある。このようなさまざまな理論や関連の概念にはすべて絶望感という共通のテーマがあり，どのようなことをしても，状況は改善することなど信じられない。ある人が絶望的になる特定の領域について発表された研究はほとんどない。したがって，SSF用紙に記載されている導入句も一時的な要素を含んでいる。被験者がただちに「私がもっとも絶望しているのは ＿＿＿＿＿＿＿＿＿＿ 」という導入句に反応するので，自由回答式の反応は状況特異的な傾向がある。

コード・カテゴリー（計7カテゴリー）

1. 全般的，一般的

このカテゴリーは，すべてを含み，漠然とした，非特異的で幅広い表現を指している。このような反応は，すっかり圧倒されてしまって，対処できないという一般的かつ包括的な感覚である。

例：
「人生」
「すべて」
「一般にすべて」

2. 将来

このカテゴリーは，自分の将来に対して幅広く述べたり，ほのめかしたりすることを指す。将来に対する特定の言い方であったり，非特異的な言い方であるかもしれない。将来に対する漠然とした話しぶりを，将来に向けた特定の夢，技術，出来事，経験とともにこのカテゴリーに分類する（ただし，職業や学業はここには分類しない。「役割や責任」参照）。

例：
「将来」
「私の夢を実現する」
「目標を達成する」

3. 他者との関係

このカテゴリーは，子ども，配偶者，パートナー，親，友人，強い絆のある他者，その他の対人関係における特定の問題と関連する反応を指す。他者から傷つけられたり，あるいは他者を傷つけたりすることに関する反応はすべて，このカテゴリーに含める。孤立していることや孤立させられるといった特定の表現もここに含まれる。

例：
「職場の人々」
「私とボーイフレンドの関係」
「皆」

4. 役割や責任

このカテゴリーは，勤労者，主婦，学生など，成人に一般的に期待される役割に関連した責任や義務を指している。反応は，役割や責任を示す具体的な例であったり，このような役割を十分に果たせていない感情を表現しているかもしれない。学業の不安，家計の負担，職業上の悩みといった反応はこのカテゴリーに分類する。このような反応は，事態に対処する現状について漠然と表現されることもある。将来を目指した特定の表現もここに分類する。

例：
「仕事上の野望を実現する」
「学校でよい成績をとる」
「金」

5. 自己

このカテゴリーは，とくに自己についての反応や，自分自身について明らかにほのめかしたりすることを指す。自己に関する気分や性質についての表現であることもある。持続的な特性，主要な特徴，厳しすぎる自己批判といった表現や，自己についての他者からの意見を含む場合もある。自分の行動，思考，気分をコントロールする力を増すといった表現はこのカテゴリーに分類する。

例：
「自分を理解する」
「私は太りすぎだ」
「私は自分の感情をコントロールするのが下手だ」

6. 不快な内的状態

このカテゴリーは，気分のスペクトルにおいて，傷，苦痛，苦悩，心理的苦痛，その他の否定的感情を具体的，個別に表現することを指す。症状に関連した反応であり，特性というよりはむしろ状態に近い。主観的な自己関連からは自由であり（例：「私はいつも心配しているので，自分が嫌いだ」），全般的（例：「何から何まで私は悲しい」）ではない。

例：
「私の不安はけっして消えない」
「怒った後は，私は崩れ落ちてしまう」
「私はこれからもずっと抑うつ的だろうと怖れている」

7. 不確か，あるいは表現できない

このカテゴリーは，不確かであったり，反応できなかったりする状態を指す。意図的に答えをはぐらかそうとしたり，避けようとしたり，無気力に見せようとする反応が含まれるだろう。

例：
「わからない」
「どうだろうか」
「そんなことを知りたいのか？」

自己嫌悪

自己嫌悪は，過度の自意識から生じた否定的な感情ととらえることができる（Baumeister, 1990）。出来事が自己の基準や期待に合っていないという感情である。その出来事を説明するのに自分に原因があるととらえて，自分を憎み，認知を歪曲することによって，この状態を排除しようとする。この脱構築が徐々に進んでいき，自殺企図が起こりやすくなる。

一般には，人は肯定的な自己像を持つものであり，それはさまざまな心理的機序によって支持され，維持される。このような自己像が変化すると（とくに治療状況で変化すると）患者は以前の「理想の自己」とは正反対の「怖ろしいような自己」を目の当たりにするかもしれない。このような変化はしばしば自己嫌悪を生じ，自殺企図の契機となることがある（Baumeister, 1990）。

最後に，自己嫌悪は悪循環としてとらえることができる。自己嫌悪のために自己に対して有害な行為に及ぶことになるという考えである。このような行為のもたらす否定的な結果は，自己嫌悪を増すことになり，それは悪循環となるかもしれない。当初の自己像を確認するために達成の程度を引き下げようとするかもしれないし（高達成についての自己嫌悪），あるいは，失敗の可能性を正当化するためにあまり努力しないようになるかもしれない。そこで，「私がもっとも自己嫌悪しているのは＿＿＿＿＿＿＿＿＿＿」という導入句を含めて，自殺の危険の高い人の自己嫌悪の経験を明らかにしようとしている。

コード・カテゴリー（計7カテゴリー）

1. 絶望感

このカテゴリーは，コントロールできない，迷ってしまった，事態を変化させることができないという感覚をほのめかしたり，はっきりと表現したりすることを指す。方向性を見失ったとか，将来についてわからないといった感覚を表現することもこのカテゴリーに含める。思考の狭窄，選択肢がない，物事のとらえ方の狭窄，その他，将来に対処し，機能し，達成できないといった全般的な表現もこのカテゴリーに入れる。

例：

「私は自分の問題について話すことができない」

「私にはうつ病を治す方法がない」

「私にはここ以外どこにも行き場がない」

2. 内的記述子

このカテゴリーは，自己を肯定する側面が欠けていて，自己の否定的な特徴ばかりに関心が向いていることを指す。自己についての感覚を表現することもあれば，内的自己を厳しく批判する内容でもあり得る。

例：

「私は臆病者だ」

「私は知的ではない」

「私はいつも混乱している」

3. 外的記述子

このカテゴリーは，自己の外観，身体，行動といった自分の外的な側面を嫌悪することを指す。

例：

「私はいつも怒っている」

「私は醜い」

「私の身体」

4. 他者との関係

このカテゴリーは，子ども，配偶者，パートナー，親，友人，強い絆のある他者，その他の対人関係における特定の問題と関連する反応を指す。他者から傷つけられたり，あるいは他者を傷つけたりすることに関する反応はすべて，このカテゴリーに含める。孤立していることや孤立させられるといった特定の表現もここに含まれる。

例：

「私は両親を傷つける」

「私はガールフレンドに振られた」

「私は学校で居場所がない」

5. 全般的，一般的

このカテゴリーは，すべてを含み，漠然とした，非特異的で幅広い表現を指している。このような反応は，人生一般に不満足であるという一般的，全般的な感覚，あるいはすっかり圧倒されてしまったという感覚を指している。

例：

「私のすべて」

「私自身」

「私の全人生」

6. 役割や責任

このカテゴリーは，勤労者，主婦，学生など，成人に一般的に期待される役割に関連した責任や義務を指している。反応は，役割や責任を示す具体的な例であったり，このような役割を十分に果たせていない感情を表現していたりするかもしれない。学業の不安，家計の負担，職業上の悩みといった反応はこのカテゴリーに分類する。自分の仕事の将来などに関する反応もここに分類する。方向性や目的に欠けているといった訴えは，絶望感のカテゴリーに分類すべきである。

例：

「私は十分に稼ぐことができない」
「私は仕事で決断できない」
「私は親としての役割を果たしていない」

7. 不確か，あるいは表現できない

このカテゴリーは，不確かであったり，反応できなかったりする状態を指す。意図的に答えをはぐらかそうとしたり，避けようとしたり，無気力に見せようとする反応が含まれるだろう。

例：

「わからない」
「言えない」
「教えてほしい」

付録C

SSF生きる理由と死ぬ理由
コード・マニュアル

SSFコード・マニュアル：生きる理由と死ぬ理由の分類

概　説

自殺学における従来の実証的・理論的研究は主として2つの対照的な領域に焦点を当ててきた。すなわち，自殺の危険因子や動機（死ぬ理由）と命を維持する信念（生きる理由）である。この2種の研究は，自殺の動機について深くて，有益な洞察をもたらした。しかし，個人の自殺の動機をさらに深く明らかにしていくには，より包括的で，バランスの取れた検討が必要である。何が命を維持して，何が命を諦めさせるのだろうか？　おそらく，生きる理由と死ぬ理由の双方を同時に検討することによって，自殺の持つ両側面の重要性をより深く理解することができるだろう。

生きる理由と死ぬ理由がなぜ重要なのだろうか？

自殺の危険の高い人は，自殺から我が身を守るような人生の方向性を示す信念を失っていると，リネハンらは考えた（Linehan et al., 1983）。彼らは生きる理由尺度（Reasons for Living Inventory）を開発し，自殺しないというこれらの理由がいかに重要であるかを検討した。生きる理由として，6つの因子が同定された。すなわち，生存と対処，家族に対する責任，子どもに関する心配，自殺に対する恐怖，社会から承認されない恐怖，道徳的な禁止である。しかし，生きる理由尺度から得られる情報は，自殺のひとつの側面を明らかにしたに過ぎなかった。個人の自殺の動機や，生きる確信の代わりにどのような因子が存在しているかを理解することも重要である。これこそが，死ぬ理由について質問することも重要であるという理由である。このように考えて，自殺の全側面について正式に研究するために，生きる理由（Reasons for Living: RFL）と死ぬ理由（Reasons for Dying: RFD）の評価を発展させていった。自殺の危険の高い心理を深く理解しようとして，自殺の危険をほのめかす人に対して，RFLとRFDの一連の質問をする。被験者に重要度に沿って個々のリストを並べるように指示された。

上位カテゴリー

ジョブズらはRFLとRFDには意味があり，信頼できる，異なるコード・カテゴリーに分類できることを明らかにした（Jobes & Mann, 1999）。現在のコード方法の目的のひとつは，複数のカテゴリーを，次のような大きな，包括的なカテゴリーにまとめることである。すなわち，自己，他者，将来に対する希望と，自己，他者，将来に対する絶望である。

自己，他者，将来に対する希望と絶望

ベックのうつ病の認知療法理論によれば，うつ病の人は，自分自身，世界，自分の将来に対して否定的な意見を述べるが，これが「認知の三徴（cognitive triad）」である（Beck, 1967）。このような否定的な視点から，絶望感や否定的な予測がしばしば生じる。絶望感は自殺の危険を予測するとともに，現時点の自殺の意図を示すもっとも重要な因子であるとベックは述べた（Beck, 1986）。自殺の危険因子としての絶望感とは対照的に，希望は自殺に対する保護因子ととらえることができる。レインジらは，RFLが希望と正の相関を，絶望感と負の相関をすることを明らかにした（Range & Penton, 1994）。

自己と他者

ベイカンは，人間の経験のスペクトルを示すために「代理（agency）」と「交流（communion）」という術語を用いた（Bakan, 1966）。代理は，個体化，自己防御，自己方向性への願望を意味する。交流は，個

人的な関係，愛着，親密さの願望を意味する。個々人はこのスペクトルのどこかに位置する。この代理と仲介の概念は，自殺の危険の高い人を理解するうえでも利用できる。ジョブズは精神内的（自己）と精神外的（他者との関係）という術語を用いて，このスペクトルについて述べた（Jobes, 1995）。スペクトルの精神内的な極とは，自己の内部の，主観的な現象と定義される。精神内的とされる自殺の危険の高い人は，他者よりも自己に関連した問題に主に焦点を当てる。スペクトルの正反対に精神外的な極が位置し，外的で，対人関係の問題に焦点を当てると理解される。この場合には，自殺の危険の高い人は，自分自身よりもむしろ，他者や対人関係に主として焦点を当てる。

上位カテゴリーと関連するカテゴリー

いくつものカテゴリーをどの上位カテゴリーに分類するかを決めるには，コード・マニュアルをさらに詳しくしていくとともに，評価者間信頼性を検証する必要があるだろう。しかし，各カテゴリーを分類すべき上位カテゴリーを決定するのに，理論や常識を応用することができる。自殺や命を維持する確信の動機に関する文献に基づいて，RFLは希望の上位カテゴリーとし，RFDは絶望感の上位カテゴリーとする。楽しいこと，確信，自己というRFLカテゴリーは，自己についての希望の指標ととらえられる。家族，友人，他者に対する責任，他者の重荷というRFLカテゴリーは，他者についての希望の指標に該当する。他のRFLカテゴリーである，将来，計画，目標への希望カテゴリーは，将来に対する希望の指標に含める。同様に，孤独，自己についての一般的描写，逃走といったRFDカテゴリーは，自己についての絶望感の指標として分類される。他者（関係）と他者の重荷を下ろすというRFDカテゴリーは，他者についての絶望感のカテゴリーに分類される。絶望感のRFDカテゴリーは，将来についての絶望感に分類されることは明らかだろう。

コーディングについての一般的な手引き

自殺の危険の高い患者のRFLとRFDへの実際の反応に基づいて，コードを分類していく。患者は一般的に各リストについて5つまで反応を出していく。各反応にはそれぞれのコードを付す。RFLとRFDそれぞれに別個のコード用紙がある。それぞれの反応を一つひとつ別個のシートにコードを付ける。カテゴリーは，相互排除的にしておかなければならない。したがって，各理由はひとつのカテゴリーに分類しなければならないので，その結果として，ひとつのコードを付けられる。あるコードの根拠として，いくつかの解釈が必要な場合もあるだろうが，評価者は反応を額面通り受け取り，その根拠の背景となる動機や状況についてできる限り推論を働かせないようにする。

コーディングの具体的な手引き

カテゴリーの見出しはコード用紙の右上に示されている。評価者にRFLとRFDの反応の一覧が示される。反応がどのカテゴリーに該当するかを決定し，カテゴリーの該当の欄にチェックしていく。次の反応に進む前に，自信の程度評価欄に1～5点で点数を付ける。1は「まったく自信がない」，5は「非常に自信がある」で，1～5点で点数を付ける。反応をカテゴリー分類し，その自信についての評点を下したら，評価者は次の反応に進んでいく。RFLのすべての反応についてこの作業を終えたら，RFDの反応で同じ作業を繰り返す。

どのようなコードが使われるのか？

RFL/RFD評価反応には2つの目的がある。第一に，これらの反応が分類される一般的なカテゴリーを同定することである。第二に，このようにカテゴリー分類された反応を用いて，自殺の危険の高い患者のタイプを決定して，治療に向けた情報を得ることである。

RFLコード・カテゴリー

1. 家族

このカテゴリーは，結婚や子どもといった家族についての表現と関連する。

例：
「私の両親」
「両親は私を愛している」
「私の夫」

2. 友人

このカテゴリーは，友人についての表現と関連し，特定の名前（例：ジョンやシンディ）を言う場合も含める。ボーイフレンドやガールフレンドについて述べることもこのカテゴリーに分類する。話題になった人物の反応が家族である場合には，家族のカテゴリーに分類する。

注：家族と友達が同じ反応の中に出た場合には，最初の人物を該当のカテゴリーに分類する。たとえば，「家族と友達」という反応であったら家族のカテゴリーに，「友達と家族」という反応であったら友人のカテゴリーに分類する。

3. 他者への責任

このカテゴリーは，他者への責任や義務に関する反応についてである。

例：
「書店での仕事」
「私は人々を失望させたくない」
「私は生徒達を教えなければならない」

4. 他者の重荷

このカテゴリーは，他者（例：家族，友達，他の特定の個人）を煩わせたり，他者の重荷になったりすることについての心配，恐怖，不安などの表現に関連する。

例：
「家族に対する罪責感」あるいは「私は誰も失望させたくない」
「私が死んだら，両親はひどく動揺するだろう」
「私が自殺したら，父はひどく狼狽《うろた》えるだろう」

5. 計画と目標

このカテゴリーは，将来に向けた計画についての表現と関係する。何かを成し遂げるとか，まだ完成していないことについての願望を表現するといったことかもしれない。典型的には，自己に向けられた表現である。しかし，目標や将来の計画について言及された場合には，このカテゴリーに分類する。このような表現には，行動の感覚が含まれる。より一般的な「自己」を表現している場合には，カテゴリー9の「自己」に分類する。

例：
「私は卒業したい」あるいは「私はヨーロッパに旅行したい」
「私はいつか子どもがほしい」
「私にはまだ人生でしたいことがたくさんある」

6. 将来への希望

このカテゴリーは，将来に向けた漠然とした抽象的な願望を示す表現についてである。事態が改善するという希望的な態度や好奇心の表現であるが，カテゴリー5「計画と目標」に分類される表現に比べると，受動的である。

例：
「私の夢」
「事態は改善すると思う」あるいは「心配しないようになってほしい」
「何が起きるか見ていたい」

7. 楽しいこと

このカテゴリーは，何か楽しいこととして単に言葉に出されたり，ほのめかされたりしたことである。ペットや自己の所有物といった価値あるものが含まれることもある。

例：
「中華料理」
「ピアノの演奏」あるいは「音楽」
「映画を観に行く」

8. 信念

このカテゴリーは，宗教，個人的な信念，倫理などについての表現に関連する。表現は，神やその他の宗教的人物を含むことがあるかもしれないが，かならずしもそれに限らない。その人物の重荷になっているという状況で宗教的人物が語られる場合には，カテゴリー4「他者の重荷」に分類する。

例：
「罪だ」あるいは「私は天国に行くことができたら」

9. 自己

このカテゴリーは，とくに自己に関する表現や，自己が明らかにほのめかされる場合に当てはまる。これには自己の感情や特性についての表現が含まれる。反応は自分が他者に何かを負っているという表現になることもある。将来に向けた表現ではない。もしも将来に向けられた何らかの表現であるならば，「計画と目標」あるいは「将来への希望」カテゴリーに分類する（カテゴリー5または6)。

例：
「私自身」
「私はがっかりしたくない」

「私はそんな人間ではない」

RFDコード・カテゴリー

1. 他者（関係）

このカテゴリーは，他者との関係や，それが明らかにほのめかされることである。

例：

「母が天国にいるのが目に浮かぶ」

「当然の報い」

2. 他者の重荷を下ろす

このカテゴリーは，自殺によって，自分が他者に負わせていると信じている苦難を終わらせることへの言及である。

例：

「他の人々を傷つけるのを止める」

「誰にもストレスをかけない」

「家族の経済的負担を減らす」

3. 孤独

このカテゴリーは，孤独についての表現と関連する。

例：

「私はもう孤独でいたくない」

「私には誰もいない」

「私には話し相手が誰もいない」

4. 絶望感

このカテゴリーは，将来に対する絶望感についての表現に関連する。

例：

「事態はけっして改善しない」あるいは「物事がうまくいくとは思わない」

「私はけっして目標を達成できないだろう」あるいは「私はけっして何かを達成できない」

「私はうつ病なので，事態はけっして改善しない」

5. 自己についての一般的な記述

このカテゴリーは，自己に関する一般的な感情や自己についての一般的な表現を指す。

例：

「私自身」

「私には何の価値もない」

「私はいつもこのように感じている」

注：以下のいくつかのカテゴリーは，逃走の問題をとらえている。逃走とは，何かから逃げ出すとか，何かを終える欲求や願望を示す表現と関連している。「何か」とは，気分，義務感，出来事であるかもしれない。

6. 逃走（一般）

このカテゴリーは，逃げ出すことについての一般的な表現だけでなく，諦めてしまうことの一般的な態度についての表現も関連する。

例：
「心の平穏を見つけたい」あるいは「もう耐えられない」
「逃げ出す」あるいは「そうすればストレスは減るだろう」
「私には休息が必要だ」あるいは「命を終わりにする」あるいは「人生に嫌気がさした」

7. 逃走（過去）

このカテゴリーは，過去について言及したり，過去の経験から逃げ出すことについて言及することに関連する。

例：
「私の子ども時代は楽しくなかった」あるいは「私はもう一度やり直したい」
「私は過去と決別したい」

8. 逃走（苦痛）

このカテゴリーは，心理的苦痛や苦痛を止めたいという願望について具体的な表現をすることを指す。

例：
「私はもう苦痛を感じたくない」
「もう惨めな感じを味わいたくない」
「私は傷や痛みを止めたい」

9. 逃走（責任）

このカテゴリーは，責任から逃れたいという表現に関連する。

例：
「私はもう責任を負いたくない」
「責任を負わないために」
「私は書店で働くのは嫌だ」

付録D

SSFたったひとつのこと反応
コード・マニュアル

SSFコード・マニュアル：たったひとつのこと反応

概　説

SSFは，患者の自殺の危険を量的および質的な視点の双方から評価しようとする自殺の危険評価法である（Jobes, 2012）。このコード・マニュアルは，「たったひとつのこと（One-Thing）」反応という，SSFの独特の概念から得られた質的データを分析するために用いられる。この評価では，自殺の危険の高い患者は次の質問に対する反応を書いて答えるように指示される。「私が自殺したいと思わなくなる手助けとなるたったひとつのことは ____________________ 」。「たったひとつのこと」反応の評価で，さまざまに自由回答された内容を信頼度の高い方法で分類するために，このマニュアルは3つの次元の概念を採用している（すなわち，方向性，現実検討，臨床的有用性）。このように分類する目的は，SSFをさらに検討し，洗練し，SSFを妥当性・信頼性の高い自殺の危険評価法にすることである。とくに「たったひとつのこと」反応は，臨床家や研究者が患者の自殺の危険の重要な側面，すなわち，自殺の危険の可能性という点で大きな差をもたらすかもしれないたったひとつのことを理解する手助けとなるだろう。

コーディングの一般的な手引き

ステップ1

評価者は複数の情報カードを受け取る。各カードには，患者が回答した「たったひとつのこと」反応が書かれてある。評価者はまずカードに目を通して，以下の3つの次元に沿って各反応を分類し，評点をつけていく。

1. 方向性（自己，他者，コード不能）
2. 現実検討（現実的，非現実的，コード不能）
3. 臨床的有用性（臨床的に関係のある情報，臨床的に無関係な情報，コード不能）

各コードの次元で3つの選択肢があるが，これらは相互排除的である。したがって，たとえば，「自己」と「他者」の双方に同時に判定することはできない。各反応はこれらの3つの次元のコードを判定しなければならない。

例：
「私は友達とよりよい関係を持ちたい」

1. 方向性（他者）
2. 現実検討（現実的）
3. 臨床的有用性（臨床的に関連のある情報）

ステップ2

最初の判定を終えたら，次に，評価者がどの程度自信を持ってその判定を下したかを評価する。決定過程を深く理解するために，評価者は特定の分類をした根拠を検討する必要がある。さらに，それぞれ特定の反応を分類した際の自信を評価しなければならない。自信の程度は以下のようになる。

1＝自信の程度「低」
2＝自信の程度「中」
3＝自信の程度「高」

コードの定義とその例

コード次元1：患者の反応の方向性

自己

このカテゴリーは自己についての何かを指している。その人物が何かをした，あるいはしなかった，何かを感じた，あるいは感じなかった，何かを考えた，あるいは考えなかった，その他自己に関連した表現である。

例：
「自分のことがもっと好きになる」
「うつ病が治る」
「このような悲しい気分がなくなる」
「学校の成績がよくなる」
「もっと興味が湧いて，自信がつく」
「しばらくどこかへ行く」

他者

このカテゴリーは他者との関係や他者についてである。いかなる対人関係（例：家族，同僚，恋人など），そして現在の対人関係，過去の対人関係，あるいは対人関係の欠如も含まれる。

例：
「ジムがもう一度私を愛してくれる」
「私のことを理解してくれる人と話せるようになる」
「もっとよい友達ができる」
「親から受けた虐待が癒される」
「亡き母と再会する」
「ボーイフレンドとの問題」

コード不能

このカテゴリーは答えに内容がない，あるいはそもそも答えが得られないことを示す。他の2つの次元もコードできない。

例：
「わからない」
「なぜ私がそんなことを知っているのか？」
「だれもそんなことを構わない」
「私はもはや自殺の危険などない」

コード次元2：患者の反応の現実検討

現実的

このカテゴリーは，理論的に達成可能，あるいは実際に達成できる可能性が高いことを指す。

例：
「よい友達を作る」
「話ができる人を見つける」
「自信を持つ」
「すてきな人とたくさんデートする」
「試験に合格する」
「いつかすばらしい家庭を持つ」

非現実的

このカテゴリーは，理論的に達成不可能，あるいは実際に達成できる可能性がないことを指す。

例：
「すべてのストレスから解放される」
「レイプの事実を消し去る。過去をやり直す」
「物事をあれこれ考えたり，感じたり，心配したり一切しない」
「現代の奇跡」

コード不能

このカテゴリーは答えに内容がない，あるいはそもそも答えが得られないことを示す。他の2つの次元もコードできない。

例：
「わからない」
「なぜ私がそんなことを知っているのか？」
「だれもそんなことを構わない」
「私はもはや自殺の危険などない」

コード次元3：患者の反応の臨床的有用性

臨床的に関係のある情報

このカテゴリーは，治療の開始時点に関連のある新たな情報についての意見や，特定の治療の実施に関連のある情報を指す。換言すると，この反応が，臨床的な介入の手引きになったり，介入を形作ったりするだろうかということである。

例：
「成績をよくする」（学業のスキル）
「メリーと仲良くなる」（対人的スキル）
「もっとデートをする」（対人的スキル）
「よい友達を作る」（対人的スキル）
「虐待を受けなかったならば」（虐待の問題）

「ストレスを減らす」(段階的弛緩法)

臨床的に無関係な情報

このカテゴリーは，内容が漠然としていたり，自殺の危険を改善する手助けを求めていたり，臨床的介入では解決できない内容であることを指す。

例：

「生まれ変わる」

「100万ドルを稼ぐ」

「マドンナと結婚する」

コード不能

このカテゴリーは答えに内容がない，あるいはそもそも答えが得られないことを示す。他の2つの次元もコードできない。

例：

「わからない」

「なぜ私がそんなことを知っているのか？」

「だれもそんなことを構わない」

「私はもはや自殺の危険などない」

コーディングの具体的な手引きと決定の規則

コーディングの過程ではこのマニュアルを使用しなければならない。この部分では，どのコードにすべきか迷う時に従うべきコーディングの手引きと決定の規則を示す。「たったひとつのこと」反応に関して，少なくとも以下に挙げるような3つのコード上の問題が生じる可能性がある。

問題1：複数の反応

これは3つの次元のどれでも起こり得る。

例：

「ストレスがなくなり，たくさんデートをして，今学期が終わる」

1. 方向性（自己）
2. 現実検討（現実的）
3. 臨床的有用性（臨床的に関係のある情報）

2つ以上の反応がある場合には，決定の規則は一連の反応のうちの最初のものを使う。この場合，「ストレスがなくなる」をコードの対象とする。

問題2：具体的か漠然とした内容か

これは現実検討の次元だけに起きる。このような回答については，あれこれと想像したりせず，額面通り受け取らなければならない。たとえば，患者が接近禁止命令を受けたとする。次の例では，患者はどこにも住む場所がないか，あるいはカリフォルニアで暮らす財力がない。第三の例では，患者は仕事を見つけることができないかもしれない。これは皆，現在の目的には無関係である。ある反応が広い意味で達成可能かどうかを評価することが課題となる。反応が実現できる可能性のあるものであるならば，現実的とコードする。前述の例はすべて現実的と見なされるだろう。

例：
「ボーイフレンドのジムのところに戻る」
「カリフォルニアの自宅に戻る」
「もっとやりがいのある，別の仕事に就く」

問題3：非現実的だが，臨床的に関連がある

これは臨床的な有用性の次元でのみ生じる。

例：
「すべてのストレスから解放される」

これは単に可能ではないので，「非現実的」とコードする。しかし，患者にはストレスの問題があり，それに対処しようとすることは可能であるので，この反応には臨床的有用性（臨床的に関係ある情報）がある。したがって，現実検討の「非現実的」は，かならずしも臨床的有用性の「臨床的に無関係な情報」ということではない。換言すると，反応が単に非現実的だからといって，それが臨床的に無意味という訳ではない。

SSF「たったひとつのこと」コード票

患者ID	方向性	現実検討	臨床的有用性
	自己 ______ 他者 ______ コード不能 ______ 臨床家の自信　1　2　3	現実的 ______ 非現実的 ______ コード不能 ______ 臨床家の自信　1　2　3	臨床的に関係のある情報 ______ 臨床的に無関係な情報 ______ コード不能 ______ 臨床家の自信　1　2　3
	自己 ______ 他者 ______ コード不能 ______ 臨床家の自信　1　2　3	現実的 ______ 非現実的 ______ コード不能 ______ 臨床家の自信　1　2　3	臨床的に関係のある情報 ______ 臨床的に無関係な情報 ______ コード不能 ______ 臨床家の自信　1　2　3
	自己 ______ 他者 ______ コード不能 ______ 臨床家の自信　1　2　3	現実的 ______ 非現実的 ______ コード不能 ______ 臨床家の自信　1　2　3	臨床的に関係のある情報 ______ 臨床的に無関係な情報 ______ コード不能 ______ 臨床家の自信　1　2　3
	自己 ______ 他者 ______ コード不能 ______ 臨床家の自信　1　2　3	現実的 ______ 非現実的 ______ コード不能 ______ 臨床家の自信　1　2　3	臨床的に関係のある情報 ______ 臨床的に無関係な情報 ______ コード不能 ______ 臨床家の自信　1　2　3
	自己 ______ 他者 ______ コード不能 ______ 臨床家の自信　1　2　3	現実的 ______ 非現実的 ______ コード不能 ______ 臨床家の自信　1　2　3	臨床的に関係のある情報 ______ 臨床的に無関係な情報 ______ コード不能 ______ 臨床家の自信　1　2　3
	自己 ______ 他者 ______ コード不能 ______ 臨床家の自信　1　2　3	現実的 ______ 非現実的 ______ コード不能 ______ 臨床家の自信　1　2　3	臨床的に関係のある情報 ______ 臨床的に無関係な情報 ______ コード不能 ______ 臨床家の自信　1　2　3
	自己 ______ 他者 ______ コード不能 ______ 臨床家の自信　1　2　3	現実的 ______ 非現実的 ______ コード不能 ______ 臨床家の自信　1　2　3	臨床的に関係のある情報 ______ 臨床的に無関係な情報 ______ コード不能 ______ 臨床家の自信　1　2　3
	自己 ______ 他者 ______ コード不能 ______ 臨床家の自信　1　2　3	現実的 ______ 非現実的 ______ コード不能 ______ 臨床家の自信　1　2　3	臨床的に関係のある情報 ______ 臨床的に無関係な情報 ______ コード不能 ______ 臨床家の自信　1　2　3
	自己 ______ 他者 ______ コード不能 ______ 臨床家の自信　1　2　3	現実的 ______ 非現実的 ______ コード不能 ______ 臨床家の自信　1　2　3	臨床的に関係のある情報 ______ 臨床的に無関係な情報 ______ コード不能 ______ 臨床家の自信　1　2　3
	自己 ______ 他者 ______ コード不能 ______ 臨床家の自信　1　2　3	現実的 ______ 非現実的 ______ コード不能 ______ 臨床家の自信　1　2　3	臨床的に関係のある情報 ______ 臨床的に無関係な情報 ______ コード不能 ______ 臨床家の自信　1　2　3

付録E

CAMS治療ワークシート

あなたの自殺の危険について
理解するために

CAMS治療ワークシート：
あなたの自殺の危険について理解するために

セッション日時 ____________________　　セッション# ____________________

I．自殺の危険について患者自身のストーリー

あなたはなぜ自殺の危険が高まっているのですか？　あなたは自分の自殺の危険をどのように理解していますか？　自殺とあなたの関係をどのように理解していますか？　あなた自身のストーリーはどのようなものですか？

____

____

____

____

____

II．自殺の衝動

問題#2 ____

問題#3 ____

次に，自殺の「衝動」と呼ぶ，あなたの自殺の危険の背後に横たわっている要因について考えていきましょう。ここでは，あなたの自殺の危険の経験に関連したことだけを回答してください。あなたの回答は，SSFの第1セッションであなたが教えてくれた情報と重なるかもしれません。しかし，新たな情報があなたの自殺の危険についての個人的な経験をもっとも正確に反映した治療過程に加えられることでしょう。

自殺の危険が高まるように感じる「直接の衝動」とは何でしょうか？

特定の思考（例：「私が死んだほうが皆は助かる」）

____

____

____

David A. Jobes 著『Managing Suicidal Risk: A Collaborative Approach, Second Edition』より転載。版権ギルフォード出版社，2016年。本書購入者個人およびそのクライアントに使用する場合にこの調査票の複写を許可する（複写の権利のページを参照）。本書購入者は票をダウンロードできる（票の最後を参照）。

特定の気分（例：「私は恥ずかしくて仕方がない」）

特定の行動（例：「一日中，時間を無駄にしてしまう」）

特定のテーマ（例：対人関係や自己像についてのパターン）

あなたが自殺したくなるような「間接的な衝動」とは何でしょうか？　間接的な衝動とは，急性の自殺念慮，自殺の危険の高い気分や行動を直接引き起こしているわけではないものの（例：ホームレス，うつ病，物質乱用，PTSD，孤独），何らかの間接的な関連がある衝動を指しています。

III．自殺の危険の概念化

選択肢としての自殺

↑

次の段階への経路や妨害を書きこむ

↑

直接的な衝動（ここに情報を転記する）

↑

次の段階への経路や妨害を書きこむ

↑

間接的な衝動（ここに情報を転記する）

付録F

CAMS評価尺度
（CRS.3）

CAMS評価尺度（CRS.3）

臨床家 ________________________　患者イニシャル ________　セッション日 ________
ID # ________________________　評価者 ________　評価日 ________
セッション# ________________________　（　）録画　（　）録音　（　）直接観察
（　）治療への協力　（　）その場での確認

指示：CAMSの枠組みにはいくつかの主要な要素があり，それはCRSの下位部分に反映されている。各セッションで，臨床家は次のような基準に沿って0〜6点で評点を下す。各下位部分の最後に，評点についてのフィードバックを記録する。

N/A	0	1	2	3	4	5	6
該当せず	不良	かろうじて	中	まずまず	良	大変良	きわめて良

第1部：CAMS治療哲学

協働

1. ______ **臨床家は患者の自殺願望に共感を示した。**
   0＝臨床家は自殺の危険の高い患者に対して批判的で，統制的な態度をとった。
   2＝臨床家は自殺願望を中立的な態度で認識した。
   4＝臨床家は自殺の危険の高い患者を中立的な立場で理解した。
   6＝臨床家は患者がなぜ，いかにして自殺の危険が高まっているか理解していると伝えた。
2. ______ **すべての評価は，臨床家と患者が相互に協力して，本質的な情報をもとに行われた。**
   0＝臨床家がほとんど評価を実施し，患者よりも多く話し，患者の話を遮った。
   2＝臨床家は評価の過程に患者をいくらか参加させた。
   4＝臨床家は相互交流の評価に患者を効果的に参加させた。
   6＝臨床家と患者は本質的な情報を積極的に相互交流しながら評価を進めた。
3. ______ **治療計画は，臨床家と患者双方からの本質的な情報をもとに立てられ，修正された。**
   0＝臨床家は相互交流的な治療計画の立案に患者を参加させなかった（例：隣り合わせに座らない，治療について指示的な態度で告げる）。
   2＝臨床家はいくらかは相互交流的な治療計画を立てようとしたが，患者からの情報をほとんど無視した。
   4＝臨床家は治療計画を立て，それを修正するために，つねに患者から情報を求めた。
   6＝臨床家は高度に相互交流的な治療計画に患者が積極的に加わるように働きかけた。
4. ______ **すべての介入（セッション中も）に臨床家と患者の双方が参加し，双方からの本質的な情報によって，相互交流的に選ばれ，修正された。**
   0＝臨床家は治療介入について，患者から情報を求めなかったり，無視したりした。
   2＝臨床家は治療介入について，患者から情報をいくらかは求めた。

4＝臨床家は治療介入を選択したり，修正したりすることについて，患者からつねに情報を求め，それを活用した。

6＝臨床家は治療介入を選択したり，修正したりすることについて，患者から本質的な情報を求めた。

協働に関して臨床家の態度を改善させるための，その他の意見，示唆，フィードバック

____

____

____

自殺の焦点

5. _____ 臨床家は自殺願望が生じた時に，それに関連する要因に焦点を当てるために，CAMSの課題を明らかにした。その要因がこの患者にとって，自殺念慮や自殺行動に間接的にでも関連している場合に，それが重要ではあるが，現在の治療の焦点ではないことを認識していた。

0＝臨床家はCAMSの課題や自殺の危険と間接的に関連している要因を完全に無視した。

2＝臨床家はCAMSの課題をある程度認識していたが，患者の注意をつねに自殺の衝動に向けなおした。

4＝臨床家はCAMSの課題を明らかにし，患者の注意を建設的に自殺の衝動に向けなおした。

6＝臨床家はCAMSの課題を妥当に明らかにし，焦点を巧みに自殺の衝動へと向けなおした。

自殺の焦点に関して臨床家の態度を改善させるための，その他の意見，示唆，フィードバック

____

____

____

第2部：CAMS臨床セッションの枠組み

危険評価

6. _____ 臨床家と患者の双方が，セッションの最初にSSF評価を始めて，最後まで実施するためにCAMSの枠組みに従った。

***第1セッション：臨床家と患者がSSFのセクションAとBを実施した。**

****その後のセッション：臨床家と患者がSSFのセクションAを実施した。**

0＝臨床家と患者はセッションのどの時点でもSSF評価を実施しなかった。

2＝臨床家と患者はセッションのどの時点でもSSF評価を実施したが，セッションの最初に始めなかったし，終えることもしなかった。

4＝SSFはセッションのはじめに開始されたが，時間通りには終わらなかった。

6＝SSFはセッションのはじめに開始され，最後まで終えた（第1セッション：5～10分間でSSFを実施。その後のセッション：SSFをセッションの最初に実施）。

危険評価に関して臨床家の態度を改善させるための，その他の意見，示唆，フィードバック

____

____

____

治療計画

7. ______ **臨床家と患者は安定化計画（例：安全計画（safety plan: SP），危機対処計画（crisis response plan: CRP），CAMS安定化計画（CAMS Stabilization Plan: CSP））を立て，必要に応じて改訂していった。この計画には，定期的に治療セッションに参加する，治療の妨げとなることに関心を払う，危険な手段を制限する，孤立を和らげる，危機カードを使用するなどが含まれる。**

0＝セッション中に安定化計画が立てられず，それが改訂されることもなかった。

2＝安定化計画が立てられたが，患者が自殺の危機に陥った時に効果的な選択肢が含まれていなかった。

4＝安定化計画には効果のありそうな選択肢が反映されていたものの，その効果を発揮するために詳しく話し合うことができていなかった。

6＝安定化計画には有用で，その患者の必要性に応じた選択肢が含まれていて，計画について詳しく話し合われ，その後のセッションで必要な改訂や修正が行われた。

8. ______ **治療計画には，臨床家と患者が見定めた，自殺念慮と自殺行動についてもっとも関連する直接的な衝動と間接的な衝動が同定され，焦点を当てられていた。**

＊直接的な衝動：具体的な思考（例：「私が死んでしまったほうが皆は楽だ」），感情（例：「私は恥ずかしくてたまらない」），行動（例：パートナーとの関係の問題）。

＊＊間接的な衝動：自殺の危険と関連する要因であるが，かならずしも直接的に急性の自殺願望を生じる訳ではない（例：ホームレス，うつ病，物質乱用，PTSD，孤独）。

0＝治療計画は自殺願望や自殺行動に関連する衝動にほとんど焦点を当てていなかった。

2＝治療計画はいくつかの自殺の衝動に焦点を当てていたが，患者にとって関連する衝動について十分に強調していなかった。

4＝治療計画は患者にとってもっとも関連のある衝動のいくつかを取り上げていた。

6＝治療計画は患者の自殺念慮や自殺行動と重要な関連のある衝動のほとんどを取り上げていた。

9. ______ **患者の自殺念慮や自殺行動の衝動に焦点を当てて，治療するために，自殺に焦点を当てて，問題に焦点を当てた介入を実施するように，治療計画が立てられていた。**

＊自殺に焦点を当てた介入に含まれるのは，危険な手段を取り除く，自殺の危険を促進する確信を取り上げる，孤立を和らげる，患者の自殺念慮や自殺行動ともっとも関連する思考，気分，行動に働きかける治療である。

0＝治療計画には，衝動に働きかける自殺に焦点を当てた介入の使用が含まれていなかった。

2＝治療計画には，一般的な衝動と関連する自殺に焦点を当てた介入の使用が含まれていたが，患者の衝動にとくに合ったものではなかった。

4＝治療計画には，自殺に焦点を当てた介入の使用が含まれていたが，患者の衝動の特異的な性質によりよく合わそうとする努力がさらに必要である。

6＝治療計画には，自殺に焦点を当てた介入の使用が含まれていて，衝動としてとらえられる，その患者独特のテーマや自殺の危険の鍵について考慮されていた。

治療計画に関して臨床家の態度を改善させるための，その他の意見，示唆，フィードバック

____

____

____

介入

10. _____ セッションでは自殺や問題に焦点を当てて，自殺の危険の衝動を取り上げて，それを治療していた。

***自殺に焦点を当てた介入：危険な手段を取り除く，自殺を促進する確信について取り上げる，周囲の人々との絆を深める，患者の自殺の危険にもっとも関連する思考，気分，行動を取り上げることなど。**

****CAMS治療ワークシート（CAMS Therapeutic Worksheet: CTW）を用いるならば，適切に使用して，その後のセッションにおいても必要に応じて参照する。**

0＝セッション中の治療的アプローチは衝動を取り上げたり，自殺に焦点を当てた介入の使用を反映したりしていなかった。

2＝セッション中の治療的アプローチは衝動と関連していたが，その衝動のために患者が問題を解決する選択肢として自殺を考えるようになったことに明白に関連づけていなかった。

4＝セッション中の治療的アプローチは自殺に焦点を当てた介入の使用を反映していたが，患者の衝動の特異的な性質に働きかけるためにはさらに努力が必要であった。

6＝セッション中の治療的アプローチは，患者の必要性を十分に考慮し，自殺に焦点を当てた介入であり，患者の自殺衝動の特異的な性質に直接関連させたものであった。

11. _____ セッションでは，希望，生きる理由，計画，目標，目的，意味などが話し合われていた。

0＝セッション中の治療的アプローチでは，希望，生きる理由，計画，目標，目的，意味などが話し合われていなかった。

2＝セッション中の治療的アプローチでは，希望，生きる理由，計画，目標，目的，意味などが話し合われていたが，患者がこのような話題に積極的に加わるようには，十分に働きかけられていなかった。

4＝セッション中の治療的アプローチでは，希望，生きる理由，計画，目標，目的，意味などが話し合われていたが，臨床家はこの話し合いを治療目標に十分に統合できていなかった。

6＝セッション中の治療的アプローチでは，臨床家と患者が希望，生きる理由，計画，目標，目的，意味などを積極的に話し合い，このような話題が治療目標を立てることに統合されていた。

介入に関して臨床家の態度を改善させるための，その他の意見，示唆，フィードバック

____

____

____

第3部：CAMS全般的評価

12. ＿＿ **臨床家はCAMSの枠組みに全般的にどの程度準拠していたと評価できるだろうか？**

0＝セッションでは自殺の衝動に焦点も当てていなかったし，患者との協働も認められなかった。評価と治療の手順も踏んでいなかった。

2＝臨床家はセッションを順調に進めていたが，CAMS-4の本質的な要素をほとんど反映させていなかった。

4＝臨床家は自殺の衝動に焦点を当てて，評価と治療アプローチを実施していたが，セッションは焦点に欠けていて，短時間，協働的な態度を怠った。

6＝臨床家はセッション中を通じて，患者とつねに協働し，衝動に焦点を当て，CAMSのすべての側面に注意を払っていた。

13. ＿＿ **患者はこの治療法をどの程度受け入れただろうか？**

0＝患者は自殺の衝動に焦点も当てたCAMSセッションにまったく参加しようとしなかった。

2＝患者はCAMSセッションをある程度受け入れていたようだが，しばしば話を他の話題に逸らそうとしたり，自殺衝動の評価や治療について臨床家と協働することをためらった。

4＝患者は進んでCAMSモデルに関わろうとしていたが，この課題を続けるにはもう少し働きかけが必要であった。

6＝患者は完全にセッションに関わり，CAMSモデルを通じて自分の自殺の危険について取り上げ，話したがった。

14. ＿＿ **臨床家にはどの程度余裕があっただろうか？**

0＝臨床家はCAMSモデルを用いて患者の自殺の危険について話し合う余裕がまったくなかった。

2＝臨床家はCAMSの臨床的枠組みの必要な要素のほとんどを実施していたが，セッション中に柔軟な態度を示すことができず，フォローアップの質問，患者への関わり，患者から示されたCAMSに関連のある情報についての話し合いなどができなかった。

4＝臨床家はセッション中にCAMSモデルを余裕をもって実施していて，CAMSの臨床的な枠組みを終えるには患者にどのように働きかけたらよいか不確かに見える例はわずかだった。

6＝臨床家はセッション中に完全に余裕があり，CAMS哲学や臨床的枠組みを身につけていることが明らかであった。このアプローチを創造的に用い，十分に計算された危険を進んで冒そうとし，自殺の危険に対して完全に患者に関わりを持っていた。

臨床家の態度を改善させるための，その他の意見，示唆，フィードバック

＿＿＿＿＿＿＿＿＿＿＿＿＿＿＿＿＿＿＿＿＿＿＿＿＿＿＿＿＿＿

＿＿＿＿＿＿＿＿＿＿＿＿＿＿＿＿＿＿＿＿＿＿＿＿＿＿＿＿＿＿

＿＿＿＿＿＿＿＿＿＿＿＿＿＿＿＿＿＿＿＿＿＿＿＿＿＿＿＿＿＿

付録G

CAMSについてしばしば尋ねられる質問

CAMSについて しばしば尋ねられる質問

質問：CAMSにはペーパーワークがあまりにも多い。SSFの一部だけ使って，かならずしもすべての用紙を使わなくてもよいだろうか？

答：たしかにペーパーワークが多いが，そのほとんどはセッション中に患者とともに書きこむことができる。しかし，医療過誤の訴訟の場合，もっともあなたを守ってくれるのは評価や治療に関して詳細で完全な記録であるということを忘れないでほしい。そうは言っても，多くの臨床家がSSFのある部分だけ使用していることを，私も承知している。たとえば，第1セッションの最初の2ページの評価の部分（AとB）だけを使っている臨床家がいる。他の記録を使用するほうがよいと言って，HIPAAページを使いたがらない臨床家もいる。本書を通じて，私はCAMSとSSFの柔軟で適用範囲が広い点を強調するように努めてきた。この意味で，臨床家が自分に合ったように資料の全部であろうと，部分であろうと自由に利用することに，私はとても興味がある。しかし，本書で解説してきたようにCAMSを用いることが，研究，治療，訴訟の視点からは，もっとも意味があるというのが，私個人の考えである。あと数年もすれば，私は「何でもあり」とは言えず，この過程をやはりCAMSと呼ぶことだろう。もしもあなたがCAMSを全面的に支持し，その保護的な側面を理解するならば，部分的にではなく，SSFのすべてを使う必要がある。

質問：患者が治療終了の基準を満たした場合でも，現在の自殺の危険をCAMSに準じて，引き続きモニターすることができるだろうか？

答：もちろん，できる。CAMS終了基準が満たされた後も，CAMS中間セッションを継続することを決定した臨床家を何人も知っている。患者が自殺への拘りという「暗い森」からたしかに抜け出したことを治療者が確認するのにもう少し時間が必要な場合もあるだろう。治療終了の決定は臨床家の判断次第である。

質問：患者の人生における他の人々にどの程度働きかけて，CAMS安定化計画や患者主体の治療に関与させるべきだろうか？

答：すべての臨床決定と同様に，それは個々の状況次第である。しかし，サポートをしてくれる他の人々の関与はとても重要であると，私は考えている。もちろん，患者が成人であるならば，これは患者の同意を得たうえで行われなければならない。他の人々が関わることをひどく嫌がる患者もいるし，このような考えを気楽に受け入れるように見える患者もいる。強い絆のある人々の関与が持つ潜在的な価値について考えることがおそらく重要であるだろう。換言すると，もしも他の人々を関与させることが患者にとっての最高の利益とはならないと最終的に判断されたとしても，この専門家としての臨床決定を記録しておくことがやはり重要である。子どもの場合，親の関与は一般には不可欠である。どの程度の関与を求めるかは，子どもにとっての最高の利益を考えて，臨床家が判断することである。

質問：何歳の患者にはCAMSはあまり向かないだろうか？

答：私がこのアプローチを使ったもっとも若い患者は12歳だった。しかし，CAMSは5歳の子どもにも用いられてきた（Anderson et al., 2016）。このような場合には，臨床家は子どもが理解できるような言葉で，SSFの概念について積極的でやや指示的に説明する必要があるだろう。同じようなことが認知の障害のある患者にも当てはまる。患者に対して，CAMSの過程やSSFの概念について粘り強く説明していくならば，CAMSが自殺の危険の高い患者に幅広く使うことができる。

質問：臨床家が隣に座ることを患者が拒否したらどうすべきだろうか？

答：身体的な境界の問題のためにCAMSで隣りあって座ることができない場合がある。席を変えることを拒否する患者の意向を理解し，尊重し，無理強いすべきではない。このような場合には，臨床家と患者が対面して座り，CAMSを進めていき，クリップボートを両者の間で受け渡しをする。私は，隣りあって座ることの治療的価値とともに，それが不快感を生ずる可能性についてもとても気を配っている。ともに協力することと，敵対的な関係にならないようにすることを重視しながらも，この件については患者の希望を尊重すべきである。

質問：私には数年間にわたって治療してきた患者がいる。患者も私もすっかり行き詰まってしまい，治療中に自殺の話題が盛んに出てくる。この時点でCAMSを導入したとしても，その効果が現れると期待できるだろうか？

答：もちろんである。私は長期にわたる患者3人の治療に当たってきたが，とくに自殺の件に関して，治療計画の全面的な変更が絶対に必要であった。治療について全面的に検証する必要があると提案してみるとよいだろう。この意味で，新たなアプローチであるCAMSを提案し，これは臨床家と患者の両者に新たな再出発の機会を与え，それまでとは異なる視点で自殺の問題を把握する可能性をもたらす。CAMSを学び，このような症例に使った臨床家から，私はしばしば感謝の言葉を贈られている。患者はCAMSに関心を抱いて，積極的に治療に関与したという感謝の言葉が多かった。さらに，このような長期にわたる患者は，治療を「再活性」させようとする臨床家の努力に対してしばしば感謝するものである。

質問：CAMSには時間がかかりすぎる。私の多忙な臨床スケジュールでこのアプローチをどのように生かすことができるだろうか？

答：CAMSの使用法を学び始めたばかりではとくに，CAMSには少しばかり多くの時間がかかるというのはたしかである。しかし，慣れてきて，繰り返し使うようになると，容易く，素早く使うことができるようになっていく。多くのエビデンスに基づく治療は実施するのに時間がかかりがちである。生か死かといった自殺の危険の高い状況では，命を救う手助けになるならば，多少時間がかかるのも仕方がないだろう。

質問：私はCAMSが気に入っているが，私の職場では電子カルテを使わなければならない。SSFが紙の用紙である場合には，どうしたらよいだろうか？

答：今のところの答えとしては，SSFをスキャンして電子記録に取り込むか，「症例についての注釈」（HIPAAの守秘義務に関する規則の項）にSSFの書類を別のファイルに保存していることについて，電子カルテにCAMSの使用を明記しておく。私たちは現在「E-SSF」を開発する臨床研究を実施しているが，電子版は紙の版とまったく同一ではないので，E-SSFの妥当性を科学的に証明できるまでの間は，紙の版を使用することを勧める。

質問：CAMSを精神病患者に使うことはできるだろうか？

答：私はかつて思考障害のある患者にはCAMSは効果がないと言っていた。しかし，最近では，多くの臨床家が精神障害の患者にCAMSを実施して，それが奏功していることを，私も目撃してきた。一度試してみて，効果が現れなければ，その他のアプローチに変えればよいだろう。

付録H

ビルに対して実施したCAMSの実例

SSF-4　第1セッション

患者：ビル　　臨床家：DJ　　日付：＿＿＿＿　　時間：＿＿＿＿

セクションA（患者用）

順位　あなたが現在どのように感じているかについて考えて，各項目に記入してください。左の欄に1～5で点数をつけてください（1：もっとも重要，5：もっとも重要でない）

順位	
3	1）心理的苦痛を評価してください（あなたの心の中の傷，苦痛，惨めさであって，身体の痛みでは**ない**） **わずか：** 1　2　3　4　(5)　**：非常に強い** 私にとってもっとも苦痛であるのは：私の人生，結婚
4	2）ストレスを評価してください（プレッシャーや圧倒されているというあなたの全般的な感じ） **わずか：** 1　2　3　(4)　5　**：非常に強い** 私にとってもっともストレスであるのは：すべて
5	3）焦燥感を評価してください（感情的に追い詰められていて，何かをすぐにしなければならないという感じであって，煩わしさではない） **わずか：** 1　2　(3)　4　5　**：非常に強い** 私にとってもっとも行動をとるべき状況は：妻との喧嘩
1	4）絶望感を評価してください（何を試みても，事態が改善するはずはないという思い） **わずか：** 1　2　3　4　(5)　**：非常に強い** 私がもっとも絶望しているのは：罠にはまった感じ
2	5）自己嫌悪を評価してください（自分を嫌う，自己肯定感がない，自分を誇りに思えないといったあなたの全般的な感じ） **わずか：** 1　2　3　4　(5)　**：非常に強い** 私がもっとも自己嫌悪しているのは：私は負け犬だ
該当せず	6）全般的な自殺の危険を評価してください **非常に低い：** 1　2　(3)　4　5　**：非常に高い** **（自殺は起きない）**　**（自殺が起きる）**

あなた自身の思考や気分に関してどの程度自殺の危険が高いですか？　**まったくない：** 1　2　3　4　(5)　**：非常に高い**

他者についての思考や気分に関してどの程度自殺の危険が高いですか？　**まったくない：** 1　2　3　4　(5)　**：非常に高い**

あなたの生きる理由と死ぬ理由を書き上げて，それに順位を付けてください。

順位	生きる理由	順位	死ぬ理由
1	妻	3	妻子
2	子ども達	1	罠にはまった，逃げ出したい
		2	負け犬
		4	惨め

私は次の程度に生きていたい　**まったく生きていたくない：** 0　1　(2)　3　4　5　6　7　8　**：とても生きていたい**

私は次の程度に死にたい　**まったく死にたくない：** 0　1　2　3　4　5　(6)　7　8　**：とても死にたい**

私は次のたったひとつのことができれば自殺したいと思わないだろう：罠にはまった感じから解放される

セクションB（臨床家用）

(はい) いいえ	自殺念慮	記述せよ：ほとんど毎晩，就寝前	
	・頻度	2～3 /日	＿＿/週 ＿＿/月
	・持続	2 時間～	30 分間 ＿＿秒間
(はい) いいえ	自殺の計画	いつ：夕方，深夜	
		どこで：自宅の書斎	
		どのようにして：前頭部に銃弾を撃ちこむ	手段が手に入る **(はい)** いいえ
		どのようにして：＿＿＿＿	手段が手に入る はい いいえ
(はい) いいえ	自殺の準備	記述せよ：遺書を書いた	
(はい) いいえ	自殺の予行	記述せよ：銃を頭に当ててみた	
はい **(いいえ)**	自殺未遂歴		
	・1回	記述せよ：該当せず	
	・複数回	記述せよ：該当せず	
はい **(いいえ)**	衝動性	記述せよ：誰も私のことを「衝動的だ」とは言わない	
(はい) いいえ	物質乱用	記述せよ：大量飲酒，素面だったこともある	
はい **(いいえ)**	喪失体験	記述せよ：該当せず	
(はい) いいえ	対人関係の問題	記述せよ：他者との関係に距離を置く，結婚の問題	
(はい) いいえ	他者の重荷	記述せよ：「私がいないほうが皆は幸せだ」	
はい **(いいえ)**	健康や苦痛の問題	記述せよ：該当せず	
(はい) いいえ	睡眠の問題	記述せよ：しばしば不眠，かつて睡眠の問題あり	
(はい) いいえ	法的・経済的問題	記述せよ：法的・経済的なストレスなし	
(はい) いいえ	恥	記述せよ：負け犬，「私は人生の敗残者だ」	

セクションC（臨床家用）

治療計画

問題 #	問　題	目標と目的	介　入	期　間
1	自傷の可能性	安全と安定化	安定化計画が完成 ☑	3カ月
2	破綻しつつある結婚	結婚を守る コミュニケーションの改善	夫婦療法，洞察療法，認知行動療法，行動活性化療法	3カ月
3	絶望感	希望↑	希望キット，「自殺予防の認知療法」を読む	3カ月

はい ✓ いいえ ＿＿ 患者は治療計画を理解し，合意しているか？

はい ＿＿ いいえ ✓ 患者には自殺の緊急の危険（入院の適用）があるか？

患者署名 ＿＿＿＿ 日付 ＿＿＿＿　臨床家署名 ＿＿＿＿ 日付 ＿＿＿＿

CAMS安定化計画

危険な手段を手に入れにくくする方法：

1. 銃を弟に預ける，預けたことを午後9時までにボイスメールで知らせる
2. 飲酒量を減らす，AAへの参加を検討する？
3.

自殺の危険が高まった場合に，私がこれまでとは違った方法でできること（危機対処カードについて考えてみる）：

1. 犬と散歩する
2. テレビでスポーツ番組を見る
3. 外に出て，バスケットボールをする
4. 雑誌を読む
5. 妻や子ども達と話す
6. 死の危険が迫った場合の緊急連絡電話番号：携帯電話の携帯電話　555-123-4567 DJの電話
電話相談 800-273-TALK

孤立を和らげるために，私が助けを求めることができる人：

1. 弟
2. 隣人のフレッド
3.

治療の計画

予想される障壁：	私が試みる解決策：
1. 私が受診すること	該当せず
2.	

セクションD（臨床家がセッション後に評価）

意識　（清明）　傾眠　不活発　昏迷

その他：

見当識　（自身）　（時間）　（場所）　（評価の理由）

気分　（気分安定）　躁的　抑うつ　焦燥　怒り

感情　平坦　鈍磨　狭窄　（適切）　不安定

思路　（明快で一貫）　目的指向的　脱線しがち　冗長

その他：

思考内容　（WNL）　強迫　妄想　関係念慮　奇怪　死への囚われ

その他：

抽象化　（WNL）　極端に抽象的

その他：

言語　（WNL）　速い　遅い　不明瞭　滅裂

その他：

記憶　（ほぼ正常）

その他：

現実検討力　（WNL）

その他：

行動面に認める顕著な点：一般に協力的であるが，銃の問題ではやや不満気である

診断的印象（DSM/ICD診断）

診断保留

大うつ病と全般性不安障害を除外せよ

アルコール使用と不眠をモニターする

患者の全般的な自殺の危険（該当する項目にチェックして，理由を書く）

☐ **低（WTL/RFL）**　**説明せよ**

☑ **中（両価的）**　比較的高いが，すでにCAMSケアを受けている。弟に銃を預けたことで危険は軽減

☐ **高（WTD/RFD）**

症例についての注釈

ビルは50歳の白人男性で，結婚の問題と絶望感を主訴としている。これまでに適切に精神科治療を受けてこなかった。彼は抑うつ的で多量に飲酒する。銃を自宅から取り除くことに合意し，CAMS治療を受けることになった。夫婦療法，薬物療法，認知行動療法，行動の活性化などを試みる。

次の予約日：　治療法：

臨床家の署名　日付：

SSF-4モニターと更新（中間セッション用）（2）

患者：ビル　　臨床家：DJ　　日付：＿＿＿＿　　時間：＿＿＿＿

セクションA（患者用）

1）心理的苦痛を評価してください（あなたの心の中の傷，苦痛，惨めさであって，身体の痛みでは**ない**）
わずかな苦痛： 1 2 3 ④ 5 **：非常に強い苦痛**

2）ストレスを評価してください（プレッシャーや圧倒されているというあなたの全般的な感じ）
わずかなストレス： 1 2 3 ④ 5 **：非常に強いストレス**

3）焦燥感を評価してください（感情的に追いつめられていて，何かをすぐにしなければならないという感じであって，煩わしさではない）
わずかな焦燥感： 1 ② 3 4 5 **：非常に強い焦燥感**

4）絶望感を評価してください（何を試みても，事態が改善するはずはないという思い）
わずかな絶望感： 1 2 3 ④ 5 **：非常に強い絶望感**

5）自己嫌悪を評価してください（自分を嫌う，自己肯定感がない，自分を誇りに思えないといったあなたの全般的な感じ）
わずかな自己嫌悪： 1 2 3 ④ 5 **：非常に強い自己嫌悪**

6）全般的な自殺の危険を評価してください
危険が非常に低い：（自殺は起きない） 1 ② 3 4 5 **：危険が非常に高い（自殺が起きる）**

この1週間のうちに

自殺の危険の高い思考や気分：はい ✓　いいえ ＿＿　　思考や気分が管理できた：はい ✓　いいえ ＿＿

自殺行動：はい ＿＿　いいえ ✓

現在の全般的な自殺の危険＜3で，自殺行動を認めず，自殺の危険の高い思考や気分を効果的に管理できたと，☑1セッション，☐次のセッション，そして連続して3回目のセッションの結果記録表にも記載できた場合に，自殺の危険が去ったと判定される。

セクションB（臨床家用）

治療計画（更新）

患者の状態

☐治療中止　☐受診せず　☐キャンセル　☐入院　☑紹介／その他：薬物についてのコンサルテーション，夫婦療法

問題 #	問　題	目標と目的	介　入	期　間
1	自傷の可能性	安全と安定化	安定化計画が完成 ☑	3カ月
2	結婚の問題	結婚の維持，コミュニケーションの改善	夫婦療法へ紹介	3カ月
3	絶望感	希望↑	希望キットついて読む，「自殺予防の認知療法」を読む	3カ月

患者署名　　日付　　臨床家署名　　日付

セクションC（臨床家がセッション後に評価）

意識　（清明）　傾眠　不活発　昏迷
その他：

見当識　（自身）（時間）（場所）（評価の理由）

気分　（気分安定）　躁的　抑うつ　焦燥　怒り

感情　平坦　鈍磨　狭窄　（適切）　不安定

思路　（明快で一貫）　目的指向的　脱線しがち　冗長
その他：

思考内容　（WNL）　強迫　妄想　関係念慮　奇怪　死への囚われ
その他：

抽象化　（WNL）　極端に抽象的
その他：

言語　（WNL）　速い　遅い　不明瞭　滅裂
その他：

記憶　（ほぼ正常）
その他：

現実検討力　（WNL）
その他：

行動面に認める顕著な点：全般的に改善，穏やかになってきている

診断的印象（DSM/ICD診断）

大うつ病，反復性

アルコール乱用

患者の全般的な自殺の危険（該当する項目にチェックして，理由を書く）

☐ **低（WTL/RFL）**　**説明せよ**

☑ **中（両価的）**　夫婦療法の可能性について希望を抱いているように思われる

☐ **高（WTD/RFD）**

症例についての注釈

ビルは全般的に改善した。飲酒を控えて，AAの会合に出席している。安定化計画の対処スキルを使うことができ，睡眠も少し改善した。薬物療法のコンサルテーションに紹介することについて前向きの態度をとっている。

次の予約日：　　　　治療法：CAMS＋夫婦療法＋薬物療法への紹介

臨床家の署名　　　　日付：

SSF-4 モニターと更新（中間セッション用）（3）

患者：ビル　臨床家：DJ　日付：＿＿＿＿　時間：＿＿＿＿

セクションA（患者用）

1）心理的苦痛を評価してください（あなたの心の中の傷，苦痛，惨めさであって，身体の痛みでは**ない**）	**わずかな苦痛：** 1 2 ③ 4 5 **：非常に強い苦痛**
2）ストレスを評価してください（プレッシャーや圧倒されているというあなたの全般的な感じ）	**わずかなストレス：** 1 ② 3 4 5 **：非常に強いストレス**
3）焦燥感を評価してください（感情的に追い詰められていて，何かをすぐにしなければならないという感じであって，煩わしさではない）	**わずかな焦燥感：** 1 ② 3 4 5 **：非常に強い焦燥感**
4）絶望感を評価してください（何を試みても，事態が改善するはずはないという思い）	**わずかな絶望感：** 1 2 ③ 4 5 **：非常に強い絶望感**
5）自己嫌悪を評価してください（自分を嫌う，自己肯定感がない，自分を誇りに思えないといったあなたの全般的な感じ）	**わずかな自己嫌悪：** 1 2 ③ 4 5 **：非常に強い自己嫌悪**
6）全般的な自殺の危険を評価してください	**危険が非常に低い（自殺は起きない）：** ① 2 3 4 5 **：危険が非常に高い（自殺が起きる）**

この1週間のうちに

自殺の危険の高い思考や気分：はい ✓ 　いいえ ＿＿　思考や気分が管理できた：はい ✓ 　いいえ ＿＿

自殺行動：はい ＿＿　いいえ ✓

> 現在の全般的な自殺の危険＜3で，自殺行動を認めず，自殺の危険の高い思考や気分を効果的に管理できたと，□1セッション，☑次のセッション，そして連続して3回目のセッションの結果記録表にも記載できた場合に，自殺の危険が去ったと判定される。

セクションB（臨床家用）

治療計画（更新）

患者の状態

□ 治療中止　□ 受診せず　□ キャンセル　□ 入院　☑ 紹介／その他：薬物についてのコンサルテーション，夫婦療法

問題＃	問　題	目標と目的	介　入	期　間
1	自傷の可能性	安全と安定化	安定化計画が完成 ☑	3カ月
2	結婚の悩み	夫婦のコミュニケーションの改善に取り組んでいる	夫婦療法，認知行動療法，洞察指向心理療法	3カ月
3	絶望感	希望↑	仮想希望キット，電話での相談，「自殺予防の認知療法」	3カ月

患者署名　日付　臨床家署名　日付

セクションC（臨床家がセッション後に評価）

意識　(清明)　傾眠　不活発　昏迷

その他：

見当識　(自身)　(時間)　(場所)　(評価の理由)

気分　(気分安定)　躁的　抑うつ　焦燥　怒り

感情　平坦　鈍磨　狭窄　(適切)　不安定

思路　(明快で一貫)　目的指向的　脱線しがち　冗長

その他：

思考内容　(WNL)　強迫　妄想　関係念慮　奇怪　死への囚われ

その他：

抽象化　(WNL)　極端に抽象的

その他：

言語　(WNL)　速い　遅い　不明瞭　滅裂

その他：

記憶　(ほぼ正常)

その他：

現実検討力　(WNL)

その他：

行動面に認める顕著な点：継続して改善

診断的印象（DSM/ICD診断）

大うつ病，反復性

アルコール乱用：3週間飲酒していないとの報告

患者の全般的な自殺の危険（該当する項目にチェックして，理由を書く）

☑ **低（WTL/RFL）**　**説明せよ**

☐ **中（両価的）**　CAMSケアを継続して受けている。夫婦療法に期待している。SSRIを開始する予定。

☐ **高（WTD/RFD）**

症例についての注釈

ビルは明らかに改善した。AAの会合に出席し，夫婦療法にも期待を持っている。絶望感に取り組んでいるところで，仮想の希望キットも作る予定である。「自殺予防の認知療法」や雑誌も毎晩読んでいる。

次の予約日：　治療法：薬物療法＋夫婦療法

臨床家の署名　日付：

SSF-4モニターと更新（中間セッション用）(4)

患者：ビル　臨床家：DJ　日付：＿＿＿＿　時間：＿＿＿＿

セクションA（患者用）

1）心理的苦痛を評価してください（あなたの心の中の傷，苦痛，惨めさであって，身体の痛みでは**ない**）
わずかな苦痛： 1　2　3　4　⑤　**：非常に強い苦痛**

2）ストレスを評価してください（プレッシャーや圧倒されているというあなたの全般的な感じ）
わずかなストレス： 1　2　3　4　⑤　**：非常に強いストレス**

3）焦燥感を評価してください（感情的に追いつめられていて，何かをすぐにしなければならないという感じであって，煩わしさではない）
わずかな焦燥感： 1　2　3　④　5　**：非常に強い焦燥感**

4）絶望感を評価してください（何を試みても，事態が改善するはずはないという思い）
わずかな絶望感： 1　2　3　4　⑤　**：非常に強い絶望感**

5）自己嫌悪を評価してください（自分を嫌う，自己肯定感がない，自分を誇りに思えないといったあなたの全般的な感じ）
わずかな自己嫌悪： 1　2　3　4　⑤　**：非常に強い自己嫌悪**

6）全般的な自殺の危険を評価してください
危険が非常に低い： 1　2　③　4　5　**：危険が非常に高い**
（自殺は起きない）　**（自殺が起きる）**

この1週間のうちに

自殺の危険の高い思考や気分：はい ✓　いいえ ＿＿　思考や気分が管理できた：はい ＿＿　いいえ ✓

自殺行動：はい ✓　いいえ ＿＿

現在の全般的な自殺の危険<3で，自殺行動を認めず，自殺の危険の高い思考や気分を効果的に管理できたと，□1セッション，□次のセッション，そして連続して3回目のセッションの結果記録表にも記載できた場合に，自殺の危険が去ったと判定される。

セクションB（臨床家用）

治療計画（更新）

患者の状態

□ 治療中止　□ 受診せず　□ キャンセル　□ 入院　☑ 紹介／その他：薬物療法＋夫婦療法

問題#	問　題	目標と目的	介　入	期　間
1	自傷の可能性	安全と安定化	安定化計画の改訂 ☑	3カ月
2	妻への裏切りと信頼	妻への裏切りに向き合う 妻の信頼↑	夫婦療法 洞察指向心理療法	3カ月
3	絶望感＋自尊心	希望↑ 自尊心の改善	認知行動療法の課題 洞察指向心理療法	3カ月

患者署名＿＿＿＿＿＿＿＿ 日付　　臨床家署名＿＿＿＿＿＿＿＿ 日付

セクションC（臨床家がセッション後に評価）

意識　（清明）　傾眠　不活発　昏迷
その他：

見当識　（自身）　（時間）　（場所）　（評価の理由）

気分　気分安定　躁的　抑うつ　（焦燥）　怒り

感情　平坦　鈍磨　狭窄　適切　（不安定）

思路　（明快で一貫）　目的指向的　脱線しがち　冗長
その他：

思考内容　（WNL）　強迫　妄想　関係念慮　奇怪　死への囚われ
その他：

抽象化　（WNL）　極端に抽象的
その他：

言語　WNL　（速い）　遅い　不明瞭　滅裂
その他：

記憶　（ほぼ正常）
その他：

現実検討力　（WNL）
その他：

行動面に認める顕著な点：危機セッション，ビルはひどく動揺していた

診断的印象（DSM/ICD診断）

大うつ病

アルコール乱用

患者の全般的な自殺の危険（該当する項目にチェックして，理由を書く）

☐ **低（WTL/RFL）**　**説明せよ**

☐ **中（両価的）**　夫婦療法で不倫とカナダに住む娘のことが明らかになった。

☑ **高（WTD/RFD）**

症例についての注釈

困難なセッションであった。ビルは夫婦療法でまさに「爆弾を投げ落とした」。20年にわたる不倫関係があり，娘もいることが明らかになった。母子は現在カナダに住んでいる。妻は非常に動揺しているが，夫婦療法を続けるつもりである。妻はビルがインターネットで薬を手に入れようとしていることに気づいた。ビルはCAMSの安定化計画に沿って，私に電話をかけてきた。

次の予約日：　　治療法：入院の可能性，薬物療法＋夫婦療法

臨床家の署名　　日付：

SSF-4モニターと更新（中間セッション用）（5）

患者：ビル　　臨床家：DJ　　日付：＿＿＿＿　　時間：＿＿＿＿

セクションA（患者用）

1）心理的苦痛を評価してください（あなたの心の中の傷，苦痛，惨めさであって，身体の痛みでは**ない**）	**わずかな苦痛：** 1 2 (3) 4 5 **：非常に強い苦痛**
2）ストレスを評価してください（プレッシャーや圧倒されているというあなたの全般的な感じ）	**わずかなストレス：** 1 2 (3) 4 5 **：非常に強いストレス**
3）焦燥感を評価してください（感情的に追いつめられていて，何かをすぐにしなければならないという感じであって，煩わしさではない）	**わずかな焦燥感：** 1 2 (3) 4 5 **：非常に強い焦燥感**
4）絶望感を評価してください（何を試みても，事態が改善するはずはないという思い）	**わずかな絶望感：** 1 2 3 (4) 5 **：非常に強い絶望感**
5）自己嫌悪を評価してください（自分を嫌う，自己肯定感がない，自分を誇りに思えないといったあなたの全般的な感じ）	**わずかな自己嫌悪：** 1 2 3 (4) 5 **：非常に強い自己嫌悪**
6）全般的な自殺の危険を評価してください	**危険が非常に低い（自殺は起きない）：** 1 2 (3) 4 5 **：危険が非常に高い（自殺が起きる）**

この1週間のうちに

自殺の危険の高い思考や気分：はい ✓　いいえ ＿＿　思考や気分が管理できた：はい ＿＿　いいえ ✓

自殺行動：はい ＿＿　いいえ ✓

現在の全般的な自殺の危険＜3で，自殺行動を認めず，自殺の危険の高い思考や気分を効果的に管理できたと，☐1セッション，☐次のセッション，そして連続して3回目のセッションの結果記録表にも記載できた場合に，自殺の危険が去ったと判定される。

セクションB（臨床家用）

治療計画（更新）

患者の状態

☐治療中止　☐受診せず　☐キャンセル　☐入院　☑紹介／その他：薬物療法＋夫婦療法

問題＃	問　題	目標と目的	介　入	期　間
1	自傷の可能性	安全と安定化	安定化計画の改訂 ☑	3カ月
2	妻への信頼	信頼の改善	「晩のデート」 6カ月間身体的接触	3カ月
3	自己感覚	自尊心の改善	これまでの自身への振り返り＋認知行動療法	3カ月

患者署名＿＿＿＿＿＿＿＿ 日付　　臨床家署名＿＿＿＿＿＿＿＿ 日付

セクションC（臨床家がセッション後に評価）

意識　(清明)　傾眠　不活発　昏迷

その他：

見当識　(自身)　(時間)　(場所)　(評価の理由)

気分　(気分安定)　躁的　抑うつ　焦燥　怒り

感情　平坦　鈍磨　狭窄　(適切)　不安定

思路　(明快で一貫)　目的指向的　脱線しがち　冗長

その他：

思考内容　(WNL)　強迫　妄想　関係念慮　奇怪　死への囚われ

その他：

抽象化　(WNL)　極端に抽象的

その他：

言語　(WNL)　速い　遅い　不明瞭　滅裂

その他：

記憶　(ほぼ正常)

その他：

現実検討力　(WNL)

その他：

行動面に認める顕著な点：落ち着いてきた，すでに危機を脱した。

診断的印象（DSM/ICD診断）

大うつ病

アルコール乱用

患者の全般的な自殺の危険（該当する項目にチェックして，理由を書く）

☐ 低（WTL/RFL）　**説明せよ**

☑ 中（両価的）　前回のセッションよりも改善。不倫の件について夫婦療法で懸命に取り組んでいる。

☐ 高（WTD/RFD）

症例についての注釈

ビルと妻は関係の修復について夫婦療法で懸命に取り組んでいるようである。信頼回復のために6カ月間身体的接触を図ることにしている。ビルは妻に「秘密」を打ち明けたものの，彼女が6カ月間の猶予を与えてくれたことに安心している。新たな課題として自尊心についての取り組みを始めた。

次の予約日：　　　治療法：薬物療法＋夫婦療法

臨床家の署名　　　日付：

SSF-4モニターと更新（中間セッション用）（6）

患者：ビル　臨床家：DJ　日付：＿＿＿＿　時間：＿＿＿＿

セクションA（患者用）

1）心理的苦痛を評価してください（あなたの心の中の傷，苦痛，惨めさであって，身体の痛みでは**ない**）
わずかな苦痛： 1 ② 3　4　5　**：非常に強い苦痛**

2）ストレスを評価してください（プレッシャーや圧倒されているというあなたの全般的な感じ）
わずかなストレス： 1 ② 3　4　5　**：非常に強いストレス**

3）焦燥感を評価してください（感情的に追いつめられていて，何かをすぐにしなければならないという感じであって，煩わしさではない）
わずかな焦燥感： ① 2　3　4　5　**：非常に強い焦燥感**

4）絶望感を評価してください（何を試みても，事態が改善するはずはないという思い）
わずかな絶望感： 1　2 ③ 4　5　**：非常に強い絶望感**

5）自己嫌悪を評価してください（自分を嫌う，自己肯定感がない，自分を誇りに思えないといったあなたの全般的な感じ）
わずかな自己嫌悪： 1　2 ③ 4　5　**：非常に強い自己嫌悪**

6）全般的な自殺の危険を評価してください
危険が非常に低い： 1 ② 3　4　5　**：危険が非常に高い**
（自殺は起きない）　**（自殺が起きる）**

この1週間のうちに

自殺の危険の高い思考や気分：はい ✓　いいえ ＿＿　思考や気分が管理できた：はい ✓　いいえ ＿＿

自殺行動：はい ＿＿　いいえ ✓

現在の全般的な自殺の危険＜3で，自殺行動を認めず，自殺の危険の高い思考や気分を効果的に管理できたと，☑1セッション，☐次のセッション，そして連続して3回目のセッションの結果記録表にも記載できた場合に，自殺の危険が去ったと判定される。

セクションB（臨床家用）

治療計画（更新）

患者の状態

☐ 治療中止　☐ 受診せず　☐ キャンセル　☐ 入院　☑ 紹介／その他：薬物療法＋夫婦療法

問題＃	問　題	目標と目的	介　入	期　間
1	自傷の可能性	安全と安定化	安定化計画の改訂 ☑	3カ月
2	妻への信頼	信頼の改善	6カ月間身体的接触 夫婦療法 洞察指向療法	3カ月
3	自己感覚	自尊心と共感の改善	日誌を書く 認知行動療法の宿題	3カ月

患者署名　日付　臨床家署名　日付

セクションC（臨床家がセッション後に評価）

意識　（清明）　傾眠　不活発　昏迷
　その他：

見当識　（自身）　（時間）　（場所）　（評価の理由）

気分　（気分安定）　躁的　抑うつ　焦燥　怒り

感情　平坦　鈍磨　狭窄　適切　不安定

思路　（明快で一貫）　目的指向的　脱線しがち　冗長
　その他：

思考内容　（WNL）　強迫　妄想　関係念慮　奇怪　死への囚われ
　その他：

抽象化　（WNL）　極端に抽象的
　その他：

言語　（WNL）　速い　遅い　不明瞭　滅裂
　その他：

記憶　（ほぼ正常）
　その他：

現実検討力　（WNL）
　その他：

行動面に認める顕著な点：希望が改善し，感情も上向いてきた。

診断的印象（DSM/ICD診断）

大うつ病

アルコール乱用

患者の全般的な自殺の危険（該当する項目にチェックして，理由を書く）

☑ **低（WTL/RFL）**　**説明せよ**

☐ **中（両価的）**　妻に2度目のチャンスを与えてもらったと感じている。先週は自殺念慮が一瞬頭をよぎっただけだった。

☐ **高（WTD/RFD）**

症例についての注釈

ビルは改善し，おそらく結婚は破綻しないだろうと感じている。感情は改善し，AAの指導者と協力して，会合にも出席し続けている。ビルは進んで日記をつけて，妻の信頼を取り戻す方法として，身体的接触がとても役立っていると考えている。彼は恐る恐るではあるが，希望を持ち始めたように思える。

次の予約日：　　　　治療法：

臨床家の署名　　　　日付：

SSF-4モニターと更新（中間セッション用）（7）

患者：ビル　　臨床家：DJ　　日付：＿＿＿＿　　時間：＿＿＿＿

セクションA（患者用）

1）心理的苦痛を評価してください（あなたの心の中の傷，苦痛，惨めさであって，身体の痛みでは**ない**） **わずかな苦痛：　1　(2)　3　4　5　：非常に強い苦痛**
2）ストレスを評価してください（プレッシャーや圧倒されているというあなたの全般的な感じ） **わずかなストレス：　(1)　2　3　4　5　：非常に強いストレス**
3）焦燥感を評価してください（感情的に追いつめられていて，何かをすぐにしなければならないという感じであって，煩わしさではない） **わずかな焦燥感：　(1)　2　3　4　5　：非常に強い焦燥感**
4）絶望感を評価してください（何を試みても，事態が改善するはずはないという思い） **わずかな絶望感：　1　(2)　3　4　5　：非常に強い絶望感**
5）自己嫌悪を評価してください（自分を嫌う，自己肯定感がない，自分を誇りに思えないといったあなたの全般的な感じ） **わずかな自己嫌悪：　1　(2)　3　4　5　：非常に強い自己嫌悪**
6）全般的な自殺の危険を評価してください **危険が非常に低い：　(1)　2　3　4　5　：危険が非常に高い** **（自殺は起きない）　　（自殺が起きる）**

この1週間のうちに

自殺の危険の高い思考や気分：はい ＿＿　いいえ ✓　　思考や気分が管理できた：はい ✓　いいえ ＿＿

自殺行動：はい ＿＿　いいえ ✓

現在の全般的な自殺の危険＜3で，自殺行動を認めず，自殺の危険の高い思考や気分を効果的に管理できたと，□1セッション，☑次のセッション，そして連続して3回目のセッションの結果記録表にも記載できた場合に，自殺の危険が去ったと判定される。

セクションB（臨床家用）

治療計画（更新）

患者の状態

□治療中止　□受診せず　□キャンセル　□入院　☑紹介／その他：薬物療法＋夫婦療法

問題＃	問　題	目標と目的	介　入	期　間
1	自傷の可能性	安全と安定化	安定化計画の改訂 ☑	3カ月
2	結婚での信頼	十分に信頼できる	夫婦療法 洞察指向療法	3カ月
3	自己感覚	自己愛と共感	日誌を書く 洞察指向療法	3カ月

患者署名　　　　日付　　　　臨床家署名　　　　日付

セクションC（臨床家がセッション後に評価）

意識　（清明）　傾眠　不活発　昏迷
その他：

見当識　（自身）（時間）（場所）（評価の理由）

気分　（気分安定）　躁的　抑うつ　焦燥　怒り

感情　平坦　鈍磨　狭窄　（適切）　不安定

思路　（明快で一貫）　目的指向的　脱線しがち　冗長
その他：

思考内容　（WNL）　強迫　妄想　関係念慮　奇怪　死への囚われ
その他：

抽象化　（WNL）　極端に抽象的
その他：

言語　（WNL）　速い　遅い　不明瞭　滅裂
その他：

記憶　（ほぼ正常）
その他：

現実検討力　（WNL）
その他：

行動面に認める顕著な点：全般的に十分に改善

診断的印象（DSM/ICD診断）

大うつ病

アルコール乱用

患者の全般的な自殺の危険（該当する項目にチェックして，理由を書く）

☑ **低（WTL/RFL）**　**説明せよ**

☐ **中（両価的）**　ビルは峠を超えたように思われる。夫婦療法も順調で，「晩のデート」は成功している。

☐ **高（WTD/RFD）**

症例についての注釈

ビルは十分に改善し，AAの指導者から大きなサポートを得て，薬物療法も奏功していると思われる。睡眠も十分に改善し，気分もよい。妻への信頼も回復できたと感じている。身体的接触を維持することも守っている。次回のセッションでCAMSを終了できる可能性がある。

次の予約日：　　治療法：薬物療法＋夫婦療法

臨床家の署名　　日付：

SSF-4結果とその後の計画（最終セッション）（8）

患者：ビル　　臨床家：DJ　　日付：＿＿＿＿　　時間：＿＿＿＿

セクションA（患者用）

1）心理的苦痛を評価してください（あなたの心の中の傷，苦痛，惨めさであって，身体の痛みでは**ない**）	**わずかな苦痛：　1 ②　3　4　5　：非常に強い苦痛**
2）ストレスを評価してください（プレッシャーや圧倒されているというあなたの全般的な感じ）	**わずかなストレス：　①　2　3　4　5　：非常に強いストレス**
3）焦燥感を評価してください（感情的に追いつめられていて，何かをすぐにしなければならないという感じであって，煩わしさではない）	**わずかな焦燥感：　①　2　3　4　5　：非常に強い焦燥感**
4）絶望感を評価してください（何を試みても，事態が改善するはずはないという思い）	**わずかな絶望感：　①　2　3　4　5　：非常に強い絶望感**
5）自己嫌悪を評価してください（自分を嫌う，自己肯定感がない，自分を誇りに思えないといったあなたの全般的な感じ）	**わずかな自己嫌悪：　1 ②　3　4　5　：非常に強い自己嫌悪**
6）全般的な自殺の危険を評価してください	**危険が非常に低い（自殺は起きない）：　①　2　3　4　5　：危険が非常に高い（自殺が起きる）**

この1週間のうちに

自殺の危険の高い思考や気分：はい ＿＿　いいえ ✓　　思考や気分が管理できた：はい ✓　いいえ ＿＿

自殺行動：はい ＿＿　いいえ ✓

治療のどの部分がとくにあなたに役立ちましたか？　具体的に書いてください。

安定化計画：とくに6カ月間の夫婦療法での身体接触が役立った

将来また自殺の危険が高まったとしたら，それに対処するのに，今回の治療から何を学びましたか？

妻と話すこと，仮想の希望の箱を使うこと，セラピストに連絡すること

セクションB（臨床家用）

3連続セッションで自殺の危険が去った：はい ✓　　いいえ ＿＿＿＿　（「いいえ」ならば，CAMSのモニターを続ける）

> 現在の全般的な自殺の危険＜3で，自殺行動を認めず，自殺の危険の高い思考や気分を効果的に管理できたと，3連続セッションで確認できた場合に，自殺の危険が去ったと判定される。

結果とその後の計画（該当するものすべてにチェックする）

✓ 引き続き外来での心理療法　　＿＿＿＿ 入院治療

＿＿＿＿ 相互の同意による治療終了　　＿＿＿＿ 患者からの一方的な治療終了

＿＿＿＿ 紹介：＿＿＿＿

✓ その他：（該当するならば）AA，夫婦療法，薬物療法を継続する

次回予約：＿＿＿＿

患者署名　　日付　　臨床家署名　　日付

セクションC（臨床家がセッション後に評価）

意識　(清明)　傾眠　不活発　昏迷

その他：

見当識　(自身)　(時間)　(場所)　(評価の理由)

気分　(気分安定)　躁的　抑うつ　焦燥　怒り

感情　平坦　鈍磨　狭窄　適切　不安定

思路　(明快で一貫)　目的指向的　脱線しがち　冗長

その他：

思考内容　(WNL)　強迫　妄想　関係念慮　奇怪　死への囚われ

その他：

抽象化　(WNL)　極端に抽象的

その他：

言語　(WNL)　速い　遅い　不明瞭　滅裂

その他：

記憶　(ほぼ正常)

その他：

現実検討力　(WNL)

その他：

行動面に認める顕著な点：私がこれまで観察した中で最高のビルである。幸せそうに見える。

診断的印象（DSM/ICD診断）

大うつ病

アルコール乱用

患者の全般的な自殺の危険（該当する者にチェックして，理由を書く）

☑ **低（WTL/RFL）**　**説明せよ**

☐ **中（両価的）**　CAMS終了基準に合致

☐ **高（WTD/RFD）**

症例についての注釈

ビルは自殺に焦点を当てた治療であるCAMSケアを終了する準備ができている。夫婦療法は困難ではあるものの，順調に進んでいる。AAは効果があり，12ステップを着実に進んでいる。薬物療法も奏功しているように思われる。今後も週X回の心理療法，夫婦療法，薬物療法を継続する。

臨床家の署名　日付：

訳者あとがき

本書はDavid A. Jobes著『Managing Suicidal Risk: A Collaborative Approach』(Guilford, 2016）の全訳である。

長々しい訳者あとがきを付けて，本書をさらに長大にするつもりはない。そこで，訳者が本書を読んでみて興味深いと感じた点を中心に簡潔に述べてみることにしよう。

本書の特徴を一言でまとめると，書名にある「協働」の一語に尽きる。著者はCAMS（自殺の危険の協働的評価と管理）において，自殺の危険の高い患者の状態の評価，治療計画，フォローアップ，治療終了，その後の計画と一貫して，患者自身の関与を強調している。これらの治療経過は治療者と患者の双方が「協働」して実施してこそ，真に効果が上がるというのだ。治療者が父権主義的な態度で，一方的に自殺の危険を評価し，治療計画を立て，治療を実施するのではない。あくまでも患者自身の関与を治療の第1セッションから求めていく。

米国の医療保険の制限のために，自殺の危険の高い患者であっても十分な期間入院治療を受けられないという現状もある。そこでCAMSでは，可能な限り外来治療で自殺の危険の高い患者を治療していくことを目指す。たとえ緊急かつ明白な自殺の危険を認めて，入院治療になったとしても，入院が終わり，退院後の外来治療計画を患者と協力して，CAMSの精神に沿って立てて，それを実行することが強く助言されている。退院から間もない時期に自殺がしばしば起きているという現状を考えると，この視点も重要である。

なお，CAMSを自殺の危険の高い患者に対する何か新しい心理療法理論であるとはとらえないでほしい。CAMSはむしろ，自殺の危険の高い患者に対する治療の哲学や枠組みと考えるべきだろう。臨床家が今までに身につけているさまざまな臨床技法をCAMSの枠組みに沿って，実施していけばよい。自殺の危険の高い患者に共感的な態度で臨み，患者自身も積極的に関与し，治療者と患者はあたかもパートナーのようにして自殺の危険に働きかけていく。危険評価，治療計画の立案，経過のモニター，終了の決定，その後の計画などはすべて両者が関与したうえで進んでいく。この経過はSSFに詳細に記録されていく。最終的には，患者自身が自分の人生の意味や目的を探ることこそが目標となる。

さて，自殺の危険の高い患者の治療にあたっているセラピストの抱える不安は，万が一，患者の自殺が起きた時に医療過誤の訴訟が起こされるのではないかというものがある。とくに訴訟社会の米国ではこれは精神保健従事者にとって現実的な不安である。著者はこの点についても明確に述べている。CAMSという効果が実証されている枠組みで危険評価，治療計画，治療が進んでいて，その過程がSSFに沿って十分に記録されていれば，それこそがセラピストを守る。診療録に記録がないものは，たとえどのように抗弁しようとも，実際に実施されたものとは法廷では認定されないというのは常識でもある。

日々の臨床で自殺の危険の高い患者に向きあっているすべての臨床家に本書を一読することを勧

めたい。

最後になったが，本書の翻訳を提案してくださった金剛出版代表取締役社長の立石正信氏に深謝する。氏は訳者にとって最初の著書である「自殺の危険：臨床的評価と危機介入」（1992年）を世に送り出してくださり，それ以来，数多くの激励をいただいてきた。氏の提案がなければ，そもそも本書が世に出ることはなかっただろう。さらに，本書の出版にあたり，丁寧な助言と校閲をして下さった金剛出版編集部立石哲郎氏に深く感謝申し上げる。

2018年8月

高橋祥友

文献

Adler, G., & Buie, D.H., Jr. (1979). Aloneness and borderline psychopathology: The possible relevance of child development issues. *International Journal of Psychoanalysis, 60*, 83–96.

Ajdacic-Gross, V., Ring, M., Gadola, E., Lauber, C., Bopp, M., Gutzwiller, F., et al. (2008). Suicide after bereavement: An overlooked problem. *Psychological Medicine, 38*, 673–676.

Allen, J.G., Fonagy, P., & Bateman, A.W. (2008). *Mentalizing in clinical practice*. Arlington, VA: American Psychiatric Publishing.

American Psychiatric Association. (2013). *Diagnostic and statistical manual of mental disorders* (5th ed.). Arlington, VA: Author.

Anderson, A.R., Keyes, G.M., & Jobes, D.A. (2016). Understanding and treating suicidal risk in children. *Practice Innovations* [Epub ahead of print].

Andreasson, K., Krogh, K., Rosenbaum, B., Gluud, C., Jobes, D., & Nordentoft (2014). The DiaS trial: Dialectical behaviour therapy vs. collaborative assessment and management of suicidality on self-harm in patients with a recent suicide attempt and borderline personality disorder traits, study protocol for a randomized controlled trial. *Trials Journal*, 15, 194.

Andreasson, K., Krogh, J., Wenneberg, C., Jessen, H.K.L., Krakauer, K., Gluud, C., et al. (2016). Effectiveness of dialectical behavior therapy versus collaborative assessment and management of suicidality for reduction of self-harm in adults with borderline personality traits and disorder—A randomized observer-blinded clinical trial. *Depression and Anxiety* [Epub ahead of print].

Andreasson, K., Krogh, J., Wenneberg, C., Jessen, H.K., Krakauer, K., Gluud, C., et al. (2015, June). *Dialectical behavior therapy vs. CAMS for patients with borderline personality traits and suicide attempt— A randomized clinical trial.* Paper presented at the Congress of the International Association for Suicide Prevention, Montreal, Quebec, Canada.

Anestis, M.D., Soberay, K.A., Gutierrez, P.M., Hernández, T.D., & Joiner, T.E. (2014). Reconsidering the link between impulsivity and suicidal behavior. *Personality and Social Psychology Review, 18*, 366–386.

Apil, S.R., Hoencamp, E., Judith Haffmans, P.M., & Spinhoven, P. (2012). A stepped care relapse prevention program for depression in older people: A randomized controlled trial. *International Journal of Geriatric Psychiatry, 27*, 583–591.

Archuleta, D., Jobes, D.A., Pujol, L., Jennings, K., Crumlish, J., Lento, R.M., et al. (2014). Raising the clinical standard of care for suicidal soldiers: An army process improvement initiative. *U.S. Army Medical Department Journal, Oct.–Dec.*, 55–66.

Arkov, K., Rosenbaum, B., Christiansen, L., Jonsson, H., & Munchow, M. (2008). Treatment of suicidal patients: The collaborative assessment and management of suicidality. *Ugeskr Laeger, 170*, 149–153.

Baillargeon, J., Binswanger, I.A., Penn, J.V., Williams, B.A., & Murray, O.J. (2009). Psychiatric disorders and repeat incarcerations: The revolving prison door. *American Journal of Psychiatry, 166*, 103–109.

Bakan, D. (1966). The duality of human existence. Chicago: Rand McNally.

Ballard, E. D., Horowitz, L.H., Jobes, D.A., Wagner, B.M., Pao, M., & Teach, S.J. (2013). Association of positive responses to suicide screening questions with hospital admission and repeat emergency department visits in children and adolescents. *Pediatric Emergency Care, 29*, 1–7.

Bamatter, W., Barrueco, S., Oquendo, M., & Jobes, D.A. (2015). *Translation and validation of the SSF-IV into Spanish.* Unpublished manuscript.

Barlow, D.H., Bullis, J.R., Comer, J.S., & Ametaj, A.A. (2013). Evidence-based psychological treatments: An update and a way forward. *Annual Review of Clinical Psychology, 9*, 1–27.

Bateman, A., & Fonagy, P. (2006). *Mentalization-based treatment for borderline personality disorder: A practical guide.* New York: Oxford University Press.

Bateman, A., & Fonagy, P. (2009). Randomized controlled trial of outpatient mentalization-based treatment versus structured clinical management for borderline personality disorder. *American Journal of Psychiatry, 166*, 1355–1364.

Baumeister, R. F. (1990). Suicide as escape from self. *Psychological Review*, 97, 90–113.

Beck, A.T. (1967). *Depression: Clinical, experimental, and theoretical aspects.* New York: Harper & Row.

Beck, A.T. (1986). Hopelessness as a predictor of eventual suicide. *Annals of New York Academy of Sciences, 487*, 90–96.

Beck, A.T., Rush, A.J., Shaw, B.F., & Emery, G. (1979). *Cognitive therapy of depression.* New York: Guilford Press.

Beck, A.T., & Steer, R.A. (1991). *Manual for Beck Scale for Suicide Ideation.* San Antonio, TX: Psychological Corporation.

Beck, A.T., & Steer, R.A. (1993). *Manual for Beck Hopelessness Scale.* San Antonio, TX: Psychological Corporation.

Beck, A.T., Steer, R.A., Kovacs, M., & Garrison, B. (1985). Hopelessness and eventual suicide: A 10-year prospective study of patients hospitalized with suicidal ideation. *American Journal of Psychiatry, 142,* 559–563.

Beidas, R.S., Edmunds, J.M., Marcus, S.C., & Kendall, P.C. (2012). Training and consultation to promote implementation of an empirically supported treatment: A randomized trial. *Psychiatric Services, 63,* 660–665.

Bender, E. (2014, October 10). Psychiatrists can minimize malpractice-suit anxiety. *Psychiatric News.* Retrieved from *http://psychnews.psychiatryonline.org/doi/full/10.1176/pn.38.16.0011.*

Bennett, K.M., Vaslef, S.N., Shapiro, M.L., Brooks, K.R., & Scarborough, J.E. (2009). Does intent matter?: The medical and societal burden of self-inflicted injury. *Journal of Trauma, 67,* 841–847.

Berkowitz, R., Fang, Z., Helfand, B., Jones, R., Schreiber, R., & Paasche-Orlow, M. (2013). Project Re-Engineered Discharge (RED) lowers hospital readmissions of patients discharged from a skilled nursing facility. *Journal of the American Medical Directors Association, 14,* 736–740.

Berman, A.L., & Jobes, D.A. (1991). *Adolescent suicide: Assessment and intervention.* Washington, DC: American Psychological Association.

Berman, A.L., Jobes, D.A., & Silverman, M.M. (2006). *Adolescent suicide: Assessment and intervention* (2nd ed.). Washington, DC: American Psychological Association.

Bonanno, G.A., & Castonguay, L.G. (1994). On balancing approaches to psychotherapy: Prescriptive patterns of attention, motivation, and personality. *Psychotherapy: Theory, Research, Practice, Training, 31,* 571–587.

Bongar, B. (2002). *The suicidal patient: Clinical and legal standards of care* (2nd ed.). Washington, DC: American Psychological Association.

Borges, G., & Rosovsky, H. (1996). Suicide attempts and alcohol consumption in an emergency room sample. *Journal of Studies on Alcohol and Drugs, 57,* 543–558.

Bostwick, J.M., & Pankratz, V.S. (2000). Affective disorders and suicide risk: A reexamination. *American Journal of Psychiatry, 157,* 1925–1932.

Boudreaux, E.D., & Horowitz, L.M. (2014). Suicide risk screening and assessment: Designing instruments with dissemination in mind. *American Journal of Preventive Medincine, 47,* S163–S169.

Brancu, M., Jobes, D.A., Wanger, B., Greene, J., & Fratto, T. (2015, July 28). Are there linguistic markers of suicidal writing that can predict the course of treatment?: A repeated measures longitudinal analysis. *Archives of Suicide Research* [Epub ahead of print].

Brent, D.A., Perper, J.A., Moritz, G., Baugher, M., Roth, C., Balach, L., et al. (1993). Stressful life events, psychopathology, and adolescent suicide: A case control study. *Suicide and Life-Threatening Behavior, 23,* 179–187.

Bridge, J.A., Asti, L., Horowitz, L.M., Greenhouse, J.B., Fontanella, C.A., Sheftall, A.H., et al. (2015). Suicide trends among elementary school-aged children in the United States from 1993 to 2012. *Journal of the American Medical Association Pediatrics, 169,* 673–677.

Bridge, J.A., Reynolds, B., McBee-Strayer, S.M., Sheftall, A.H., Ackerman, J., Stevens, J., et al. (2015). Impulsive aggression, delay discounting, and adolescent suicide attempts: Effects of current psychotropic medication use and family history of suicidal behavior. *Journal of Child and Adolescent Psychopharmacology, 25,* 114–123.

Britton, P.C., Conner, K.R., & Maisto, S.A. (2012). An open trial of motivational interviewing to address suicidal ideation with hospitalized veterans. *Journal of Clinical Psychology, 68,* 961– 971.

Britton, P.C., Patrick, H., Wenzel, A., & Williams, G.C. (2011). Integrating motivational interviewing and self-determination theory with cognitive behavioral therapy to prevent suicide. *Cognitive and Behavioral Practice, 18,* 16–27.

Britton, P.C., Williams, G.C., & Conner, K.R. (2008). Self-determination theory, motivational interviewing, and the treatment of clients with acute suicidal ideation. *Journal of Clinical Psychology, 64,* 52–66.

Bromet, E., Andrade, L.H., Hwang, I., Sampson, N.A., Alonso, J., De Girolamo, G., et al. (2011). Cross-national epidemiology of DSM-IV major depressive episode. *BMC Medicine, 9,* 1–17.

Brown, G.K. (2001). *A review of suicide assessment measures for intervention research with adults and older adults.* Bethesda, MD: National Institute of Mental Health. Available at *http://ruralccp.org/lyradata/storage/asset/brown-nd-27cb.pdf.*

Brown, G.K., Beck, A.T., Steer, R.A., & Grisham, J.R. (2000). Risk factors for suicide in psychiatric outpatients: a 20-year prospective study. *Journal of Consulting and Clinical Psychology, 68,* 371–377.

Brown, G.K., Have, T.T., Henriques, G.R., Xie, S.X., Hollander, J.E., & Beck, A.T. (2005) Cognitive therapy for the prevention of suicide attempts. *Journal of the American Medical Association, 294,* 563–570.

Brown, G.K., Steer, R.A., Henriques, G.R., & Beck, A.T. (2005). The internal struggle between the wish to die and the wish to live: A risk factor for suicide. *American Journal of Psychiatry, 162,* 1977–1979.

Brown, M.Z., & Chapman, A.L. (2007). Stopping self-harm once and for all: Relapse prevention in dialectical behavior therapy. in K. A. Witkiewitz & G. A. Marlatt (Eds.), *Therapist's guide to evidence-based relapse prevention* (pp.191–213). Burlington, MA: Elsevier.

Bryan, C.J., Blount, T., Kanzler, K.A., Morrow, C.E., Corso, K.A., Corso, M.A., et al. (2014). Reliability and normative data for the Behavioral Health Measure (BHM) in primary care behavioral health settings. *Family, Systems, and Health, 32*, 89–100.

Bryan, C.J., Corso, K., Rudd, M., & Cordero, L. (2008). Improving identification of suicidal patients in primary care through routine screening. *Primary Care and Community Psychiatry, 13*, 143–147.

Bryan, C.J., Jennings, K.W., Jobes, D.A., & Bradley, J.C. (2012). Understanding and preventing military suicide. *Archives of Suicide Research, 16*, 95–110.

Bryan, C.J., Morrow, C.E., Etienne, N., & Ray-Sannerud, B. (2013). Guilt, shame, and suicidal ideation in a military outpatient clinical sample. *Depression and Anxiety, 30*, 55–60.

Bryan, C.J., & Rudd, M.D. (2006). Advances in the assessment of suicide risk. *Journal of Clinical Psychology, 62*, 185–200.

Bryan, C.J., & Rudd, M.D. (2010). *Managing suicide risk in primary care*. New York: Springer.

Bryan, C.J., Stone, S.L., & Rudd, M.D. (2011). A practical, evidence-based approach for means-restriction counseling with suicidal patients. *Professional Psychology: Research and Practice, 42*, 339–346.

Bush, N.E., Dobscha, S.K., Crumpton, R., Denneson, L.M., Hoffman, J.E., Crain, A., et al. (2015). A virtual hope box smartphone app as an accessory to therapy: Proof-of-concept in a clinical sample of veterans. *Suicide and Life-Threatening Behavior, 24*, 1–9.

Capron, D.W., Fitch, K., Medley, A., Blagg, C., Mallott, M., & Joiner, T. (2012). Role of anxiety sensitivity subfactors in suicidal ideation and suicide attempt history. *Depression and Anxiety, 29*, 195–201.

Cardeli, E. (2015). *Characteristics and functions of suicide attempts versus nonsuicidal self- injury in juvenile confinement*. unpublished doctoral dissertation, The Catholic University of America, Washington, DC.

Cavanagh, J.T.O., Carson, A.J., Sharpe, M., & Lawrie, S. M. (2003). Psychological autopsy studies of suicide: A systematic review. *Psychological Medicine, 33*, 395–405.

Centers for Disease Control and Prevention, National Center for Injury Prevention and Control. (2010). Web-based injury Statistics Query and Reporting System (WISQARS). Retrieved from *www.cdc.gov/injury/wisqars/index.html.*

Centers for Disease Control and Prevention, National Center for Injury Prevention and Control. (2014). CDC data and statistics fatal injury report for 2011. Retrieved from *www.cdc.gov/injury/ wisqars/fatal_injury_reports.html.*

Chiles, J.A., & Strosahl, K.D. (1995). *The suicidal patient: Principles of assessment, treatment, and case management*. Washington, DC: American Psychiatric Association.

Claassen C.A., & Larkin, G.L. (2005). Occult suicidality in an emergency department population. *British Journal of Psychiatry, 186*, 352–353.

Collins, L.M., Murphy, S.A., & Strecher, V. (2007). The multiphase optimization strategy (MOST) and the sequential multiple assignment randomized trial (SMART): New methods for more potent eHealth interventions. *American Journal of Preventive Medicine, 32*, S112–S118.

Comtois, K.A., Jobes, D.A., O'Connor, S., Atkins, D.C., Janis, K., Chessen, C., et al. (2011). Collaborative assessment and management of suicidality (CAMS): Feasibility trial for next-day appointment services. *Depression and Anxiety, 28*, 963–972.

Conrad, A.K., Jacoby, A.M., Jobes, D.A., Lineberry, T., Jobes, D., Shea, C., et al. (2009). A pychometric investigation of the suicide status form with suicidal inpatients. *Suicide and Life-Threatening Behavior, 39*, 307–320.

Conwell, Y., Duberstein, P.R., Cox, C., Herrmann, J., Forbes, N., & Caine, E.D. (1998). Age differences in behaviors leading to completed suicide. *American Journal of Geriatric Psychiatry, 6*, 122–126.

Coombs, D.W., Miller, H.L., Alarcon, R., Herlihy, C., Lee, J.M., & Morrison, D.P. (1992). Presuicide attempt communications between parasuicides and consulted caregivers. *Suicide and Life-Threatening Behavior, 22*, 289–302.

Coope, C., Donovan, J., Wilson, C., Barnes, M., Metcalfe, C., Hollingworth, W., et al. (2015). Characteristics of people dying by suicide after job loss, financial difficulties and other economic stressors during a period of recession (2010–2011): A review of coroners' records. *Journal of Affective Disorders, 183*, 98–105.

Corona, C. (2015, April). *The psychometric properties of the CAMS Rating Scale: A preliminary evaluation*. Paper presented at the annual conference of the American Association of Suicidology, Atlanta, GA.

Corona, C., & Jobes, D.A. (2013, April). *The role of response style in suicide risk assessment and treatment*. Paper presented at the annual conference of the American Association of Suicidology, Austin, TX.

Corona, C.D., Jobes, D.A., Nielsen, A.C., Pedersen, C.M., Jennings, K.W., Lento, R.M., et al. (2013). Assessing and treating different suicidal states in a Danish outpatient sample. *Archives of Suicide Research, 17*, 302–312.

Crowley, K.J., Arnkoff, D.B., Glass, C.R., & Jobes, D.A. (2014, April). Collaborative assessment and management of suicidality (CAMS): Adherence to a flexible clinical framework. In C. Corona (Chair), *The collaborative assessment and management of suicidality: Perspectives from the Catholic University suicide prevention lab*. Symposium presented at the annual conference of the American Association of Suicidology, Los Angeles, CA.

Crumlish, J.A. (1996). *Therapist responses to difficult patient presentations.* unpublished doctoral dissertation, The Catholic University of America, Washington, DC.

Daniel, S.S., & Goldston, D.B. (2012). Hopelessness and lack of connectedness to others as risk factors for suicidal behavior across the lifespan: Implications for cognitive-behavioral treatment. *Cognitive and Behavioral Practice, 19*, 288–300.

Dawes, R.M., Faust, D., & Meehl, P.E. (1989). Clinical versus actuarial judgment. *Science, 243*, 1668– 1674.

Derogatis, l.R., lipman, R.S., Rickels, K., Uhlenhuth, E.H., & Covi, L. (1974). The Hopkins Symptom Checklist (HSCL): A self-report symptom inventory. *Behavioral Science, 19*, 1–15.

Derogatis, l.R., Rickels, K., & Rock, A. (1976). The SCL-90 and the MMPI: A step in the validation of a new self-report scale. *British Journal of Psychiatry, 128*, 280–289.

Derogatis, l.R., & Savitz, K.L. (1999). The SCL-90-R, Brief Symptom inventory, and Matching Clinical Rating Scales. In M.E. Maruish (Ed.), *The use of psychological testing for treatment planning and outcomes assessment* (pp.679–724). Mahwah, NJ: Erlbaum.

Dimidjian, S., Goodman, S.H., Felder, J.N., Gallop, R., Brown, A.P., & Beck, A. (2014). An open trial of mindfulness-based cognitive therapy for the prevention of perinatal depressive relapse/recurrence. *Archives of Women's Mental Health, 18*, 85–94.

Dimidjian, S., Hollon, S.D., Dobson, K.S., Schmaling, K.B., Kohlenberg, R.J, Addis, M. E., et al. (2006). Randomized trial of behavioral activation, cognitive therapy, and antidepressant medication in the acute treatment of adults with major depression. *Journal of Consulting and Clinical Psychology, 74*, 658–670.

Dozois, D.J.A., Mikail, S., Alden, L.E., Bieling, P.J., Bourgon, G., Clark, D.A., et al. (2014). The CPA presidential task force on evidence-based practice of psychological treatments. *Canadian Psychology, 55*, 153–160.

Drapeau, C.W., & Mcintosh, J.L. (for the American Association of Suicidology). (2014, October 18). *U.S.A. suicide 2012: Official final data.* Washington, DC: American Association of Suicidology. Retrieved from *www.suicidology.org*.

Drozd, J.F., Jobes, D.A., & Luoma, J.B. (2000). The collaborative assessment and management of suicidality in Air Force mental health clinics. *The Air Force Psychologist, 18*, 6–11.

Ducasse, D., René, E., Béziat, S., Guillaume, S., Courtet, P., & Olié, E. (2014). Acceptance and commitment therapy for management of suicidal patients: A pilot study. *Psychotherapy and Psychosomatics, 83*, 374–376.

Durkheim, E. (1951). *Suicide: A study in sociology* (J.A. Spaulding & G. Simpson, Trans.). Glencoe, IL: Free Press. (Original work published 1897)

Eddins, C.L., & Jobes, D.A. (1994). Do you see what I see?: Patient and clinician perceptions of underlying dimensions of suicidality. *Suicide and Life-Threatening Behavior, 24*, 170–173.

Eisenberg, M.E., & Resnick, M.D. (2006). Suicidality among gay, lesbian and bisexual youth: The role of protective factors. *Journal of Adolescent Health, 39*, 662–668.

Elkin, I., Shea, M., Watkins, J.T., Imber, S.D., Sotsky, S.M., Collins, J.F., et al. (1989). National Institute of Mental Health Treatment of Depression Collaborative Research Program: General effectiveness of treatments. *Archives of General Psychiatry, 46*, 971–982.

Ellis, T.E. (2004). Collaboration and a self-help orientation in therapy with suicidal clients. *Journal of Contemporary Psychotherapy, 34*, 41–57.

Ellis, T.E., Allen, J.G., Woodson, H., Frueh, B.C., & Jobes, D.A. (2010). Implementing an evidence-based approach to working with suicidal inpatients. *Bulletin of the Menninger Clinic, 73*, 339–354.

Ellis, T.E., Daza, P., & Allen, J.G. (2012). Collaborative assessment and management of suicidality at Menninger (CAMS-M): An inpatient adaptation and implementation. *Bulletin of the Menninger Clinic, 76*, 147–171.

Ellis, T.E., Green, K.L., Allen, J.G., Jobes, D.A., & Nadorff, M.R. (2012). Use of the collaborative assessment and management of suicidality in an inpatient setting: Results of a pilot study. *Psychotherapy, 49*, 72–80.

Ellis, T.E., & Newman, C.F. (1996). *Choosing to live: How to defeat suicide through cognitive therapy.* Oakland, CA: New Harbinger.

Ellis, T.E., & Patel, A.B. (2012). Client suicide: What now? *Cognitive and Behavioral Practice, 19*, 277– 287.

Ellis, T.E., & Rufino, K.A. (2015, April). *CAMS in a psychiatric inpatient setting: Outcomes and follow-up.* Paper presented at the annual conference of the American Association of Suicidology, Atlanta, GA.

Ellis, T.E., Rufino, K.A., Allen, J.G., Fowler, J.C., & Jobes, D.A. (2015). Impact of a suicide-specific intervention within inpatient psychiatric care: The collaborative assessment and management of suicidality. *Suicide and Life-Threatening Behavior* [Epub ahead of print].

Esposito-Smythers, C., & Spirito, A. (2004). Adolescent substance use and suicidal behavior: A review with implications for treatment research. *Alcoholism: Clinical and Experimental Research, 28*, 77S–88S.

Familoni, J., & Rasmusson, A. (2012, May). *Randomized controlled study: Tailored evaluation and treatment for PTSD progression and suicide prevention by application of thermal imaging.* Presentation at Suicide Prevention Research Interim Progress

Report meeting, Military Operational Medicine Research Program, Ft. Detrick, MD.

Fazaa, N., & Page, S. (2003). Dependency and self-criticism as predictors of suicidal behavior. *Suicide and Life-Threatening Behavior, 33*, 172–185.

Fazaa, N., & Page, S. (2005). Two distinct personality configurations: Understanding the therapeutic context with suicidal individuals. *Journal of Contemporary Psychotherapy, 35*, 331–346.

Fazel, S., & Seewald, K. (2012). Severe mental illness in 33,588 prisoners worldwide: Systematic review and meta-regression analysis. *British Journal of Psychiatry, 200*, 364–373.

Fazel, S., & Yu, R. (2011). Psychotic disorders and repeat offending: Systematic review and meta-analysis. *Schizophrenia Bulletin, 37*, 800–810.

Fergusson, D., Doucette, S., Glass, K.C., Shapiro, S., Healy, D., Hebert, P., et al. (2005). Association between suicide attempts and selective serotonin reuptake inhibitors: Systematic review of randomised controlled trials. *British Medical Journal, 330*, 396.

Figueroa, R., Harman, J., & Engberg, J. (2004). Use of claims data to examine the impact of length of inpatient psychiatric stay on readmission rate. *Psychiatric Services, 55*, 560–565.

Florentine, J. B., & Crane, C. (2010). Suicide prevention by limiting access to methods: A review of theory and practice. *Social Science and Medicine, 70*, 1626–1632.

Foa, E. B. (2010). Dissemination of evidence-based psychological treatments for posttraumatic stress disorder in the Veterans Health Administration. *Journal of Traumatic Stress, 23*, 663–673.

Foa, E., Hembree, E., & Rothbaum, B.O. (2007). *Prolonged exposure therapy for PTSD: Emotional processing of traumatic experiences therapist guide*. New York: Oxford University Press.

Fratto, T., Jobes, D.A., Pentiuc, D., Rice, R., & Tendick, V. (2004). *The SSF One-Thing Assessment for Suicidal Risk*. Unpublished manuscript, The Catholic University of America, Washington, DC.

Freud, S. (1961). *Civilization and its discontents* (J. Strachey, Trans.). New York: Norton. (Original work published 1930)

Garfield, S.L. (1994). Research on client variables in psychotherapy. In A.E. Bergin & S.L. Garfield (Eds.), *Handbook of psychotherapy and behavior change* (4th ed., pp.190–228). New York: Wiley.

Gay, P. (1989). *The Freud reader*. New York: Norton.

Ghahramanlou-Holloway, M., Cox, D.W., & Greene, F.N. (2012). Post-admission cognitive therapy: A brief intervention for psychiatric inpatients admitted after a suicide attempt. *Cognitive and Behavioral Practice, 19*, 233–244

Gibbons, R.D., Brown, C.H., Hur, K., Davis, J.M., & Mann, J.J. (2012). Suicidal thoughts and behavior with antidepressant treatment: Reanalysis of the randomized placebo-controlled studies of fluoxetine and venlafaxine. *Archives of General Psychiatry, 69*, 580–587

Giner, L., Blasco-Fontecilla, H., Perez-Rodriguez, M.M.,Garcia-Nieto, R., Giner, J., Guija, J.A., et al. (2013). Personality disorders and health problems distinguish suicide attempters from completers in a direct comparison. *Journal of Affective Disorders, 151*, 474–483.

Glashouwer, K.A., de Jong, P.J., Penninx, B.W., Kerkhof, A.J., van Dyck, R., & Ormel, J. (2010). Do automatic self-associations relate to suicidal ideation? *Journal of Psychopathology and Behavioral Assessment, 32*, 428–437

Gleeson, J.F., Cotton, S.M., Alvarez-Jimenez, M., Wade, D., Gee, D., Crisp, K., et al. (2011). A randomized controlled trial of relapse prevention therapy for first-episode psychosis patients: Outcome at 30-month follow-up. *Schizophrenia Bulletin, 39*, 436–448.

Goldstein, J. (1993). Psychiatry. In W.F. Bynum & R. Porter (Eds.), *Companion encyclopedia of the history of medicine* (Vol. 2, pp.1350–1372). New York: Routledge.

Goldstein, T.R., Bridge, J.A., & Brent, D.A. (2008). Sleep disturbance preceding completed suicide in adolescents. *Journal of Consulting and Clinical Psychology, 76*, 84–91.

Goldston, D.B. (2003). *Measuring suicidal behavior and risk in children and adolescents*. Washington, DC: American Psychological Association.

Goodman, M. (2012, May). *Affective startle and suicide risk*. Presentation at Suicide Prevention Research Interim Progress Report meeting, Military Operational Medicine Research Program, Ft. Detrick, MD.

Goodman, M. (2015, May). *High-risk suicidal behavior in veterans: Assessment and predictors and efficacy of dialectical behavior therapy*. Presentation at the Suicide Prevention Research Interim Progress Report meeting, Military Operational Medicine Research Program, Ft. Detrick, MD.

Gould, M.S. (2013, June). *Follow-up contact by crisis center workers*. Presentation at the National Lifeline Standards Training and Practice Steering Committee Meeting, Rockville, MD.

Gould, M.S., Kalafat, J., Harris-Munfakh, J.L., & Kleinman, M. (2007). An evaluation of crisis hotline outcomes part 2: Suicidal callers. *Suicide and Life-Threatening Behavior, 37*, 338–352.

Gould, M.S., Munfakh, J.L., Kleinman, M., & Lake, A.M. (2012). National suicide prevention lifeline: Enhancing mental health care for suicidal individuals and other people in crisis. *Suicide and Life-Threatening Behavior, 42*, 22–35.

Gunnell, D., Saperia, J., & Ashby, D. (2005). Selective serotonin reuptake inhibitors (SSRIs) and suicide in adults: Meta-analysis of drug company data from placebo controlled, randomized controlled trials submitted to the MHRA's safety review. *British Medical Journal, 330*, 385.

Gysin-Maillart, A., Schwab, S., Soravia, L., Megert, M., & Michel, K. (2016). A novel brief therapy for patients who attempt suicide: A 24-month follow-up randomized controlled study of the attempted suicide short intervention program. *PLoS Medicine* [Epub ahead of print].

Harris, K.M., Mclean, J.P., Sheffield, J., & Jobes, D.A. (2010). The internal suicide debate hypothesis: Exploring the life versus death struggle. *Suicide and Life-Threatening Behavior, 40*, 181–192.

Harris, R. (2009). *ACT made simple: An easy to read primer on acceptance and commitment therapy*. Oakland, CA: New Harbinger.

Harrison, D.P., Stritzke, W.G., Fay, N., Ellison, T.M., & Hudaib, A.R. (2014). Probing the implicit suicidal mind: Does the Death/Suicide Implicit Association Test reveal a desire to die, or a diminished desire to live? *Psychological Assessment, 26*, 831–840.

Hashmi, S., & Kapoor, R. (2010). Degree of proof necessary to establish proximate causation of suicide. *Journal of the American Academy of Psychiatry and the Law, 38*, 130–132.

Hawton, K. (2007). Restricting access to methods of suicide: Rationale and evaluation of this approach to suicide prevention. *Crisis: Journal of Crisis Intervention and Suicide Prevention, 28*, 4–9.

Hayes, S.C., Strosahl, K.D., & Wilson, K.G. (2011). *Acceptance and commitment therapy: The process and practice of mindful change* (2nd ed.). New York: Guilford Press.

Hendin, H., Haas, A.P., Maltsberger, J.T., Szanto, K., & Rabinowicz, H. (2004). Factors contributing to therapists' distress after the suicide of a patient. *American Journal of Psychiatry, 161*, 1442–1446.

Henriques, G., Beck, A.T., & Brown, G.K. (2003). Cognitive therapy for adolescent and young adult suicide attempters. *American Behavioral Scientist, 46*, 1258–1268.

Higgins, E.T. (1999). When do self-discrepancies have specific relations to emotions?: The second-generation question of Tangney, Niedenthal, Covert, and Barlow (1998). *Journal of Personality and Social Psychology, 77*, 1313–1317.

Higgins, E.T., Roney, C.J.R., Crowe, E., & Hymes C. (1994). Ideal versus ought predilections for approach and avoidance: Distinct self-regulatory systems. *Journal of Personality and Social Psychology, 66*, 276–286.

Holmes, J., Saghafi, S., Monahan, M., Cardeli, E., & Jobes, D. (2014, April). *Self-hate and suicide: An analysis of incarcerated youth*. Paper presented at the 47th annual conference of the American Association of Suicidology, Los Angeles, CA.

Hooley, J.M., Franklin, J.C., & Nock, M.K. (2014). Chronic pain and suicide: Understanding the association. *Current Pain and Headache Reports, 18*, 1–6.

Horowitz, L.M., Bridge, J.A., Pao, M., & Boudreaux, E.D. (2014). Screening youth for suicide risk in medical settings: Time to ask questions. *American Journal of Preventive Medicine, 47*, S170–S174.

Horowitz, L.M., Snyder, D., Ludi, E., Rosenstein, D.L., Kohn-Godbout, J., Lee, L., et al. (2013). Ask suicide-screening questions to everyone in medical settings: The asQ'em quality improvement project. *Psychosomatics, 54*, 239–247.

Horvath, A.O., & Symonds, B.D. (1991). Relationship between working alliance and outcome in psychotherapy: A meta-analyisis. *Journal of Counseling Psychology, 38*, 139–149.

Hufford, M.R. (2001). Alcohol and suicidal behavior. *Clinical Psychology Review, 21*, 797–811.

Huijbers, M.J., Spijker, J., Donders, A.R.T., van Schaik, D.J., van Oppen, P., Ruhé, H.G., et al. (2012). Preventing relapse in recurrent depression using mindfulness-based cognitive therapy, antidepressant medication or the combination: Trial design and protocol of the MOMENT study. *BMC Psychiatry, 12*, 125.

Hunsley, J. (2015). Translating evidence-based assessment principles and components into clinical practice settings. *Cognitive and Behavioral Practice, 22*, 101–109.

Jacobson, N.S., Martell, C.R., & Dimidjian, S. (2001). Behavioral activation treatment for depression. *Clinical Psychology: Science and Practice, 8*, 255–270.

Jacoby, A.M. (2003). *Negative countertransference in psychotherapy with suicidal patients*. Unpublished doctoral dissertation, The Catholic University of America, Washington, DC.

Jennings, K. (2015). *Investigating the internal struggle hypothesis of suicide: Differential assessments of suicidal states using reasons for living and reasons for dying qualitative responses*. Unpublished doctoral dissertation, The Catholic University of America, Washington, DC.

Jennings, K., Jobes, D., O'Connor, S., & Comtois, K. (2012, April). *Suicide Status Form (SSF) macrocoded typologies of treatment-engaged suicidal patients and associated clinical implications*. Paper presented at the annual conference of the American Association of Suicidology, Baltimore, MD.

Jennings, K.W. (2012, June). *CAMS in a group format*. Presentation at the annual DOD/VA Suicide Prevention Conference, Washington, DC.

Jobes, D.A. (1995a). The challenge and promise of clinical suicidology. *Suicide and Life-Threatening Behavior, 25*, 437–449.

Jobes, D.A. (1995b). Psychodynamic treatment of adolescent suicide attempters. In J. Zimmerman & G.M. Asnis (Eds.), *Treatment approaches with suicidal adolescents* (pp.137–154). New York: Wiley.
Jobes, D.A. (2000). Collaborating to prevent suicide: A clinical-research perspective. *Suicide and Life-Threatening Behavior, 30*, 8–17.
Jobes, D.A. (2001, April). *Quantitative/qualitative assessment of suicidality*. Paper presented at the annual conference of the American Association of Suicidology, Atlanta, GA.
Jobes, D.A. (2003). Understanding suicide in the 21st century. *Preventing Suicide: The National Journal, 2*, 2–4.
Jobes, D.A. (2004a, April). *Crisis center use of the SSF*. Workshop presentation at the annual conference of the American Association of Suicidology, Miami, FL.
Jobes, D.A. (2004b, October). *The psychology of suicide: Research on what suicidal patients have to say*. Keynote address at the 3rd annual Military Suicide Prevention Conference, Crystal City, VA.
Jobes, D.A. (2005). *Assessing and treating suicidal college students*. Unpublished research grant proposal.
Jobes, D.A. (2006). *Managing suicidal risk: A collaborative approach*. New York: Guilford Press.
Jobes, D.A. (2011). Suicidal blackmail: Ethical and risk management issues in contemporary clinical care. In W.B. Johnson & G.P. Koocher (Eds.), *Ethical conundrums, quandaries, and predicaments in mental health practice: A casebook from the files of experts* (pp.33–40). New York: Oxford University Press.
Jobes, D.A. (2012). The collaborative assessment and management of suicidality (CAMS): An evolving evidence-based clinical approach to suicidal risk. *Suicide and Life-Threatening Behavior, 42*, 640–653.
Jobes, D.A. (2013a, September). *Innovations in suicide risk assessment and crisis intervention*. Invited plenary address to the Congress of the International Association for Suicide Prevention, Oslo, Norway.
Jobes, D.A. (2013b, September). *A randomized trial of the collaborative assessment and management of suicidality vs. enhanced care as usual for suicidal soldiers*. Panel presentation at the Congress of the International Association for Suicide Prevention, Oslo, Norway.
Jobes, D.A. (2013c). Reflections on suicide among soldiers. *Psychiatry, 76*, 126–131.
Jobes, D.A. (2014, August). *Active duty military and veterans suicide risk: Perspectives from a collaborative clinical approach*. Panel presentation at the annual convention of the American Psychological Association, Washington, DC.
Jobes, D.A. (2015, June). *CAMS as an intervention for suicide risk*. Plenary presentation at the Congress of the International Association for Suicide Prevention, Montreal, Quebec, Canada.
Jobes, D.A. (2016, April). *Changing clinical care to save lives*. Linehan Award Presentation at the 49th annual conference of the American Association of Suicidology, Chicago, IL.
Jobes, D.A., & Berman, A.L. (1993). Suicide and malpractice liability: Assessing and revising policies, procedures, and practice in outpatient settings. *Professional Psychology: Research and Practice, 24*, 91–99.
Jobes, D.A., & Bostwick, J.M. (2006, April). *Perturbed suicidality: Research and treatment*. Research presentation at the annual conference of the American Association of Suicidology, Seattle, WA.
Jobes, D.A., & Bowers, M. (2015). Treating suicidal risk in a post-healthcare reform era. *Journal of Aggression, Conflict and Peace Research, 7*, 167–178.
Jobes, D.A., Bryan, C.J., & Neal-Walden, T.A. (2009). Conducting suicide research in naturalistic clinical settings. *Journal of Clinical Psychology, 65*, 382–395.
Jobes, D.A., Casey, J.O., Berman, A.L., & Wright, D.G. (1991). Empirical criteria for the determination of suicide manner of death. *Journal of Forensic Sciences, 36*, 244–256.
Jobes, D.A., Comtois, K., Brenner, L., & Gutierrez, P. (2011). Clinical trial feasibility studies of the Collaborative Assessment and Management of Suicidality (CAMS). In R.C. O'Connor, S. Platt, & J. Gordon (Eds.), *International handbook of suicide prevention: Research, policy, and practice* (pp.383–400). West Sussex, UK: Wiley-Blackwell.
Jobes, D.A., Comtois, K.A., Brenner, L.A., Gutierrez, P.M., & O'Connor, S.S. (2016). Lessons learned from clinical trials of the Collaborative Assessment and Management of Suicidality (CAMS). In R.C. O'Connor & J. Pirkis (Eds.), *International handbook of suicide prevention* (2nd ed., pp.431– 449). West Sussex, UK: Wiley-Blackwell.
Jobes, D.A., Comtois, K.A., Brown, G.K., & Sung, J. (2015, April). *Evidence-based practice for suicidal risk: Rhetoric vs. reality*. Panel presentation at the annual conference of the American Association of Suicidology, Atlanta, GA.
Jobes, D.A., & Drozd, J.F. (2004). The CAMS approach to working with suicidal patients. *Journal of Contemporary Psychotherapy, 34*, 73–85.
Jobes, D.A., Eyman, J.R., & Yufit, R.I. (1995). How clinicians assess suicide risk in adolescents and adults. *Crisis Intervention and Time-Limited Treatment, 2*, 1–12.
Jobes, D.A., & Flemming, E.P. (2004, August). *Qualitative SSF assessments of suicidality and treatment outcome*. Paper presented at the 10th European Symposium on Suicide and Suicidal Behaviors, Copenhagen, Denmark.
Jobes, D.A., Jacoby, A.M., Cimbolic, P., & Hustead, L.A.T. (1997). Assessment and treatment of suicidal clients in a university counseling center. *Journal of Counseling Psychology, 44*, 368–377.

Jobes, D.A., & Jennings, K.W. (2011). The collaborative assessment and management of suicidality (CAMS) with college students. In D. Lamis & D. Lester (Eds.), *Understanding and preventing college student suicide* (pp.236–254). Springfield, IL: Charles C Thomas.

Jobes, D.A., Kahn-Greene, E., Greene, J., & Goeke-Morey, M. (2009). Clinical improvements of suicidal outpatients: Examining suicide status form responses as predictors and moderators. *Archives of Suicide Research, 13*, 147–159.

Jobes, D.A., & Karmel, M.P. (1996). Case consultation with a suicidal adolescent. In A. Leenaars & D. Lester (Eds.), *Suicide and the unconscious* (pp.175–193). Northvale, NJ: Aronson.

Jobes, D.A., Luoma, J.B., Hustead, L.A.T., & Mann, R. (2000). In the wake of suicide: Survivorship and postvention. In R. Maris (Ed.), *Textbook of suicidology and suicide prevention* (pp.536–561). New York: Guilford Press.

Jobes, D.A., Luoma, J.B., Jacoby, A.M., & Mann, R.E. (1998). *Manual for the collaborative assessment and management of suicidality (CAMS)*. Unpublished manuscript, The Catholic University of America, Washington, DC.

Jobes, D.A., & Maltsberger, J.T. (1995). The hazards of treating suicidal patients. In M. B. Sussman (Ed.), *A perilous calling: The hazards of psychotherapy practice* (pp.200–214). New York: Wiley.

Jobes, D.A., & Mann, R.E. (1999). Reasons for living versus reasons for dying: Examining the internal debate of suicide. *Suicide and Life-Threatening Behavior, 29*, 97–104.

Jobes, D.A., & Mann, R.E. (2000). Letters to the editor— Reply. *Suicide and Life-Threatening Behavior, 30*, 182.

Jobes, D.A., & Nelson, K.N. (2006). Shneidman's contributions to the understanding of suicidal thinking. In T.E. Ellis (Ed.), *Cognition and suicide: Theory, research, and therapy* (pp.29–49). Washington, DC: American Psychological Association.

Jobes, D.A., Nelson, K.N., Peterson, E.M., Pentiuc, D., Downing, V., Francini, K., et al. (2004). Describing suicidality: An investigation of qualitative SSF responses. *Suicide and Life-Threatening Behavior, 34*, 99–112.

Jobes, D.A., & O'Connor, S. (2009). The duty to protect: Suicide assessment and intervention. In J. Werth, E. Welfel, & G. Benjamin (Eds.), *The duty to protect: Ethical, legal, and professional considerations in risk assessment and intervention* (pp.163–180). Washington, DC: American Psychological Association.

Jobes, D.A., Rudd, M.D., Overholser, J.C., & Joiner, T.E. (2008). Ethical and competent care of suicidal patients: Contemporary challenges, new developments, and considerations for clinical practice. *Professional Psychology: Research and Practice, 39*, 405–413.

Jobes, D.A., Stone, G., Wagner, B., Conrad, A., & Lineberry, T. (2010, September). *Suicide facilitating and preventive aspects of self vs. relational orientations*. Paper presented at the 13th European Symposium of Suicide and Suicidal Behavior, Rome, Italy.

Jobes, D.A., Wong, S.A., Conrad, A., Drozd, J.F., & Neal-Walden, T. (2005). The collaborative assessment and management of suicidality vs. treatment as usual: A retrospective study with suicidal outpatients. *Suicide and Life-Threatening Behavior, 35*, 483–497.

Johnson, L. (2012, June). *Group therapy for individuals with increased risk for suicide: Provider and veteran perspectives*. Poster presented at the annual DOD/VA Suicide Prevention Conference, Washington, DC.

Johnson, L.L., O'Connor, S.S., Kaminer, B., Jobes, D.A., & Gutierrez, P.M. (2014). Suicide-focused group therapy for veterans. *Military Behavioral Health, 2*, 327–336.

Joiner, T.E. (2005). *Why people die by suicide*. Cambridge, MA: Harvard University Press.

Joiner, T.E. (2015, May). *Optimizing screening and risk assessment for suicide risk in the US military*. Presentation at Suicide Prevention Research Interim Progress Report meeting, Military Operational Medicine Research Program, Ft. Detrick, MD.

Joiner, T.E., Conwell, Y., Fitzpatrick, K.K., Witte, T.K., Schmidt, D.B., Berlim, M.T., et al. (2005). Four studies on how past and current suicidality relate even when "everything but the kitchen sink" is covaried. *Journal of Abnormal Psychology, 114*, 291–303.

Joiner, T.E., Steer, R.A., Brown, G., Beck, A.T., Pettit, J.W., & Rudd, M.D. (2003). Worst-point suicidal plans: A dimension of suicidality predictive of past suicide attempts and eventual death by suicide. *Behaviour Research and Therapy, 41*, 1469–1480.

Joiner, T.E., Walker, R.l., Rudd, M.D., & Jobes, D.A. (1999). Scientizing and routinizing the assessment of suicidality in outpatient practice. *Professional Psychology: Research and Practice, 30*, 447– 453.

The Joint Commission. (2010). A follow-up report on preventing suicide: Focus on medical/surgical units and the emergency department. *Sentinel Event Alert, 46*, 1–4.

The Joint Commission. (2013). Sentinel event data: Root causes by event type 2004–June 2013. Retrieved March 20, 2015, from *www.jointcommission.org/assets/1/18/Root_Causes_by_Event_ Type_2004-2Q2013.pdf.*

The Joint Commission. (2016). Detecting and treating suicidal ideation in all settings. *Sentinel Event Alert, 56*, 1–7.

Joubert, L., Petrakis, M., & Cementon, E. (2012). Suicide attempt presentations at the emergency department: Outcomes from a pilot study examining precipitating factors in deliberate self-harm and issues in primary care physician management. *Social Work in Health Care, 51*, 66–76.

Judd, S., Jobes, D.A., Arnkoff, D.B., & Fenton, W. (1999). *Negative countertransference and suicide: An empirical evaluation.* Unpublished manuscript, The Catholic University of America, Washington, DC.

Kahl, K.G., Winter, L., & Schweiger, U. (2012). The third wave of cognitive behavioural therapies: What is new and what is effective? *Current Opinion in Psychiatry, 25,* 522–528.

Karlin, B.E., Ruzek, J.I., Chard, K.M., Eftekhari, A., Monson, C.M., Hembree, E.A., et al. (2010). Dissemination of evidence-based psychological treatments for posttraumatic stress disorder in the Veterans Health Administration. *Journal of Traumatic Stress, 23,* 663–673.

Kayser, S., Bewernick, B.H., Grubert, C., Hadrysiewicz, B.L., Axmacher, N., & Schlaepfer, T.E. (2011). Antidepressant effects, of magnetic seizure therapy and electroconvulsive therapy, in treatment-resistant depression. *Journal of Psychiatric Research, 45,* 569–576.

Kinsler, P.J., & Saxman, A. (2007). Traumatized offenders: Don't look now, but your jail's also your mental health center. *Journal of Trauma and Dissociation, 8,* 81–95

Klonsky, E.D., & May, A. (2010). Rethinking impulsivity in suicide. *Suicide and Life-Threatening Behavior, 40,* 612–619.

Klonsky, E.D., & May, A. (2015). The three-step theory (3ST): A new theory of suicide rooted in the "ideation-to-action" framework. *International Journal of Cognitive Therapy, 8,* 114–129.

Knox, K.L., Stanley, B., Currier, G.W., Brenner, L., Ghahramanlou-Holloway, M., & Brown, B. (2012). An emergency department-based brief intervention for veterans at risk for suicide (SAFE VET). *American Journal of Public Health, 102,* 33–37.

Kohen, D. (2004). Diabetes mellitus and schizophrenia: Historical perspective. *British Journal of Psychiatry, 184,* s64–s66.

Kopta, S.M., & Lowry, J.L. (2002). Psychometric evaluation of the Behavioral Health Questionnaire–20: A brief instrument for assessing global mental health and the three phases of psychotherapy outcome. *Society for Psychotherapy Research, 12,* 413–426.

Kopta, S.M., Petrik, M., Saunders, S., Mond, M., Hirsch, G., Kadison, R., et al. (2014). The utility of an efficient outcomes assessment system at university counseling centers. *Journal of College Student Psychotherapy, 28,* 97–116.

Kovacs, M., & Beck, A.T. (1977). The wish to die and the wish to live in attempted suicides. *Journal of Clinical Psychology, 33,* 361–365.

Kraft, T.L., Jobes, D.A., Lineberry, T.L., & Conrad, A.K. (2010). Brief report: Why suicide? Perceptions of suicidal inpatients and reflections of clinical researchers. *Archives of Suicide Research, 14,* 375–382.

Kulish, A., Jobes, D.A., & Lineberry, T. (2012, April). *Development of a reliable coding system for the SSF "one thing" response.* Poster presented at the annual conference of the American Association of Suicidology, Baltimore, MD.

Lahti, A., Keränen, S., Hakko, H., Riala, K., & Räsänen, P. (2014). Northern excess in adolescent male firearm suicides: A register-based regional study from Finland, 1972–2009. *European Child and Adolescent Psychiatry, 23,* 45–52.

Lambert, M.J., Burlingame, G., Umphress, V., Hansen, N., Vermeersch, D., Clouse, G., et al. (1996). The reliability and validity of the Outcome Questionnaire. *Clinical Psychology and Psychotherapy, 3,* 106–116.

Lambert, M.J., Hansen, N. B, Umphress, V., Lunnen, K., Okiishi, J., Burlingame, G., et al. (1996). *Administration and scoring manual for the Outcome Questionnaire (OQ 45.2).* Wilmington, DE: American Professional Credentialing Services.

Lambert, M.J., & Shimokawa, K. (2011). Collecting client feedback. *Psychotherapy, 48,* 72–79.

Lebensohn, Z.M. (1999). The history of electroconvulsive therapy in the United States and its place in American psychiatry: A personal memoir. *Comprehensive Psychiatry, 40,* 173–181.

Leenaars, A.A. (2004). *Psychotherapy with suicidal people: A person-centered approach.* New York: Wiley.

Lento, R.M., Ellis, T.E., Hinnant, B.J., & Jobes, D.A. (2013). Using the suicide index score to predict treatment outcomes among psychiatric inpatients. *Suicide and Life-Threatening Behavior, 43,* 547–561.

Lento, R.M., Ellis, T.E., & Jobes, D.A. (2013, April). Self vs. *relational suicidal orientation: Implications for treatment course and outcome.* Paper session presented at the 46th annual conference of the American Association of Suicidology, Austin, TX.

Lewis, L.M. (2007). No-harm contracts: A review of what we know. *Suicide and Life-Threatening Behavior, 37,* 50–57.

Lineberry, T.W., Brancu, M., Varghese, R., Jobes, D.A., Jacoby, A.M., Conrad, A.K., et al. (2006, March). *Clinical use of the suicide status form on a psychiatric inpatient unit.* Poster presented at the Fourth Aeschi Conference, Aeschi, Switzerland.

Linehan, M.M. (1993a). *Cognitive-behavioral treatment of borderline personality disorder.* New York: Guilford Press.

Linehan, M.M. (1993b). *Skills training manual for treating borderline personality disorder.* New York: Guilford Press.

Linehan, M.M. (1998, April). *Is anything effective for reducing suicidal behavior?* Paper presented at the annual conference of the American Association of Suicidology, Bethesda, MD.

Linehan, M.M. (2005, August). *Latest research on suicide and DBT.* Paper presented at the annual convention of the American Psychological Association, Washington, DC.

Linehan, M.M. (2014). *DBT skills training manual (2nd ed.).* New York: Guilford Press.

Linehan, M.M. (2015, February). Effective suicide care: Evidence-based treatments. Suicide Prevention Resource Center, Zero Suicide webinar presentation. Recording link available at *http://edc. adobeconnect.com/p3b5v78vwue..*

Linehan, M.M., Armstrong, H.E., Suarez, A., Allmon, D., & Heard, H.L. (1991). Cognitive-behavioral treatment of chronically parasuicidal borderline patients. *Archives of General Psychiatry, 48*, 1060–1064.

Linehan, M.M., Comtois, K.A., Murray, A.M., Brown, M.Z. Gallop, R.J., Heard, H. l., et al. (2006). Two year randomized controlled trial and follow up of dialectical behavioral therapy vs. therapy by experts for suicidal behaviors and borderline personality disorder. *Archives of General Psychiatry, 63*, 757–766.

Linehan, M.M., Goodstein, J.L., Nielsen, S.L., & Chiles, J.A. (1983). Reasons for staying alive when you are thinking of killing yourself: The reasons for living inventory. *Journal of Consulting and Clinical Psychology, 51*, 276–286.

Linehan, M.M., Korslund, K.E., Harned, M.S., Gallop, R.J., Lungu, A., Neacsiu, A.D., et al. (2015). Dialectical behavior therapy for high suicide risk in individuals with borderline personality disorder: A randomized clinical trial and component analysis. *JAMA Psychiatry, 72*, 475–482.

Linehan, M.M., Schmidt, H., Dimeff, L., Craft, J.C., Kanter, J., & Comtois, K.A. (1999). Dialectical behavioral therapy for patients with borderline personality disorder and drug dependence. *American Journal on Addictions, 8*, 279–292.

Longcamp, M., Boucard, C., Gilhodes, J.C., Anton, J., Roth, M., Nazarian, B., et al. (2008). Learning through hand-or typewriting influences visual recognition of new graphic shapes: Behavioral and functional imaging evidence. *Journal of Cognitive Neuroscience, 20*, 802–815.

Longcamp, M., Boucard, C., Gilhodes, J.C., & Velay, J.L. (2006). Remembering the orientation of newly learned characters depends on the associated writing knowledge: A comparison between handwriting and typing. *Human Movement Science, 25*, 646–656.

Luoma, J.B. (1999). *Students' perceptions of items on the Suicide Status Form*. Unpublished manuscript, The Catholic University of American, Washington, DC.

Luoma, J.B., Martin, K.E., & Pearson, J.l. (2002). Contact with mental health and primary care providers before suicide: A review of the evidence. *American Journal of Psychiatry, 159*, 909–916.

Luoma, J.B., & Villatte, J.L. (2012). Mindfulness in treatment of suicidal individuals. *Cognitive and Behavioral Practice, 19*, 265–276.

Luxton, D.D., June, J.D., & Comtois, K.A. (2013). Can post-discharge follow-up contacts prevent suicide and suicidal behavior?: A review of the evidence. *Crisis, 34*, 32–41.

Maltsberger, J.T. (1994). Calculated risk-taking in the treatment of suicidal patients: Ethical and legal problems. In A. Leenaars, J. Maltsberger, & R. Neimeyer (Eds.), *Treatment of suicidal people* (pp.195–205). Washington, DC: Taylor & Francis.

Maltsberger, J.T., & Buie, E.H. (1974). Countertransference hate in the treatment of suicidal patients. *Archives of General Psychiatry, 30*, 625–633.

Mann, J.J., Apter, A., Bertolote, J., Beautrais, A., Currier, D., Haas, A., et al. (2005). Suicide prevention strategies: A systematic review. *Journal of the American Medical Association, 294*, 2064–2074.

Mann, R. (2002). *Reasons for living vs. reasons for dying: The development of suicidal typologies for predicting treatment outcomes.* Unpublished dissertation, The Catholic University of America, Washington, DC.

Maris, R.W., Berman, A.L., & Maltsberger, J.T. (1992). Summary and conclusions: What have we learned about suicide assessment and prediction? In R.W. Maris, A.L. Maris, J.T. Maltsberger, & R.I. Yufit (Eds.), *Assessment and prediction of suicide* (pp.640–668). New York: Guilford Press.

Maris, R.W., Berman, A.L., & Silverman, M.M. (2000). *Comprehensive textbook of suicidology*. New York: Guilford Press.

Mark, T.L. (2010). For what diagnoses are psychotropic medications being prescribed? *CNS Drugs, 24*, 319–326.

Marshall, E., York, J., Magruder, K., Yeager, D., Knapp, R., De Santis, M., et al. (2014). Implementation of online suicide-specific training for VA providers. *Academic Psychiatry, 38*, 566–574.

Martell, C.R., Dimidjian, S., & Herman-Dunn, R. (2013). *Behavioral activation for depression: A clinician's guide*. New York: Guilford Press.

Mashour, G.A., Walker, E.E., & Martuza, R.L. (2005). Psychosurgery: Past, present, and future. *Brain Research Reviews, 48*, 409–419.

Matulis, S., Resick, P.A., Rosner, R., & Steil, R. (2014). Developmentally adapted cognitive processing therapy for adolescents suffering from posttraumatic stress disorder after childhood sexual or physical abuse: A pilot study. *Clinical Child and Family Psychology Review, 17*, 173–190.

McHugh, R.K., & Barlow, D.H. (2010). The dissemination and implementation of evidence-based psychological treatments: A review of current efforts. *American Psychologist, 65*, 73–84.

McLaren, S., & Challis, C. (2009). Resilience among men farmers: The protective roles of social support and sense of belonging in the depression-suicidal ideation relation. *Death Studies, 33*, 262–276.

McWilliams, N. (2011). *Psychoanalytic diagnosis: Understanding personality structure in the clinical process (2nd ed.)*. New York: Guilford Press.

Meehan, J., Kapur, N., Hunt, I.M., Turnbull, P., Robinson, J., Bickley, H., et al. (2006). Suicide in mental health in-patients and within 3 months of discharge: National clinical survey. *British Journal of Psychiatry, 188*, 129–134.

Meehl, P.E. (1997). Credentialed persons, credentialed knowledge. *Clinical Psychology: Science and Practice, 4*, 91–98.

Melonas, J.M. (2011). Patients at risk for suicide: Risk management and patient safety considerations to protect the patient and the physician. *Innovations in Clinical Neuroscience, 8*, 45–49.

Meltzer, H.Y., Alphs, L., Green, A.I., Altamura, A.C., Anand, R., Bertoldi, A., et al. (2003). Clozapine treatment for suicidality in schizophrenia: International suicide prevention trial (InterSePT). *Archives of General Psychiatry, 60*, 82–91.

Michaelsen, K., & Shankar, C. (2014). Suicide: Who is to blame? *Journal of the American Academy of Psychiatry and the Law, 42*, 109–111.

Michel, K., & Gysin-Maillart, A. (2015). *ASSIP: Attempted suicide short intervention program: A manual for clinicians*. Boston: Hogrefe.

Michel, K., & Jobes, D.A. (2010). *Building a therapeutic alliance with the suicidal patient*. Washington, DC: American Psychological Association Press.

Michel, K., Maltsberger, J.T., Jobes, D.A., Leenaars, A., Orbach, I., Young, R., et al. (2002). Discovering the truth in attempted suicide. *American Journal of Psychotherapy, 56*, 424–437.

Michel, K., Valach, L., & Waeber, V. (1994). Understanding deliberate self-harm: The patient's view. *Crisis, 15*, 172–178.

Millon, T. (2004). *Masters of the mind: Exploring the story of mental illness from ancient times to the new millennium*. Hoboken, NJ: Wiley.

Mills, P.D., Watts, B.V., Miller, S., Kemp, J., Knox, K., DeRosier, J.M., et al. (2010). A checklist to identify inpatient suicide hazards in veterans affairs hospitals. *Joint Commission Journal on Quality and Patient Safety, 36*, 87–93.

Mishara, B.L., Chagnon, F., Daigle, M., Bogdan, B., Raymond, S., Marcous, I., et al. (2005, April). *Practical implications for crisis centers of the AAS-Hopeline Silent Monitoring Evaluation Study*. Paper presented at the annual conference of the American Association of Suicidology, Denver, CO.

Monahan, M., Saghafi, S., Holmes, J., Cardeli, E., & Jobes, D.A. (2014, April). *"Manipulative" vs. "genuine" suicidal risk: An examination of juvenile offenders*. Paper presented at the 47th annual conference of the American Association of Suicidology, Los Angeles, CA.

Motto, J.A. (1976). Suicide prevention for high-risk persons who refuse treatment. *Suicide and Life-Threatening Behavior, 6*, 223–230.

Motto, J.A., & Bostrom, A.G. (2001). A randomized controlled trial of postcrisis suicide prevention. *Psychiatric Services, 52*, 828–833.

Murray, H.A. (1938). *Explorations in personality*. New York: Oxford University Press.

Nademin, E., Jobes, D.A., Downing, V., & Mann, R. (2005). *Reasons for living among college students: A comparison between suicidal and non-suicidal samples*. Unpublished manuscript, The Catholic University of America, Washington, DC.

Najavits, L.M. (2002). *Seeking safety: A treatment manual for PTSD and substance abuse*. New York: Guilford Press.

National Action Alliance: Clinical Care and Intervention Task Force. (2011). Suicide care in systems framework. available at *http://actionallianceforsuicideprevention.org*.

National Alliance for the Mentally Ill. (2000, November 17). *Outpatient services experience big decline in availability according to new study* [Press release]. available at *www.nami.org*.

National Alliance on Mental Illness (NAMI). (2014). Psychiatric hospitalization. Retrieved from *www.nami.org/Template.cfm?Section=About_Treatments_and_Supports&Template=/ContentManagement/ContentDisplay.cfm&ContentID=150789*.

Neacsiu, A.D., Rizvi, S.L., & Linehan, M.M. (2010). Dialectical behavior therapy skills use as a mediator and outcome of treatment for borderline personality disorder. *Behaviour Research and Therapy, 48*, 832–839.

Nestoriuc, Y., Martin, A., Rief, W., & Andrasik, F. (2008). Biofeedback treatment for headache disorders: A comprehensive efficacy review. *Applied Psychophysiology and Biofeedback, 33*, 125– 140.

Nielsen, A.C., Alberdi, F., & Rosenbaum, B. (2011). Collaborative assessment and management of suicidality method shows effect. *Danish Medical Bulletin, 58*, A4300.

Nock, M.K., & Dinakar, K. (2015, April). *Using advances in technology and computing to improve the understanding, prediction, and prevention of suicidal behavior*. Plenary presentation at the annual conference of the American Association of Suicidology, Atlanta, GA.

Nock, M.K., Hwang, I., Sampson, N., Kessler, R.C., Angermeyer, M., Beautrais, A., et al. (2009). Cross-national analysis of the associations among mental disorders and suicidal behavior: Findings from the WHO World Mental Health Surveys. *PLoS Medicine, 6*, e1000123.

Nock, M.K., Park, J.M., Finn, C.T., Deliberto, T.L., Dour, H.J., & Banaji, M.R. (2010). Measuring the suicidal mind implicit cognition predicts suicidal behavior. *Psychological Science, 21*, 511–517.

Nock, M.K., & Prinstein, M.J. (2004). A functional approach to the assessment of self-mutilative behavior. *Journal of Consulting and Clinical Psychology, 72*, 885–890.

O'Connor, R.C. (2011). Towards and integrated Motivational-Volitional Model of Suicidal Behaviour. In R.C. O'Connor, S. Platt, & J. Gordon (Eds.), *International handbook of suicide prevention: Research, policy and practice* (pp.181–198). Chich-

ester, UK: Wiley-Blackwell.
O'Connor, R.C., O'Connor, D.B., O'Connor, S.M., Smallwood, J., & Miles, J. (2004). Hopelessness, stress, perfectionism: The moderating effects of future thinking. *Cognitions and Emotions, 18*, 1099–1120.
O'Connor, R.C., Smyth, R., Ferguson, E., Ryan, C., & Williams, J.M.G. (2013). Psychological processes and repeat suicidal behavior: A four-year prospective study. *Journal of Consulting and Clinical Psychology, 81*, 1137–1143.
O'Connor, R.C., Smyth, R., & Williams, J.M.G. (2014). Intrapersonal positive future thinking predicts repeat suicide attempts in hospital-treated suicide attempters. *Journal of Consulting and Clinical Psychology, 83*, 169–176.
O'Connor, S.S., Beebe, T.J., Jobes, D.A., Lineberry, T.W., & Conrad, A.K. (2012). The association between the K10 and suicidality: A cross-sectional analysis. *Comprehensive Psychiatry, 53*, 48–53.
O'Connor, S.S., Brausch, A., Anderson, A.R., & Jobes, D.A. (2014). Applying the collaborative assessment and management of suicidality (CAMS) to suicidal adolescents. *International Journal of Behavioral Consultation and Therapy, 9*, 53–58.
O'Connor, S.S., Comtois, K.A., Wang, J., Russo, J., Peterson, R., Lapping-Carr, L., et al. (2015). The development and implementation of a brief intervention for medically admitted suicide attempt survivors. *General Hospital Psychiatry, 37*, 427–433.
O'Connor, S.S., Jobes, D.A., Comtois, K.A., Atkins, D.C., Janis, K., Chessen, C.E., et al. (2012). Identifying entrenched suicidal ideation following hospital discharge. *Suicide and Life-Threatening Behavior, 42*, 173–184.
O'Connor, S.S, Jobes, D.A., Lineberry, T., & Bostwick, J.M. (2010). An investigation of emotional upset in suicidal inpatients. *Archives of Suicide Research, 14*, 35–43.
O'Connor, S.S., Jobes, D.A., Yeargin, M.K., Fitzgerald, M., Rodriguez, V., Conrad, A.K., et al. (2012). A cross-sectional investigation of the suicidal spectrum: Typologies of suicidality based upon ambivalence about living and dying. *Comprehensive Psychiatry, 53*, 461–467.
Ogrodniczuk, J.S., Joyce, A.S., & Piper, W.E. (2005). Strategies for reducing patient-initiated premature termination of psychotherapy. *Harvard Review of Psychiatry, 13*, 57–70.
Olfson, M., Gameroff, M.J., Marcus, S.C., Greenberg, T., & Shaffer, D. (2005). National trends in hospitalization of youth with intentional self-inflicted injuries. *American Journal of Psychiatry, 162*, 1328–1335.
Oordt, M., Jobes, D.A., Fonseca, V.P., & Schmidt, S.M. (2009). Training mental health professionals to assess and manage suicidal behavior: Can provider confidence and practice behaviors be altered? *Suicide and Life-Threatening Behavior, 39*, 21–32.
Oordt, M., Jobes, D.A., Rudd, M., Fonseca, V., Russ, C., Stea, J., et al. (2005). Development of a clinical guide to enhance care for suicidal patients. *Professional Psychology: Research and Practice, 36*, 208–218.
Orbach, I. (2001). Therapeutic empathy with the suicidal wish. *American Journal of Psychotherapy, 55*, 166–184.
Overholser, J.C. (2005). Contemporary psychotherapy: Promoting personal responsibility for therapeutic change. *Journal of Contemporary Psychotherapy, 35*, 369–376.
Owens, P.L., Mutter, R., & Stocks, C. (2010, July). Healthcare cost and utilization Project (HCUP) statistical brief #92: Mental health and substance abuse-related emergency department visits among adults, 2007. Retrieved from *www.hcup-us.ahrq.gov/reports/statbriefs/sb92.pdf.*
Patient Protection and Affordable Care Act (Public Law No: 111–148). (2010, March 23).
Patterson, D.R., & Jensen, M.P. (2003). Hypnosis and clinical pain. *Psychological Bulletin, 129*, 495– 521.
Pennebaker, J.W., Chung, C.K., Ireland, M., Gonzales, A., & Booth, R.J. (2007). *The development and psychometric properties of LIWC2007*. Austin, TX: LIWC.net.
Peterson, E.M. (2003). *Assessing suicide risk and predicting treatment outcomes: The role of suicide history, suicide status form qualitative responses, and response style.* Unpublished doctoral dissertation, The Catholic University of America, Washington, DC.
Peterson, E.M., Luoma, J.B., & Dunne, E. (2002). Suicide survivors' perceptions of the treating clinician. *Suicide and Life-Threatening Behavior, 32*, 158–166.
Piet, J., & Hougaard, E. (2011). The effect of mindfulness-based cognitive therapy for prevention of relapse in recurrent major depressive disorder: A systematic review and meta-analysis. *Clinical Psychology Review, 31*, 1032–1040.
Pigeon, W.R., Britton, P.C., Ilgen, M.A., Chapman, B., & Conner, K.R. (2012). Sleep disturbance preceding suicide among veterans. *American Journal of Public Health, 102*, S93–S97.
Pigeon, W.R., Pinquart, M., & Conner, K. (2012). Meta-analysis of sleep disturbance and suicidal thoughts and behaviors. *Journal of Clinical Psychiatry, 73*, 1160–1167.
Pisani, A.R., Cross, W.F., & Gould, M.S. (2011). The assessment and management of suicide risk: State of workshop education. *Suicide and Life-Threatening Behavior, 41*, 255–276.
Pistorello, J., & Jobes, D. (2014, September). *Feasibility of adaptive treatments for suicidal college students: A SMART design.* Paper presented at the Dialectical Behavior Therapy Strategic Planning Meeting sponsored by University of Washington, Seattle.

Pompili, M., Innamorati, M., Szanto, K., Di Vittorio, C., Conwell, Y., Lester, D., et al. (2011). Life events as precipitants of suicide attempts among first-time suicide attempters, repeaters, and non-attempters. *Psychiatry Research, 186*(2), 300–305.

Pope, K.S., & Tabachnik, B.G. (1993). Therapists' anger, fear, and sexual feelings: National survey of therapist responses, client characteristics, critical, formal complaints, and training. *Professional Psychology: Research and Practice, 24*, 142–152.

Posner, K., Brown, G.K., Stanley, B., Brent, D.A., Yershova, K.V., Oquendo, M.A., et al. (2011). The Columbia–Suicide Severity Rating Scale: Initial validity and internal consistency findings from three multisite studies with adolescents and adults. *American Journal of Psychiatry, 168*, 1266–1277.

Poston, J.M., & Hanson, W.E. (2010). Meta-analysis of psychological assessment as a therapeutic intervention. *Psychological Assessment, 22*, 203–212.

Poulin, C., Shiner, B., Thompson, P., Vepstas, L. Young-Xu, Y., Goertzel, B., et al. (2014). Predicting the risk of suicide by analyzing the text of clinical notes. *PLoS ONE, 9*, e85733.

Powers, M.B., Halpern, J.M., Ferenschak, M.P., Gillihan, S.J., & Foa, E.B. (2010). A meta-analytic review of prolonged exposure for posttraumatic stress disorder. *Clinical Psychology Review, 30*, 635–641.

Price, R.B., Nock, M.K., Charney, D.S., & Mathew, S.J. (2009). Effects of intravenous ketamine on explicit and implicit measures of suicidality in treatment-resistant depression. *Biological Psychiatry, 66*, 522–526.

Qin, P., & Nordentoft, M. (2005). Suicide risk in relation to psychiatric hospitalization: Evidence based on longitudinal registers. *Archives of General Psychiatry, 62*, 427–432.

Randall, J.R., Rowe, B.H., Dong, K.A., Nock, M.K., & Colman, I. (2013). Assessment of self-harm risk using implicit thoughts. *Psychological Assessment, 25*, 714–721.

Range, L.M., & Penton, S.R. (1994). Hope, hopelessness, and suicidality in college students. *Psychological Reports, 75*, 456–458.

Resick, P.A., & Schnicke, M.K. (1992). Cognitive processing therapy for sexual assault victims. *Journal of Consulting and Clinical Psychology, 60*, 748–756.

Ribeiro, J.D., Bender, T.W., Selby, E.A., Hames, J.L., & Joiner, T.E. (2011). Development and validation of a brief self-report measure of agitation: The brief agitation measure. *Journal of Personality Assessment, 93*, 597–604.

Rice, R.E. (2002). *Assessing agentic and communal traits in suicidal outpatients: A potential model for predicting typologies, severity, and treatment outcome.* Unpublished doctoral dissertation, The Catholic University of America, Washington, DC.

Roberts, A.R., Monferrari, I., & Yeager, K.R. (2008). Avoiding malpractice lawsuits by following risk assessment and suicide prevention guidelines. *Brief Treatment and Crisis Intervention, 8*, 5–14.

Roemer, L., & Orsillo, S.M. (2009). *Mindfulness- and acceptance-based behavioral therapies in practice.* New York: Guilford Press.

Rogers, C.R. (1957). The necessary and sufficient conditions of therapeutic personality change. *Journal of Consulting Psychology, 21*, 95–103.

Romanowicz, M., O'Connor, S.S., Schak, K.M., Swintak, C.C., & Lineberry, T.W. (2013). Use of the Suicide Status Form-II to investigate correlates of suicide risk factors in psychiatrically hospitalized children and adolescents. *Journal of Affective Disorders, 151*, 467–473.

Rosenberg, M., Davidson, L., Smith, J., Berman, A., Buzbe, H., Gantner, G., et al. (1988). Operational criteria for the determination of suicide. *Journal of Forensic Sciences, 33*, 1445–1456.

Rotter, J.B., & Rafferty, J.E. (1950). *Manual for the Rotter Incomplete Sentence Blank, college form.* New York: Psychological Corporation.

Rowe, J.L., Conwell, Y., Schulberg, H.C., & Bruce, M.L. (2006). Social support and suicidal ideation in older adults using home healthcare services. *American Journal of Geriatric Psychiatry, 14*, 758–766.

Rudd, M.D. (2008). Suicide warning signs in clinical practice. *Current Psychiatry Reports, 10*, 87–90.

Rudd, M.D., Berman, A.L., Joiner, T.E., Nock, M.K., Silverman, M.M., Mandrusiak, M., et al. (2006). Warning signs for suicide: Theory, research, and clinical applications. *Suicide and Life-Threatening Behavior, 36*, 255–262.

Rudd, M.D., Bryan, C.J., Wertenberger, E.G., Peterson, A.L., Young-Mccaughan, S., Mintz, J., et al. (2015). Brief cognitive-behavioral therapy effects on post-treatment suicide attempts in a military sample: Results of a randomized clinical trial with 2-year follow-up. *American Journal of Psychiatry, 172*, 441–449.

Rudd, M.D., & Joiner, T. (1998). Relationships among suicide ideators, attempters, and multiples attempters in a young adult sample. *Journal of Abnormal Psychology, 105*, 541–550.

Rudd, M.D., Joiner, T., Brown, G.K., Cukrowicz, K., Jobes, D.A., Silverman, M.M., et al. (2009). Informed consent with suicidal patients: Rethinking risks in (and out of) treatment. *Psychotherapy Theory, Research, Practice, Training, 46*, 459–468.

Rudd, M.D., Joiner, T., Jobes, D.A., & King, C.A. (1999). Practice guidelines in the outpatient treatment of suicidality: An integration of science and a recognition of its limitations. *Professional Psychology: Research and Practice, 30*, 437–446.

Rudd, M.D., Joiner, T., & Rajab, M.H. (2001). *Treating suicidal behavior: An effective, time-limited approach.* New York: Guil-

ford Press.
Rudd, M.D., Mandrusiak, M., & Joiner, T. (2006). The case against no-suicide contracts: The commitment to treatment statement as a practice alternative. *Journal of Clinical Psychology, 62*, 243– 251.
Saghafi, S., Monahan, M.F., Holmes, J., Cardeli, E., & Jobes, D.A. (2014, April). *The subjective experience of suicide among youth: A comparison between suicidal college students and incarcerated juvenile offenders.* Paper presented at the 47th annual conference of the American Association of Suicidology, Los Angeles, CA.
Sakel, M. (1935). Schizopheniebehandlung mittels insulin-hypoglykämie sowie hypoglykämischer Schock. *Weiner Medizinische Wochenschrift, 84*, 1211–1215.
Sanna, L., Stuart, A.L., Pasco, J.A., Kotowicz, M.A., Berk, M., Girardi, P., et al. (2014). Suicidal ideation and physical illness: Does the link lie with depression? *Journal of Affective Disorders, 152*, 422–426.
Schembari, B.C., & Jobes, D.A. (2015, June). *The cross-cultural applicability of American-based theories of suicide.* Paper presented at the congress of the International Association for Suicide Prevention, Montreal, Quebec, Canada.
Schembari, B.C., Jobes, D.A., & Horgan, R. (2016). Successful treatment of suicidal risk: What helped and what was internalized? *Crisis: Journal of Crisis Intervention and Suicide Prevention* [Epub ahead of print].
Schilling, N., Harbauer, G., Andreae, A., & Haas, S. (2006, March). *Suicide risk assessment in inpatient crisis intervention.* Poster presented at the Fourth Aeschi Conference, Aeschi, Switzerland.
Schuberg, K., Jobes, D.A., Ballard, E., Kraft, T.L., Kerr, N.A., Hyland, C.A., et al. (2009, April). *Pre/ post/post evaluations of CAMS-trained VA clinicians.* Poster presented at the annual meeting of the American Association of Suicidology, San Francisco, CA.
Schwartz, A. J. (2011). Rate, relative risk, and method of suicide by students at 4-year colleges and universities in the United States, 2004–2005 through 2008–2009. *Suicide and Life-Threatening Behavior, 41*, 353–371.
Segal, Z.V., Williams, J.M.G., & Teasdale, J.D. (2012). *Mindfulness-based cognitive therapy for depression (2nd ed.).* New York: Guilford Press.
Selaman, Z.M.H., Chartrand, H.K., Bolton, J.M., & Sareen, J. (2014). Which symptoms of posttraumatic stress disorder are associated with suicide attempts? *Journal of Anxiety Disorders, 28*, 246–251.
Shafran, R., Clark, D.M., Fairburn, C.G., Arntz, A., Barlow, D.H., Ehlers, A., et al. (2009). Mind the gap: Improving the dissemination of CBT. *Behaviour Research and Therapy, 47*, 902–909.
Shapiro, F. (1996). Eye movement desensitization and reprocessing (EMDR): Evaluation of controlled PTSD research. *Journal of Behavior Therapy and Experimental Psychiatry, 27*, 209–218.
Shea, S.C. (1999). *The practical art of suicide assessment: A guide for mental health professionals and substance abuse counselors.* New York: Wiley.
Sher, L. (2015). Suicide medical malpractice: An educational overview. *International Journal of Adolescent Medicine and Health, 27*, 203–206.
Shneidman, E.S. (1985). *The definition of suicide.* New York: Wiley.
Shneidman, E.S. (1987). A psychological approach to suicide. In G.R. Vanden Box & B.K. Bryant (Eds.), *Cataclysms, crises, and catastrophies: Psychology in action* (pp.147–183). Washington, DC: American Psychological Association.
Shneidman, E.S. (1988). Some reflections of a founder. *Suicide and Life-Threatening Behavior, 18*, 1–12.
Shneidman, E.S. (1993). *Suicide as psychache: A clinical approach to self-destructive behavior.* Northvale, NJ: Aronson.
Shneidman, E.S. (1998). *The suicidal mind.* Northfield, NJ: Aronson.
Siepmann, M., Aykac, V., Unterdörfer, J., Petrowski, K., & Mueck-Weymann, M. (2008). A pilot study on the effects of heart rate variability biofeedback in patients with depression and in healthy subjects. *Applied Psychophysiology and Biofeedback, 33*, 195–201.
Simon, G.E., Rutter, C.M., Peterson, D., Oliver, M., Whiteside, U., Operskalski, B., et al. (2013). Does response on the PHQ-9 depression questionnaire predict subsequent suicide attempt or suicide death? *Psychiatric Services, 64*, 1195–1202
Simon, T.R., & Crosby, A.E. (2000). Suicide planning among high school students who report attempting suicide. *Suicide and Life-Threatening Behavior, 30*, 213–221.
Simon, T.R., Swann, A.C., Powell, K.E., Potter, L.B., Kresnow, M.J., & O'Carroll, P.W. (2002). Characteristics of impulsive suicide attempts and attempters. *Suicide and Life-Threatening Behavior, 32*, 49–59.
Simpson, S., & Stacy, M. (2004). Avoiding the malpractice snare: Documenting suicide risk assessment. *Journal of Psychiatric Practice, 10*, 1–5.
Slotema, C.W., Blom, D.J., Hoek, H.W., & Sommer, I.E. (2010). Should we expand the toolbox of psychiatric treatment methods to include repetitive transcranial magnetic stimulation (rTMS)?: A meta-analysis of the efficacy of rTMS in psychiatric disorders. *Journal of Clinical Psychiatry, 71*, 873–884.
Smith, A.R., Witte, T.K., Teale, N.E., King, S.L., Bender, T.W., & Joiner, T.E. (2008). Revisiting impulsivity in suicide: Implications for civil liability of third parties. *Behavioral Sciences and the Law, 26*, 779–797.
Smith, M.T., Edwards, R.R., Robinson, R.C., & Dworkin, R.H. (2004). Suicidal ideation, plans, and attempts in chronic pain

patients: Factors associated with increased risk. *Pain, 111*, 201–208.
Stack, S., & Scourfield, J. (2015). Recency of divorce, depression, and suicide risk. *Journal of Family Issues, 36*, 695–715.
Stanley, B., & Brown, G.K. (2012). Safety planning intervention: A brief intervention to mitigate suicide risk. *Cognitive and Behavioral Practice, 19*, 256–264.
Stefan, S. (2016). *Rational suicide, irrational laws*. New York: Oxford University Press.
Stefansson, J., Nordström, P., & Jokinen, J. (2012). Suicide Intent Scale in the prediction of suicide. *Journal of Affective Disorders, 136*, 167–171.
Stensland, M.D., Zhu, B., Ascher Svanum, H., & Ball, D.E. (2010). Costs associated with attempted suicide among individuals with bipolar disorder. *Journal of Mental Health Policy and Economics, 13*, 87–92.
Stoffers, J.M., Völlm, B.A., Rücker, G., Timmer, A., Huband, N., & Lieb, K. (2012). Psychological therapies for people with borderline personality disorder. *Cochrane Database of Systematic Reviews, CD005652*(8), 1–186.
Stranges, E., Levit, K., Stocks, C., & Santora, P. (2011, June). Healthcare cost and utilization Project (HCUP) statistical brief #117: State variation in inpatient hospitalizations for mental health and substance abuse conditions, 2002–2008. Retrieved from *www.hcup-us.ahrq.gov/reports/statbriefs/ sb117.pdf.*
Street, R.L., Makoul, G., Arora, N.K., & Epstein, R.M. (2009). How does communication heal?: Pathways linking clinician-patient communication to health outcomes. *Patient Education and Counseling, 74*, 295–301.
Stroebe, W. (2013). Firearm possession and violent death: A critical review. *Aggression and Violent Behavior, 18*, 709–721.
Suarez-Balcazar, Y., Balcazar, F., Taylor-Ritzler, T., Portillo, N., Rodakowsk, J., Garcia-Ramirez, M., et al. (2011). Development and validation of the cultural competence assessment instrument: A factorial analysis. *Journal of Rehabilitation, 77*, 1–11.
Sublette, M.E., Galfalvy, H.C., Fuchs, D., Lapidus, M., Grunebaum, M.F., Oquendo, M.A., et al. (2011). Plasma kynurenine levels are elevated in suicide attempters with major depressive disorder. *Brain, Behavior, and Immunity, 25*, 1272–1278.
Sveticic, J., & De Leo, D. (2012). The hypothesis of a continuum in suicidality: A discussion on its validity and practical implications. *Mental Illness, 4*, 73–78.
Tang, J., Wu, S., & Miao, D. (2013). Experimental test of escape theory: Accessibility to implicit suicidal mind. *Suicide and Life-Threatening Behavior, 43*, 347–355.
Tarescavage, A.M., & Ben-Porath, Y.S. (2014). Psychotherapeutic outcomes measures: A critical review for practitioners. *Journal of Clinical Psychology, 70*, 808–830.
Tohen, M., Waternaux, C., & Oepen, G. (1994). One hundred years of schizophrenia: A meta-analysis of the outcome literature. *American Journal of Psychiatry, 151*, 1409–1416.
Tondo, L., Hennen, J., & Baldessarini, R.J. (2001). Lower suicide risk with long-term lithium treatment in major affective illness: A meta- analysis. *Acta Psychiatrica Scandinavica, 104*, 163–172.
Tucker, R.P., Crowley, K.J., Davidson, C.L., & Gutierrez, P.M. (2015). Risk factors, warning signs, and drivers of suicide: What are they, how do they differ, and why does it matter? *Suicide and Life-Threatening Behavior* [Epub ahead of print].
Unsworth, G., Cowie, H., & Green, A. (2011). Therapist' and clients' perceptions of routine outcome measurement in the NHS: A qualitative study. *Counselling and Psychotherapy Research, 12*, 71–80.
U.S. Department of Health and Human Services. (n.d.). Does depression increase the risk for suicide? Retrieved from *http://answers.hhs.gov/questions/3200.*
U.S. Department of Health and Human Services. (1996). Health insurance Portability and Accountability Act of 1996 (Public Law 104-191, 104th Congress). Retrieved March 25, 2015, from *www. hhs.gov/ocr/privacy/index.html.*
Valenstein, E.S. (1986). *Great and desperate cures: The rise and decline of psychosurgery and other radical treatments for mental illness*. New York: Basic Books.
Valenstein, M., Eisenberg, D., Mccarthy, J.F., Austin, K.L., Ganoczy, D., Kim, H.M., et al. (2009). Service implications of providing intensive monitoring during high-risk periods for suicide among VA patients with depression. *Psychiatric Services, 60*, 439–444.
Wagner, B.M., Wong, S.A., & Jobes, D.A. (2002). Mental health professionals' determinations of adolescent suicide attempts. *Suicide and Life-Threatening Behavior, 32*, 284–300.
Walsh, B.W. (2014). *Treating self-injury: A practical guide* (2nd ed.). New York: Guilford Press.
Weinstein, M.J. (2002). *Psychotherapy progress of suicidal students at the Johns Hopkins University Counseling and Student Development Center*. Unpublished doctoral dissertation, Chicago School of Professional Psychology, Chicago, IL.
Wenzel, A., Brown, G.K., & Beck, A.T. (2009). *Cognitive therapy for suicidal patients: Scientific and clinical applications*. Washington, DC: American Psychological Association.
Wilcox, H.C., Conner, K.R., & Caine, E.D. (2004). Association of alcohol and drug use disorders and completed suicide: An empirical review of cohort studies. *Drug and Alcohol Dependence, 76*, S11–S19.
Williams, M. (2001). *Suicide and attempted suicide*. London: Penguin.
Wingate, L.R., Joiner, T.E., Walker, R.l., Rudd, M.D., & Jobes, D.A. (2004). Empirically informed approaches to topics in

suicide risk assessment. *Behavioral Science and Law, 22*, 1–15.
Winsper, C., & Tang, N.K.Y. (2014). Linkages between insomnia and suicidality: Prospective associations, high-risk subgroups and possible psychological mechanisms. *International Review of Psychiatry, 26*, 189–204.
Wise, T.L., Jobes, D.A., Simpson, S., & Berman, A.L. (2005, April). *Suicidal client and clinician: Approach or avoidance.* Panel presentation at the annual conference of the American Association of Suicidology, Denver, CO.
World Health Organization. (1992). *International classification of diseases, 10th revision (ICD-10).* Geneva: Author.
Yanez, D.C. (2015, February). *Effective suicide care: Evidence-based treatments.* Suicide Prevention Resource Center, Zero Suicide webinar presentation. Retrieved from *http://edc.adobeconnect. com/p3b5v78vwue.*
Yang, B., & Lester, D. (2007). Recalculating the economic cost of suicide. *Death Studies, 31*, 351–361.
Younes, N., Melchior, M., Turbelin, C., Blanchon, T., Hanslik, T., & Chee, C.C. (2015). Attempted and completed suicide in primary care: Not what we expected? *Journal of Affective Disorders, 170*, 150–154.
Zimbardo, P.G., & Boyd, J.N. (1999). Putting time in perspective: A valid, reliable individual-differences metric. *Journal of Personality and Social Psychology, 77*, 1271–1288.
Zisook, S., Lesser, I.M., Lebowitz, B., Rush, A., Kallenberg, G., Wisniewski, S.R., et al. (2011). Effect of antidepressant medication treatment on suicidal ideation and behavior in a randomized trial: An exploratory report from the Combining Medications to Enhance Depression Outcomes Study. *Journal of Clinical Psychiatry, 72*, 1322–1332.

索　引

た

な

は

ま

や・ら

人名

著者略歴

デイヴィッド・A・ジョブズ｜*David A. Jobes*

心理学博士，米国専門心理学会理事，米国カトリック大学心理学部教授，臨床研修副部長。軍人健康科学大学（The Uniformed Services University of the Health Sciences）医学部臨床教授。

30年以上におよび自殺学の研究に携わり，この領域において多くの著書や論文を発表するとともに，臨床自殺学，専門倫理，自殺の危険の治療について専門家を対象とした研修を積極的に行ってきた。ジョブズ博士は，国防総省，復員軍人省，疾病対策センター，米国科学アカデミーのコンサルタントとしても活動してきた。米国自殺学会（American Association of Suicidology: AAS）の前会長，米国自殺予防財団の科学委員会および公的政策委員会の委員でもある。彼の業績が認められて，AASより自殺行動の治療についての優れた研究に対してマーシャ・リネハン賞，自殺予防に関する専門家としての貢献に対してルイ・I・ダブリン賞等が授与された。ジョブズ博士は，米国心理学会評議員であり，学会認定の臨床心理士である。ワシントンDCにおいて個人開業するとともに，司法精神医学に関する活動も行っている。

訳者略歴

高橋 祥友｜たかはし よしとも

金沢大学医学部卒業。東京医科歯科大学，山梨医科大学，UCLA，東京都精神医学総合研究所，防衛医科大学校を経て，2012年より筑波大学 医学医療系 災害・地域精神医学教授。医学博士，精神科医。

著書として，『自殺の危険：臨床的評価と危機介入』（金剛出版），『医療者が知っておきたい自殺のリスクマネジメント』（医学書院），『自殺予防』（岩波新書），『群発自殺』（中公新書），『自殺の心理学』（講談社）他。

訳書として，シュナイドマン, E.S.『シュナイドマンの自殺学』，ボナーノ, G.A.『リジリエンス：喪失と悲嘆についての新たな視点』（以上，金剛出版），モリソン, J.『精神科初回面接』，モリソン, J.『モリソン先生の精神科診断講座』（以上，医学書院）他。

CAMS 自殺《じさつ》の危険《きけん》のマネジメント
治療者と患者の協働

2018年9月20日　印刷
2018年9月30日　発行

著者 ―――― デイヴィッド・A・ジョブズ
訳者 ―――― 髙橋祥友

発行者 ――― 立石正信
発行所 ――― 株式会社 金剛出版
〒112-0005 東京都文京区水道1-5-16　電話 03-3815-6661
振替 00120-6-34848

印刷・製本◉音羽印刷

　ISBN978-4-7724-1640-5 C3011